U0246178

BETWEEN HOPE AND FEAR

[美] 迈克尔·金奇 —— 著

汪冰 —— 审校 金烨 —— 译

希望与
恐惧之间

A History of Vaccines and Human Immunity

Michael Kinch

中信出版集团 | 北京

图书在版编目（CIP）数据

希望与恐惧之间/（美）迈克尔·金奇著；金烨译
. --北京：中信出版社，2020.9
书名原文：Between Hope and Fear:A History of
Vaccines and Human Immunity
ISBN 978-7-5217-1751-8

I.①希… II.①迈… ②金… III.①疫苗－普及读
物 ②医学－免疫学－普及读物 IV.①R979.9-49
②R392-49

中国版本图书馆CIP数据核字〔2020〕第066809号

Between Hope and Fear: A History of Vaccines and Human Immunity by Michael Kinch

Copyright © 2018 by Michael Kinch Published by arrangement with Trident Media Group, LLC,

through The Grayhawk Agency Ltd.

Simplified Chinese translation copyright © 2020 by CITIC Press Corporation
ALL RIGHTS RESERVED
本书仅限中国大陆地区发行销售

希望与恐惧之间

著　者：[美]迈克尔·金奇
译　者：金烨
出版发行：中信出版集团股份有限公司
　　　　　（北京市朝阳区惠新东街甲4号富盛大厦2座　邮编　100029）
承 印 者：北京盛通印刷股份有限公司

开　本：787mm×1092mm　1/16　　印　张：22.5　　字　数：276千字
版　次：2020年9月第1版　　　　　印　次：2020年9月第1次印刷
京权图字：01-2019-7312
书　号：ISBN 978-7-5217-1751-8
定　价：79.00元

献给我的父母
弗兰克·金奇和休·金奇
感谢他们的鼓励和爱
以及确保我通过免疫接种
得到保护

目　录

一场地下阴谋已经悄悄瞄准了美国一些最富裕、家业最大、教育背景最好的家庭。2016年12月1日，全美精英的代表期刊《哈佛深红报》(the Harvard Crimson)发表的头条报道标题就是其中一例："流行性腮腺炎大暴发，病例增至5起，耶鲁惊现疑似病例"。[1]这篇文章对病患数量的增加表达了强烈的不满，其实早在前一年，自大的剑桥大学就报告了几十起病例。除此之外，健康的女大学生向保健诊所报告不适的数量破了纪录，患者抱怨颈部酸胀，浑身不适，高烧不退，而且吞咽困难。这些症状和教科书上对广为人知的"流行性腮腺炎"的症状描述如出一辙。流行性腮腺炎的英文名称为"mumps"，该词源显示了其荷兰"血统"，在荷兰语中，这个词的意思是"面部扭曲、牢骚不断"。随着感染范围的扩大，一些患者需要用插管术来治疗，还有约1/10的病例会发展到脑膜肿胀，即有时会致命的"脑膜炎"。[2]由于哈佛大学的病例数量不断上升，报道推测校方考虑取消2016年的冬季毕业典礼，他们还担心传染病会蔓延到位于纽黑文的竞争对手的校园内。传染病的扩散源自伊利斯主持的"哈佛－耶鲁橄榄球赛"（The Game）。几周之前，哈佛大学以21比14大胜对手，很快对手又以这种方式反击了哈佛大学。如果说之前哈佛大学与耶鲁大学每年一届的美式足球比赛给人留下的记忆是沿袭自爵士时代的熊皮大衣和小喇叭，那么经过这一次，未来在人们的记忆中这可能会是个转折点，预示着大型传染病的戏剧性攀升。它带来的威胁是释放出不只一种，而是隐约可见的一大堆未来的流行病。

　　不同于现代世界中大部分的健康危机，本书的核心问题不太可能会影响到贫苦的人或者一无所有的人，而是更有可能去折磨社会上更有教养的一群人，包括收入最高、家世最显赫、学历最优秀的人。这种苦难的症状在美国之外的地方也不太会被觉察。尽管一切的根源来自英国，但问题显然出在美国。早在一个世纪以前，人们已经开始摩拳擦掌，不断磨砺诊断出这些症状的能力。尽管如此，但或许正是因为19世纪末至20世纪初科学技术和公共健康方面的重大突破，21世纪新入行的生理学家与爵士时代的同行们相比，面对这种疾病的基础致病原因时显然准备不足，措手不及。这些症状包括麻疹、流行性腮腺炎、风疹、水痘、脊髓灰质炎、细菌性脑炎、白喉和百日咳，都已经销声匿迹很久了。尽管这些疾病中的每一种都以各自的方式震慑人心，但是此次暴发的恶疾本身并不是这些疾病，而是表现为人们逐渐遗忘了这些可怕的疾病带来的痛苦。那些从远古时代起就威胁人类的生存，让人心生恐惧而颤栗不已的瘟疫如今大量地卷土重来，袭击毫不知情的人们——他们还以为自己早已做好防护，足以抵御疾病了。

　　风险确实并不源自上述任何一种病原体，却反映了人们知道并且有意识地决定避免或者延缓预防儿童和成人疾病的疫苗接种。美国大部分最精英、最富裕、思想最进步的头脑禁锢于一种错误的信念感，即他们自认为对真理有独特的洞见。他们将自身暴露在九死一生的伤害和死亡威胁中，刻意危害了他们自己、他们的孩子、社会和整个国家。更糟的是，我们现在知道个人做出不接受疫苗接种的决定会无意中触发一种抵制情绪，从而威胁到所有儿童和年轻人，无论他们的父母是否选择让孩子接种。反对疫苗的决定模糊了政治路线，美国一位共和党主席邀请肯尼迪家族的一位长者领导一项即将展开的反对疫苗的政治运动，就是很好的例子。[3, 4]

反对疫苗这种激进主义的兴起并不是故意作恶的结果。恰恰相反，避免接种疫苗的动机是基于与孤独症（又称自闭症）相关的不同疾病谱系的恐惧心理。结果，对一知半解的疾病的恐惧让我们的后代容易遭到那些众所周知、完全可以预防的疾病侵袭。由于一个名叫安德鲁·韦克菲尔德的人有意欺骗，这种脆弱心理被极大地增强了。安德鲁的研究记录让人半信半疑，里面充斥着不准确的研究方法和容易出错的数据分析。尽管医学界吊销了他的行医资格，并且广泛地反复质疑他的研究——包括科学和道德上的错误，但安德鲁·韦克菲尔德只不过是这场疾病的最新症状而已，而这场恶疾从第一次疫苗接种被验证之前就已经存在了。

就在媒体大量聚焦于一小群高度曝光的反疫苗接种者的同时，抗疫苗运动已经将所有的美国人卷入其中（无论是接种过还是没有接种过疫苗的），让他们面对常见儿童疾病的再次暴发。更糟的情况是，有一些可预防的疾病在年幼儿童身上可能只会引发小小的困扰，却在年纪较长的儿童和成年人面前变成了致命疾病。

本书要传达的故事正是那些可以用疫苗预防的传染病，以及美国甚至全球的决策失误——这些通常来自一小群学识不凡、权力在握的精英。本书书名"希望与恐惧之间"则反映了书中会反复出现的主题，树立了一种鲜明的对比，即一波又一波救命的疫苗发现和公众中少数派看似不可避免又毫无理性的反对。

本书结合对科学发现的理解和多年以来人们对疾病不断变化的看法，向读者传达来自传染病的挑战，并讲述疫苗无与伦比的成功案例：它提升了全人类的生命质量和数量。疫苗给生命带来的改善效果卓著，让许多美国人遗忘了或者不再经历那种伴随每个季节周期性循环而来的恐惧，因为不同的流行病跟随着天气变化和人与人之间的接触而传播。比如说，春天有水痘，夏天有脊髓灰质炎和百日咳，秋天有流行性腮腺炎，冬天有麻疹和流感，这些仅仅是一小部分。这些疾病引起的不是小部分家长对于要从工作中抽时间照顾生病的小孩的担忧，而是那种无法言说的恐惧心理，惧怕疾病会缩短甚至夺走小孩的生命。在美国大萧条时期，对脊髓灰质炎的恐惧让夏季的泳池和夏令营空空荡荡，家长把自家的孩子关在屋里，整个夏天孩子都不能见朋友，就是因为害怕接触性的传染病可能让孩子被终身（也可能短一些）监禁在可怖的"铁肺"之中。这样的焦虑一直持续到奇迹频现的20世纪50年代，这段时期见证了有如神迹的疫苗浪潮出现。

要想正确地理解疫苗的影响，就应该先回顾一下疫苗发明之前传染病造成的毁灭性打击。让我们追根溯源，一路回到遥远的古埃及，从天花开始重新发现五花八门的传染病史。这种疾病来势汹汹，既具有高度传染性，又穷凶极恶地致命，夺走的人命远多于其他原因致死的人数。本书开头的几章讲述天花的症状和传播途径，还有定义天花这种疾病以及为彻底根除天花做出基础研究贡献的各色人物。那些鲜为人知的故事成就了最后天花疫苗的发现，代表了后文艺复兴时代最了不起的发现之一，一扫长久以来的迷信之风。身处其中的人们勇敢无畏、充满求知欲，为了保护自己所爱的人而不断探索，其精彩程度不亚于他们对科学和卫生事业做出的基本贡献。18世纪的疫苗发现犹如一块基石，为两个世纪后从地球上彻底消灭天花这一赫拉克勒斯式的任务奠定了基础，可以说是超越了其他人类成就的丰功伟绩。

天花疫苗的早期事例为人类与传染病展开无休止战斗这个更宏大的故事提供了坚实的支撑，这是一场与生命本身一样古老的旷日之战。我们评估"盟友"和"敌人"的属性，与我们的对手在一场永无止境的战斗中拼个你死我活。我们最重要的战友要属异常复杂、可随时调整的免疫系统，它是由数万亿个蛋白质和细胞组成的虚拟器官。这些蛋白质和细胞在身体内四处巡逻侦察，其运作方式近似于现代社会最复杂的军事组织，包括使用导弹和展开致命的化学战。这种存在于我们体内的天然军队经历了上千年的演化，用来对潜在的病原体发起进攻。

我们和大量的微生物可算是亦敌亦友的关系，包括细菌和病毒。随着我们对这些微小病原体的理解加深，我们愈加赞叹其复杂程度对人类的意义，因为我们每一个人由比人类细胞和DNA（脱氧核糖核酸）数量更多的微生物细胞和DNA组成。大部分和我们常年共生的细菌（甚至是病毒）都是良性微生物，为我们的身体提供必要的服务。我们现在处于令人兴奋的"文艺复兴"中，在与微生物相互作用的背景下重新理解我们自身，这一进程也不过几年时间。不断累积的知识揭示了微生物在定义越来越多的"人类功能"中承担的必要作用，从最基本的辅助食物消化到调节情绪甚至个性形成。当这些互作关系出错时，就和其他任何亲密同居关系一样，它们会"分手"或者快速"搭上"新的伴侣——这有可能会导致疾病。我们对由功能失误的微生物组引发的疾病的知识与日俱增，包括肥胖、心脏病、乳腺癌和各种传染病的易感性，其中最后一点始终是人类历史上最厉害的杀手。

过去的10年见证了传染病的戏剧性飙升，不仅仅是那些外来病原体（比如寨卡病毒或者埃博拉病毒）引发的疾病，还包括那些常见的儿童期可预防的疾病。而对此的回应（如果有回应）并没有借助已经被证实的现有措施来迎接这一新挑战，可谓乏善可陈。电视广播更倾向于与那些充满善意却被误导的大人物表达的担忧产生共鸣，比如詹妮·麦卡锡和唐纳德·特朗普，这两位都支持反疫苗接种运动。同样地，快速搜索一下当地书店或者网络零售记录，更有可能发现早已被揭破假面但仍畅销不衰的流行作品，强化着疫苗和孤独症或者公开宣扬的阴谋论之间未经证实的联系。不断增多的拒绝接种疫苗的行为，往往聚焦于疫苗和孤独症之间早已被证伪的关联，催生出一种如病毒般自我扩散的文化模因，提高了要求适当接种疫苗的对话音量，也增强了其中的恶意。出自一个令人憎恶且吵吵嚷嚷的小团体之口的伪造事实，其数量和宣扬程度早已呈压倒之势，盖过了来自可靠信源、实事求是地尝试阐明疫苗接种所带来的非凡健康益处的努力。

不幸的是，科学界在很大程度上不愿直面这些喧嚣的反对言论。尤其是大部分科学家、生理学家和教育家都接受过培训，能够客观地分析数据，得出基于事实的、经得起辩护的结论，从而正确地反驳反疫苗接种"狂人"的呼声。最近，有一位重要疫苗专家参与的关于拒绝接种疫苗行为的谈话，就引发了一种典型的反响。这种反响早已被科学否定，因此不再是问题了。尽管这类反响在技术上的准确性方面存疑，但反疫苗接种者仍然持续地将信息传达给关键人群（包括受过良好教育、家境富裕的父母们），与之产生共鸣。无法自始至终地保持儿童疫苗接种持续进行，其后果不断累积，近来已经越过了临界点。若情况无法扭转，最终就可能会危及美国人的健康。实际上，获悉密苏里大学附近出现的流行性腮腺炎大暴发这件事，成了促使我写下本书的动机之一。在过去的一年中，类似的传染病大暴发已被哈佛、耶鲁、华盛顿大学和其他许多机构记录在案了。

我在华盛顿大学（位于圣路易斯市）担任副校长及教授。华盛顿大学是美国顶尖的五所医学院之一，因此我一直见证并且积极投身于科学、公众健康和反疫苗活动的政策影响研究，包括了解接种失败所带来的真实后果。在杜克大学获得免疫学博士学位之后，我的事业一分为二：我一边投身于生物医药产业，一边不忘学术工作。2014年我进入华盛顿大学，在此之前我一直领导耶鲁大学的药物研发项目。我的职责包括领导两所世界顶尖的生物医学研究中心，它们致力于分析并支持药物和疫苗的研发。

在进入耶鲁之前，我生活在华盛顿特区的郊区，在当地蓬勃向上的生物技术领域工作。这些经历包括在普渡大学任终身教授，以及离职来指导一家中型生物技术初创公司（名为"MedImmune"），使之发展成业内的生物技术巨头。2006年，我离开了这家公司，接受了下一项挑战——领导另一家初创公司针对不断出现的传染病展开研发工作。任职期间，我的时间主要用在领导新药研发上，目的是治疗当时大众还不了解但是我们已经从来源于自然和人类的威胁中获得一定了解的疾病（因为这家公司的主要任务是对抗生物恐怖主义，本书中也会对此加以讲述）。当时，我的工作主要集中于埃博拉病毒，这种病原体在西非自然暴发，从而进入了大众的视线。除此之外，我的任务还包括研发对抗马尔堡病毒、裂谷热病毒、基孔肯亚病毒、拉沙病毒、登革病毒和大流行性流感病毒的医疗对策，这些病毒既可作为生物恐怖主义武器，也会自然产生。借用一位我以前公司CEO（首席执行官）的话，他是美国国防部高级研究项目局（DARPA）这一秘密机构的前任负责人："大自然母亲是最危险、最别出心裁的恐怖分子。"

在同一时期，我极不情愿地参与并见证了一系列事故，让人隐约回想起如今疫苗的情形。那是在2002年早秋，我当时在参加一场公司会议，我的行政助理悄悄递给我一张便条，上面写着在银泉和奥尔尼市内及周边发生了数起枪击事件。这两座城市位于马里兰州蒙哥马利县北部。这些枪击案发生的地点距离我在奥尔尼的家不远，附近还有我女儿的学校，她刚开始上幼儿园。我立刻跟我的团队讲了这件事，马上结束会议，驱车赶往我女儿的学校，一路上广播电台的新闻不停更新着枪击案的最新情况，一路追踪到更北的地方——距离学校更近的地方。我向西前行，和枪击案的路线几乎平行，最终抵达学校。我匆匆跑到前门，见证了场面的可怖：学校被完全封锁。一个人站在如此显眼和暴露的地方，让我产生了一种特别的脆弱感。在疯狂敲打学校大门后，终于有人认出了我，知道我是家长（而不是狙击手），让我进学校接我女儿。

在接下来的三周内，华盛顿特区狙击手的袭击引发了全美关注。调查早期的线索来自银泉的一位目击者，他在第一次枪击案发生地附近注意到一辆新型白色厢式卡车。[5] 后来，其他枪击案的目击者（无论是致命的第一天的还是后来的），确定每次枪击案发生的时候都出现过一辆白色厢式卡车。在数小时内，整个东海岸都在积极寻找（或者避开）白色厢式卡车。当时生活在蒙哥马利县的任何人都能够讲述载满杂货或者煤气罐的卡车故事：只要白色厢式卡车一出现，便会触发人们卧倒藏好或者走"之"字步以避开子弹的本能，两者几乎都成了例行练习，这是为了避免成为那个狙击手枪下的下一个受害者。

我们现在知道运送狙击手（你可能还会回想起是两个狙击手，而不是一个）的并不是一辆白色厢式卡车，而是1990年产的深蓝色雪佛兰三厢车（和人们怀疑的白色厢式卡车大相径庭）。[6] 2002年秋天，一辆白色厢式卡车突然来到华盛顿郊区，它引发了多少焦虑可想而知，而更倒霉的必定是拥有白色厢式卡车、执照合法的司机。那天的新闻和交通报道充斥着不计其数的车辆被迫停在路边的故事（对环城公路已经极其恶劣的交通环境发出不满的咆哮），而司机在警察的枪口下接受紧张兮兮的各种盘问。

从袭击的最初时刻起，整个特区那些充满善意的目击者脑中已经埋下一个念头，认定白色厢式卡车与狙击手袭击有关系，然后这个念头蔓延到整个东海岸，最后扩散到全美。最初的报道得到了那些诚实的目击证人的确认，由此为调查提供了支持。然而，这种"喋喋不休"的虚假线索只会延误找到正确车辆的时间。事实上，狙击手和蓝色三厢车的关系为调查提供了关键的突破口，从而最终帮助逮捕了真正的嫌疑人，让危机戛然而止。

　　同样的事情也发生在疫苗与孤独症的关系中。当许多家长回想起他们的孩子第一次表现出明显的孤独症症状时，他们立刻将其与最近的一次疫苗接种联系起来，尤其是在有人刻意引导时。然而，小儿疫苗接种就像行驶在华盛顿这座大都市中的白色厢式卡车一样无处不在，也与孤独症起因调查不甚相关。尽管如此，人们就是相信孤独症与疫苗有关联，并坚定不移地维护自己的信念。也许这是一种有形的源头，好让疲惫不堪、饱受折磨的家长有对象可指责。推动拒绝疫苗接种，通过这种被误导的努力来保护儿童，反而进一步加剧了孤独症群体痛苦的程度，产生了一大挑战。与保护的意图背道而驰，这些选择不仅危害了他们自己的孩子，还危及他们的朋友、亲人、邻居。如果我们允许情况进一步恶化，最终很可能威胁整个国家的健康安全。

　　每天面对着无辜的受害者，而他们丝毫没有意识到自己面临的健康危机，我内心的无力感和脆弱感油然而生，当年站在学校门前担心狙击手就在附近时的脆弱感简直相形见绌。让许多人震惊的事实是，最近暴发且持续复发的麻疹、流行性腮腺炎、风疹和其他传染病的大部分校园受害者其实在儿童时代是具有免疫力的。与几乎所有类型的药物或者人们能设想到的其他产品一样，疫苗也会日久失效。随着年龄的增长，我们经历了越来越多外来微生物入侵，免疫系统越来越难特意关注单个病原体（或者疫苗），特别是那些数年或者几十年前暴发的病原体。最终这就变成了"用进废退"的命题，一旦不再使用，免疫系统就将丧失应答能力。

免疫系统识别病原体的能力逐渐衰退，加剧了疫苗学家对某一现象的讨论，他们称之为"群体效应"（或者群体免疫力）。我不会用流行病学领域用以区分的各种细节和数学建模来折磨读者，群体效应可被视作一种保护性屏障，当某一人群中的大部分对某种特定传染病不敏感时，就会出现这种屏障。如果群体（或者任何个体组成的社区）中有足够多的人受到充分保护，即使是未受到保护的个体也能够找到安全的港湾，避免病原体入侵。然而，如果群体被削弱，有时候哪怕只是失去一小部分，整个人群面临的结果也将会是毁灭性的——触发危险的多米诺效应。目前的情形足以证明上述解释，麻疹、流行性腮腺炎、风疹以及一群别的病原体引起的疾病不仅威胁我们的孩子，还会危及整个美国，乃至整个星球。

对儿童疾病上升的担忧部分反映了这一事实：尽管一些病原体会导致相当轻微的皮疹，比如引发儿童水痘的病毒（水痘带状疱疹病毒），几天后就会消退，但是如果发生在青少年或者成人身上，疾病会变得凶猛得多。[7]不仅仅是皮疹的严重程度加剧，还可能会引发包括大脑致命性肿胀（脑炎）和关节炎症在内的常见反应。当流行性腮腺炎病毒感染青少年和成人时，情况则更加糟糕，会让男性病患的睾丸内部或周围发炎，导致不孕不育。

我写下此书的目的是向读者传达关于科学、技术和疾病的辉煌历史故事，告诉读者我们是如何借助科学手段消灭许多广为人知的最致命疫病的。我还想告诉读者另外一个事实：对抗可以用疫苗预防的疾病的胜利并非持久存在，这些疾病就像B级片中的大反派，可能会卷土重来，杀死或者伤害更多的受害者。这本书所涉及的基本内容还会强调疫苗领域现在以及将来会面临的挑战，包括新旧病毒的威胁，譬如埃博拉病毒、寨卡病毒、抗生素耐药性感染，以及其他新出现或者重新出现的致命病原体。

　　除了讲述致命病原体的历史以及它们对人类历史进程的影响（使国家土崩瓦解，使个人心痛欲裂、蒙受损失）之外，我不仅想要陈述疫苗的历史，还要阐明人们对疫苗的敌意的漫长历史。其实我们身边始终环绕着反疫苗人士，甚至在18世纪90年代第一支疫苗出现以前就存在反疫苗人士了，许多读者知悉此事可能会感到相当意外。这看上去似乎是现代社会的现象，实际上如果不讨论疫苗的每次突破如何受阻于反对声潮，我们就无法讲清疫苗的整个历史。抵制疫苗现象之下埋藏的恐惧，常常能与新疫苗带来的希望相互抗衡。哪怕在诸如天花和脊髓灰质炎这样的疾病可能摧毁整个家庭，让无辜的孩童终其短短一生都饱受尘肺病折磨之痛的时代，阻碍的力量也尤为明显。我们经常性地忽视反疫苗运动的边缘人士，因为他们并没有直接经历过脊髓灰质炎、麻疹等疾病造成的破坏。然而，破坏显然存在，这些致命祸害引起的发病率不断攀升就是最好的佐证。尽管人们付出种种努力，广泛宣传疫苗的益处，但有些人仍旧恐惧于一种比传染性微生物更可怕的隐性威胁——孤独症，本书标题中提到的希望曾一度难以与之匹敌。这些较为负面的感觉过去曾风光一时，现在给我们的家庭和社会带来了切实危害。所以也许我们需要回溯一下历史，尤其是疫苗反对者和兜售恐惧情绪的贩子的历史，从而帮助我们做好教育、医学或者公共健康社区中的一员。也许这有助于我们找到更好的方法，向大众传递并且教会他们感激疫苗给现代社会带来的超凡益处和希望。

第 1 章

天花肆虐
从罗马到新大陆

　　大部分历史学家一致认同，世界上已知的最强盛王国在2世纪中叶达到了其繁荣的顶峰（在过去的千年中无他国能出其右）。罗马帝国崛起于罗马共和国的危机之中，经历过一段紧张的内战时期之后，在公元前31年，盖乌斯·屋大维（后来改名为世人所熟悉的奥古斯都·恺撒[①]）在阿克提姆海战中战胜了马克·安东尼，内战得以终结。在接下来的一个世纪中，罗马帝国继续无情地扩张，在地理上、军事上以及用我们今天的话来说是软实力上扩张，包括做出文化、建筑和艺术贡献。这长达两个世纪相对平静的时期史称"罗马和平"（从阿克提姆海战结束直到250年）。当时罗马帝国的臣民不知道的是，终结即将来临。

　　手腕强劲的中央政府（毕竟由独裁的皇帝领导）在重要的基础设

[①] 公元前44年恺撒死后，屋大维改称"盖乌斯·尤利乌斯·恺撒·屋大维安努"；前27年元老院奉以"奥古斯都"尊号，后世以此称之。——编者注

施建设中投资可观,包括使用创新的材料铺设道路。这种材料中的一大突破性成分就是罗马混凝土,能够用于建造历久弥坚的大型建筑和道路,其中许多在两个世纪之后还能完全发挥正常功能。[1]更大的建筑增加了现代城市的密度,2世纪时罗马城本身的人口估计有百万之多,[2]这一宏大纪录在欧洲无人能复制,直到工业革命晚期才被打破。然而,前所未有的人口流动性和人口密度结合,最终推翻了这个雄伟帝国。

具有革命意义的新型道路系统让罗马公民畅行无阻,一路平安向北,远至艾伯拉肯市(今英国约克),而向南则可以抵达上尼罗河的希尔拉斯卡米诺斯市(今埃及阿斯旺市附近)。纵横于这条4 000英里①长的通途,每个罗马公民能够用一种通用语言与商贩交流,一路上也可以使用同样的货币,在罗马民兵的保护下确信自己安全无虞;罗马卫兵在固定的地点设有卫戍岗哨和驿站,保护路上行人免受强盗洗劫。这样促进了贸易发展,不仅仅是罗马各行省之间的贸易,还包括与遥远的国家之间的贸易,比如印度次大陆(通过陆路或海路)和中国(当时是汉朝,通过丝绸之路)。然而,也是同样的交通系统通过行色匆匆的旅客,极大地加速了疾病在西方世界的传播速度。

因此,这些技术催生的大统一辉煌时期不堪其重,注定走向崩溃。罗马帝国衰落的最大原因为无数博学多闻的史学家所津津乐道,有爱德华·吉朋1776年的著作在前,[3]相关论述数不胜数。然而,那些最小的原因真是名副其实、微乎其微,与帝国的一部分联系在一起,鲜少能进入史书(就算能,也不会被最有见识的罗马政治家考虑到)。

古城塞琉西亚坐落于底格里斯河西岸,深入古老的新月沃土腹地。恐怕现代读者会错误地认为这片地区的混乱局面是我们当代所特有的现象,其实这片距离今巴格达市中心20多英里的地区,数千年来一直

---

① 1英里≈1.6千米。——编者注

是政治家和兵家必争的永无宁日之地。

在罗马帝国取代罗马共和国的三个世纪之前，塞琉西亚是亚历山大大帝不断扩张的帝国的心腹之地。[4]在大马其顿地区确保自己的希腊财产无后顾之忧后，亚历山大大帝于公元前334年横渡赫勒斯滂海峡（今达达尼尔海峡），最终目的是向波斯强大的阿契美尼德王朝发起挑战，当时统治王朝的正是大名鼎鼎的大流士三世阿塔沙塔。这位波斯统治者和他丰厚的财富曾是亚历山大的父亲马其顿的腓力二世的目标，他以一个世纪前波斯人亵渎雅典神庙为借口挑起战争。在腓力二世遭遇暗杀之后（这场暗杀事件偶尔也会被人不公平地暗示与亚历山大有关），亚历山大开始意识到征服波斯的机会来了。

率领着一支由精锐将领组成的部队（被后人集体称为"继业者"，来自希腊语），亚历山大打败了一支接一支的敌军，第一战就是古城特洛伊附近的格拉尼库斯河战役，一年之后在南安纳托利亚又取得伊苏斯战役的胜利。[5]在如今伊拉克库尔德地区的高加米拉战役中，大流士节节败退，利用这次机会，他的表亲贝苏斯总督对这位战败的将领痛下杀手。面对最恐怖敌手的死亡，亚历山大并没有如释重负，与此相反，他愤怒于贝苏斯鲁莽的行为：一方面是因为大流士若是能成为亚历山大的阶下囚，那是至高无上的荣耀；另一方面，这位马其顿将领对大流士始终抱有无上崇敬的情怀。最终，亚历山大在狠狠折磨了贝苏斯后将其处死。[6]

在摧毁了阿契美尼德王朝的主要战力并降服贝苏斯的军队之后，亚历山大的大军在底格里斯河西岸的一座小村庄驻扎下来，准备向印度次大陆发起进攻。[7]在休整期间，亚历山大急切的扩张野心因手下将领思乡情切而放缓了脚步。继业者们不仅沉浸在思乡之情中，还担心亚历山大有点过于沉溺他所征服之地的文明习俗，都"快成当地人"了。当这支军队为下一次向印度长期进军而备战时，除了对故乡的思念之外，他们还与病魔不断斗争。

亚历山大的军队遭遇了当地特有的疾病。尤其是，占领底格里斯河谷区域伴随而来的是地方性传染病，用现代的语言来描述其症状是"伤害士兵身体的疥疮病，相互传染扩散"。[8]这常常被认为是天花的早期文字描述。这种疾病在亚历山大的军队中缓慢传播开来，在接下来的历史进程中继续扮演着重要角色。[9]备受期待的印度大进攻不得不在公元前327年慢慢踩下了刹车，很大一部分原因正是蔓延在部队中的天花疫病所敲响的丧钟。将领本人可能没有遭受疾病折磨的迹象（这些记录直到将近两个半世纪后才被证实不够准确）。

尽管亚历山大和他的军队逃过了公元前327年天花疫病这一劫，但都变得极其虚弱。印度大进攻被放弃了，亚历山大集中精力攻打距离家乡更近的地方（不是马其顿——这让继业者们满心懊恼，是被称为黎凡特的地区）。这位当时32岁的指挥官还没完全从4年前的天花病毒感染中恢复过来，从公元前323年6月初开始他就不停抱怨，伴随着高烧和浑身乏力。这些症状发展得很快，在一周的时间内就夺走了这位年轻将军的性命。最早传播的消息给出了各种解释，从自然原因（疟疾、伤寒、西尼罗河热）到人为原因（下毒和酒精性肝病）。虽然两个半世纪的时间抹去了确切的诊断，但似乎是先前对抗天花付出的身体代价导致了其后来的易感性以及英年早逝。[10]

毫无意外，当时世界上最富魅力、最成功的年轻独裁者突然离世之后，便是一段持久的动荡时期。在这段时期内，继业者们相互攻击，阻止对方成为继任者。[11]一连串阴谋、暗杀、内战掀起的波澜无法填补亚历山大离开后留下的空缺，曾经辉煌一时的帝国分崩离析，在剩余的希腊化时代，一个又一个继任者层出不穷，对此地区宣称自己的主权。尽管他们不时地尝试，但是种种尝试都无法再一次将碎片合并，重现统一的帝国。

一位骑兵部队的继业者将领塞琉古被任命为巴比伦总督,他立刻开始巩固并加强对前波斯帝国中央地区的控制。在亚历山大死后,塞琉古以自己的名字重新命名了亚历山大生前在底格里斯河西岸的驻军休息点。在接下来的两个世纪内,塞琉古和他的继任者逐渐扩张了塞琉古帝国的版图。帝国在鼎盛时期,包含现代伊拉克、伊朗、巴基斯坦、阿富汗、以色列、黎巴嫩、叙利亚和土耳其的大部分地区,还有部分印度。尽管从地图来看让人印象深刻,但塞琉古帝国的政治和军事实力很大程度上相当虚幻,往往被夸大了。

到了公元前3世纪晚期,塞琉古统治的脆弱越发明显,想要显耀一方的幻觉驱使目光短浅的统治者们去模仿实力雄厚的亚历山大王朝,试图与新一代马其顿人建立起合作关系。如今变得不那么重要的马其顿希腊化王国由另一位继业者的后代统治,他不仅与塞琉古建立同盟,还与迦太基将军汉尼拔结盟。[12]汉尼拔是历史上屈指可数的、战略和战术实力可与亚历山大比肩的人物之一,他也是罗马共和国覆灭的罪魁祸首。迦太基和马其顿友谊的小船在第二次布匿战争期间驶到了顶峰,当时迦太基的军队占领了意大利半岛大部分地区。罗马新城屈服于汉尼拔的铁蹄似乎只是时间的问题。

然而,眼见可能为虚。尽管看似胜券在握,但这已经是第三年汉尼拔费劲儿地想把罗马执政官昆图斯·费边·马克西姆斯·维尔鲁科苏斯拖入最终大决战。[13]费边的策略则是不惜一切代价避免激烈战斗,试图通过消耗战拖垮汉尼拔。这种策略在历史上曾经多次重复奏效,美国将军乔治·华盛顿和罗伯特·E. 李都曾使用。阿富汗的经验证明,这一战术在现代仍然相当有效。尽管如此,费边避免决战的策略仍饱受争议。罗马参议院暗示这是一种怯懦的表现,他们撤去了费边的职务,支持另外一位指挥官,后者采取更直接的方法来对付汉尼拔。这一愚蠢的决定让另一位更好斗的将领盖乌斯·特雷恩蒂乌斯·瓦罗成为执政官。大战很快打响，最终瓦罗在公元前216年的坎尼会战（直至今日，这个名字始终宣告着响亮的胜利）中一败涂地。重新采用费边的策略之后，罗马人在坎尼会战中幸存下来，逃脱了迦太基入侵者的铁蹄。迦太基军队远离自己的大本营，补给线拉得太长，还被敌对的当地人重重包围。到了公元前201年，罗马人将战火从地中海燃烧至迦太基，一举大败汉尼拔。这一系列事件使得罗马成为地中海中西部地区无可匹敌的超级大国。

正当罗马军队和迦太基军队在伊比利亚半岛和北非打得如火如荼的时候，地中海东部始终端着一口地缘政治不稳定的热锅。就在迦太基政权覆灭于第二次布匿战争后的数月内，罗马的注意力转向了东方。罗马人要和迦太基的老盟友马其顿清算。在罗马人费尽心思对付汉尼拔的数年间，马其顿的威胁主要来自埃托利亚同盟。这是希腊中部一个松散的城邦同盟，长久以来与马其顿敌对（套用一句俗话：敌人的敌人就是朋友）。战胜汉尼拔意味着罗马人现在能够集中精力对付马其顿，他们在公元前197年迅速又完美地打败了马其顿。

埃托利亚同盟可能终于摆脱了对峙已久的马其顿对手，但是他们现在不得不与实力强悍、野心勃勃的胜利者罗马人对阵。基于曾拥有共同的敌人，埃托利亚同盟一直将罗马视作便利的盟友，然而当伊比利亚士兵出现在希腊海滩上时，一切所谓友谊的存在很快就消散了。随着两大王国联盟关系的恶化，巴尔干半岛南部再次陷入混乱的政治和军事冲突。

由此，在希腊产生的权力真空可能让如纸老虎般帝国的务实领袖（比如塞琉古一世）不敢轻举妄动，但是触发了当时的塞琉古国王安条克三世的宏伟愿景。这位一厢情愿的领袖妄想着将王国版图扩张至整个欧洲，尤其是马其顿，由此创造的辉煌可与亚历山大大帝的功绩相提并论。然而，安条克三世的宏愿很快被罗马人亲手终结，他于公元前191年在温泉关战役中一败涂地（请不要把这场战役与几个世纪前发生在同一地点的另一场斯巴达与波斯之间的战役混淆，另外在此战之后历史上还有过6场同名战役）。在罗马人对决塞琉古人的温泉关战役中，一支罗马小型军团战胜数量更庞大的塞琉古军团，更是预示着一年之后更具重要战略意义的马格尼西亚战役。战后与罗马共和国签署的和平条约让塞琉古人失去了大部分他们占领的土地，不仅包括他们在欧洲的财产，还有安纳托利亚半岛上的大部分土地。

塞琉古人遭到了罗马人的羞辱，而且他们表现出的内在软弱性迫使自身陷入了不满、内战然后暴动这一间歇性循环中。历史再次重演，新的征服者许诺恢复旧日的荣耀，不过后来都被隔壁罗马的雄兵健将打得烟消云散。

虽然不是罗马的直属附庸国，但版图缩减的塞琉古"帝国"完全在罗马的势力掌控之内。塞琉古的领主们始终提心吊胆，担心难以驾驭的黎凡特公国可能会导致强大的邻国扼杀他们刚刚起步、仍然处在独立边缘的政权。对塞琉古人而言不幸的是，混乱一直是底格里斯河与幼发拉底河谷的特征，直至今日。这一切有着古老的根源，在平息骚乱方面，塞琉古人并不比此前或之后的任何其他占领者做得更好。到了公元前1世纪初，塞琉西亚成为一个失败的王国，处处受制于邻国，南部有埃及的托勒密王朝（一个希腊化的殖民国），北部有本都王国和亚美尼亚，它们使出浑身解数，试图分散并榨干共同敌人罗马的力量。

最终，这些干扰行动驱使庞贝这位伟大的军事将领、统治罗马的三巨头之一（另外两位分别是尤利乌斯·恺撒和李锡尼·克拉苏）一劳永逸地结束了塞琉古乱局。罗马人将塞琉西亚的国土割让给其他附属国和无足轻重的地区王国，塞琉古的彻底覆灭和接下来的领土分割至少平息了一些混乱局面。

安息帝国（又称帕提亚帝国）是获益于塞琉西亚沦陷的小国家之一。帕提亚人源自波斯东北地区的一群游牧部落，他们也是塞琉古帝国的宿敌之一。塞琉古帝国的衰落以及最终的灭亡给帕提亚人扩张领土提供了机遇。塞琉西亚曾经的国土被转交到帕提亚人手中。然而，跟塞琉古的情形一样，冠上"帝国"这个词未免有些夸大，因为帕提亚可以说更像一个总督们形成的同盟，缺乏强有力的中央集权。

结果，罗马人再一次面对其东南部地区这一战略性侧翼的不稳定局势，而这次的威胁来自帕提亚人。这在接下来的两个世纪内要求罗马间歇性输送军队，去掌管新月沃土地区。2世纪中叶，一场平淡无奇的地区封锁行动出乎意料地破坏了罗马帝国的强大实力，成为其最终垮台的催化剂。

盖乌斯·阿维狄乌斯·卡西乌斯出生于名门望族，父母双方的家族都实力强盛，血统高贵。[14]他的父亲是罗马政治家，父亲的母系祖先可以追溯到大希律王、盖乌斯·卡西乌斯·朗基努斯（正是莎士比亚笔下描述的那个卡西乌斯，他的阴谋诡计最终导致了对尤利乌斯·恺撒的暗杀），以及盖乌斯·屋大维（使用"奥古斯都"这个头衔的先驱）。盖乌斯·阿维狄乌斯·卡西乌斯的身世体现着一条遗传谱系，涵盖了罗马从共和国到帝国过渡时期的主要领袖和对手。在一个以不与外族通婚为传统的世界中，他的母系家族谱系包括了卡西乌斯和屋大维，还有马尔库斯·维普撒尼乌斯·阿格里帕。阿格里帕是著名的建筑师，也在阿克提姆海战中设计打败了马克·安东尼。

鉴于他高贵的出身和元帅辈出的家族史，出生于叙利亚的盖乌斯·阿维狄乌斯·卡西乌斯在军中的地位毫不意外地快速上升。161年，他被任命指挥罗马军团平息帕提亚人的一场起义，洗劫了帕提亚人在泰西封的首都。在这场战役期间，也就是165年，卡西乌斯率领着他的军队沿着幼发拉底河谷一路向下，在塞琉西亚城向帕提亚人发起进攻（就在泰西封的河对岸）。就在他的部队决定性地击败帕提亚人的一场关键性战役结束几天之后，一小部分士兵开始生病，症状包括发烧、腹泻和皮疹。让我们看一下地理（和亚历山大的军队一样，在同一地点遭遇同样的疫病）、症状和疾病的快速扩散等因素，现代流行病学家已经在很大程度上得出了下面这一结论：天花病毒再次导致疫情暴发。[15, 16] 短短数周之内，这场所谓的安东尼瘟疫（这个名字是后人所命名的，因为瘟疫开始于马尔克·奥列里乌斯·安东尼统治时期）如野火般开始熊熊燃烧，贯穿了整个帝国。

瘟疫快速传播所利用的恰恰也是在罗马和平期间促进帝国蓬勃发展的创新技术。改良的交通系统、城市化和人口流动，三者结合在一起，将天花从一场地区性传染病传播为全国性大流行病。这些技术进步加速疾病传播的证据还得到了另一件事实的支持：在占领塞琉西亚之后的一年内，也就是166年疾病侵袭罗马城的时候，著名的古希腊-罗马医学家盖伦描述了这一疾病的症状（帮助2 000年后的流行病学家确诊了天花）。[17] 毫无疑问，建筑技术的改善和城市化促成了更高的人口密度，也无意中加速了病原体在市民间的传播。安东尼大瘟疫的确切程度和影响在学术上始终存在分歧，但是大家一致承认它造成的毁灭性打击。瘟疫造成的死亡率最低估计约占感染病例的7%~10%，换算成人数也就是整个帝国内有将近300万~500万人死亡（尽管人口普查的数据不太可靠，因为庞大的帝国内还有大量流动的市民、奴隶和移民人口）。[18] 而另一个极端数据，即最高死亡率，则来自19世纪的德国史学家奥托·泽克，他声称从165年到180年，在这15年内，安东尼大瘟疫消灭了罗马帝国一半以上的人口。[19] 按这一比例来看，在现代美国暴发一场相当规模的瘟疫，将会导致超过1 500万人死亡，这就等于美国43个州的人全军覆没（除了俄亥俄州、宾夕法尼亚州、伊利诺伊州、佛罗里达州、纽约州、得克萨斯州和加利福尼亚州的人以外）。

毫无疑问，瘟疫改变了生活在这个帝国中的每一个人的日常生活。一位研究罗马法律和经济的19世纪杰出史学家总结道："瘟疫'造访'了马可·奥勒留统治下的罗马帝国，自此打击之后，古代世界一蹶不振，再也无法恢复往日的荣耀。"[20]除此之外，活着的人们（包括奄奄一息的）受着江湖庸医的折磨。庸医们治疗瘟疫的药方与日俱增，利用了民众恐惧的心理。马可·奥勒留皇帝在自己的《沉思录》中提到了这种行为，他表示与疾病相比，这些对瘟疫一无所知的人编造的谎言和险恶的用心更加致命。[21]可悲的是，皇帝本人最终也成了瘟疫的受害者之一，他于180年不幸染病而亡。他的死亡也为"五贤帝"这一特殊时期画上了句号，这五位皇帝分别是涅尔瓦、图拉真、哈德良、安东尼努斯·庇乌斯和马可·奥勒留。[22]从此之后，这个命运多舛的国家历经了一系列自私、专横又无能的统治者，注定了西方世界唯一超级大国的灭亡。

天花劣迹斑斑的历史

虽然安东尼瘟疫的破坏性具有历史意义，但这并不是人类甚至地中海盆地第一次经历天花所带来的凄凉之境。基于遗传学的现代模型表明，1.6万~4.8万年前，在非洲黄金海岸或者附近某处，这种疾病就从一种啮齿动物身上跳到了人类身上。[23]从那之后，天花开始了一场残酷的北上东进之旅，从埃及到中东，进入高加索地区和中国。也许是因为我们这个物种对天花的熟悉程度使得许多人对此司空见惯了，所以大部分现存最古老的书面资料（例如《圣经·旧约》和古埃及纸莎草）都没有记录下对该疾病的描述。然而，人们在埃及木乃伊身上发现了与天花一致的病变，包括拉美西斯五世，他死于安东尼瘟疫暴发之前1 000多年。[24]尼罗河谷地区的高密度人口可能促进了疾病的传播，而与其他文明的贸易往来则将疾病传遍整个古代世界。在另一处河谷地，地处现代印度的印度河流域也有地方性天花，与古埃及或古代中国的贸易可能将病原体引入了次大陆。[25]

一些现代史学家推测，雅典大瘟疫可能来源于从埃及开始的一场天花流行病。[26, 27]这种特殊的瘟疫之所以能在历史上脱颖而出，是因为它发生于伯罗奔尼撒战争期间，并且影响了战争的最终结果。言简意赅地总结一下这场冲突，就是参与其中的两大对手——斯巴达和雅典，根据各自的优势采取了截然不同的策略。斯巴达是内陆大国，军队的实力让整个地区闻风丧胆。与之相反，雅典是航海大国，其蓬勃发展主要得益于与地中海世界的许多其他城邦和文明之间的海上贸易。雅典领导人意识到双方的实力差异：在陆地上雅典无法与斯巴达抗衡，而斯巴达没有雅典的海军实力。因此，著名的雅典领导人伯里克利想到了一个方法：他围着雅典城建造起防御性城垛，并通过海运为城市提供补给。周围的农田被收割干净，农民被带入大型堡垒，等待不可避免的斯巴达大军进攻结束。伯里克利对这套方法颇有信心，因为雅典能够通过与其他沿海城邦的贸易来获得补给供应，而斯巴达人则不得不耗费宝贵的人力和资源来持续围攻。

伯里克利可能没有意识到，自己的创造性策略会被不请自来的微生物访客一举击溃。根据"现代历史学之父"修昔底德的文献记录，瘟疫据传在进入埃及的希腊化土地之前，始发于埃塞俄比亚，这是雅典的重要贸易伙伴之一。因此，伯里克利基于与埃及和其他希腊城邦贸易的策略加速并扩大了疾病的传播。雪上加霜的是，接纳来自雅典防御墙之外的人加剧了人口密度的增长，一旦疫病在城内站稳脚跟，高密度人口就增加了传播的效率。疾病蔓延得如此之快、如此明显，让围攻的斯巴达人都暗自担心起来，他们眼看着雅典城内焚烧尸体的柴堆长燃不熄，不得不解除围攻封锁。恐惧让他们采取进一步行动：暂时停止了所有的军事行动，也终止了和雅典人的非军事互动，试图阻止传染病蔓延到他们自己的营地内。

　　根据该地区出土的文字记录和发掘的乱葬坑，雅典大瘟疫可能波及了雅典超过一半的人口。其中最出名的正是伟大的领袖伯里克利，他和他的家族一同葬身于大瘟疫。尽管敌人解除了封锁，疾病加上突然失去伯里克利的领导，大大削弱了之后雅典对斯巴达的抵抗力量。诚如修昔底德所写，瘟疫暴发期间，雅典的社会结构土崩瓦解，城邦公民不再尊崇权威，无视法律和社会习俗（比如照顾家庭和邻里、遵循宗教权威）。社会动荡有效地扼杀了盛极一时的雅典，影响了不止一代雅典人。雅典大瘟疫毫无疑问是西方世界的一次灾难。尽管天花似乎在其中影响不小，但是其他的微生物病原体（比如引起伤寒或斑疹伤寒的病菌）可能也对这场流行病贡献不小。[28]事实上，当一种疾病降低了个体和公众的健康水平时（尤其是在战争期间），通常会"鼓励"其他传染性疾病快速蔓延，正所谓携手前进。无论如何，这些结果表明天花可能在摧毁古代西方文明两大支柱的过程中发挥了不小的作用。

与新病原体博弈

　　结合运气和环境，新生的微生物病原体不断地挑战着新老宿主。寄生在某一物种体内的一种病毒——比如鸟类携带的病毒，只要稍稍加以改变（变异）就能感染人类。抑或某一物种中被病毒感染的一员将疾病传给另一物种，比如作为猎物被捕食。许多诸如此类的情况已屡见不鲜，也将会继续传播下去，譬如持续横扫亚洲大部分地区的禽流感（H5N1病毒），还有最新建立的20世纪初人类免疫缺陷病毒

（HIV）从猴子到人类的传播途径——最可能的原因是某个猎人被野生动物咬了一口。在接下来的章节中，我们会更加详细地谈论这个话题。不过，传染病的动态性一直而且将继续是影响人类文明的恒定特征。

长久以来，有一种传染病流行病学理论认为，新的病原体被引入某一种群或物种后，会以一种更加致病或者致命的疾病形式传播。该观点的一条原则就是：如果某种特定的微生物变得过于生猛，在为自己疯狂索取供养的过程中，它就可能会在短时间内杀死或者麻痹宿主，从而在病原体被传给下一个受害者之前，自身就因养料耗尽而亡（因此，它的头一餐也可能是最后一餐）。这种高发病率和高致死率病毒只会玩火自焚。因此，这种类型的瘟疫暴发只会维持在一个区域内，也很容易控制住，就像我们近几年看到的埃博拉病毒。

循着这条逻辑思路可以发现，有讽刺意味的是，致命程度相对较弱的微生物可能会给更大的种群带来更加凶险的疾病。让我们换个角度来看，当一种病原体稍微不那么恶毒时，它在传播给下一个宿主之前不会杀死当前的宿主，风险就增加了。如果疾病容易传播，而且死亡或者不育（即宿主无法生育）是最终结果，那么在相对短的时间内，这种病原体就能够再一次毁灭宿主的整个物种（也就是其食物来源）。因此，举止得当、深谋远虑的病原体将会好好"驯养"自己的宿主，只在需要的时候痛下杀手。

这种动态变化的结果就是，当微生物的毒性和感染宿主的能力都保持适中时（称为"减毒"），它才会发挥自己的最大作用。显然，微生物不是有意识的生物，它们不会刻意决定放缓生长速度或控制饮食。假设我们现在至少对DNA和变异有较为模糊的认识，上述过程能够给出一种解释。对于熟悉基因突变的读者来说，减毒过程能解释为什么。更糟糕的情况在于，面对同一食物来源，"举止有礼"的微生物要与它可能处在疯狂进食状态的表亲一争高下。因此，微生物遭遇的情况就类似于被称为"公地悲剧"的经济学问题。这个问题由英格兰的威廉·福斯特·劳埃德在维多利亚时代早期首次提出，在20世纪60年代被加勒特·哈丁广为宣传。[29]

幸运的是，宿主物种体内类似的演化形式能够帮助解决微生物版的公地悲剧。遗传多样性被普遍认为是一件好事。任何去过动物园的人可能都听说过猎豹的故事，这个物种在约一万年前出现的种群危机（就是许多猎豹相继死去）曾引发了遗传瓶颈效应——限制种群内遗传变异的事件。这件事情从根本上威胁到整个物种未来的生存能力。[30]虽然猎豹危机的起因尚不明确，但是瓶颈事件可能由环境的突然变化以及/或者接触到一种新的讨厌的微生物导致。尽管如此，幸存下来的猎豹的遗传多样性快速减少了至少75%。另一个例子是，当兄弟姐妹或者近亲有了后代以后，我们都非常注意近亲交配产生的问题。事实上，大部分现代国家都有法律明令限制近亲结婚，因为近亲孕育的后代倾向于拥有不太能够改善种族的隐性特质。

这就引出了遗传多样性为何如此重要的问题。让我们举个例子，混合进一些匹配的神学观点：如果上帝刻意创造出一个人（或者两个），让他们生活在优越的环境——伊甸园中，那为什么要让DNA继续突变和演化呢？任何佛教徒都会承认的最佳答案，就是世界本来就处于恒常的变化中。未来将会属于那些能够适应变化的人。另外一个绝妙答案就是所有的个体（甚至包括细菌，接下来我们就会看到）一直被迫和病原体斗争。

虽然我们会在本书中多次谈到遗传瓶颈效应的问题，但就目前来说，遗传多样性是一种增加物种免于被新的病原微生物消灭的概率的方法，这样解释就足够了。如果生物种群（以人类为例）从遗传的角度来看足够多样化，那么存在一定概率（完全是统计学博弈），一些个体会比其他人更容易经历疫病存活下来。当一个数量相当大的种群拥有足够丰富的遗传多样性时，类似达尔文主义的自然选择将会允许拥有某一特征（也称作生物表型）、更加稳健的种群存活下去，甚至使其在面对致命微生物时还能兴旺繁衍。因此，宿主和病原体能否同时活下来，就取决于宿主是否能保持足够丰富的遗传多样性，给病原体充足的时间了解如何杀死宿主。

能与这种病原体和宿主的平行演化形式相比较的就是天花。中世纪时期，随着天花病毒在中东和欧洲持续暴发，死亡人数慢慢减少，那些不那么容易感染致死的人（即使是奄奄一息的人）就有更多的机会将较低的易感性传给下一代。这种动态变化慢慢趋向于平衡，病毒能够稳定存在于人群中，但是不会威胁到人类种族的基本生存。个人可能会被疾病折磨致死，但是人类这个物种将会幸免于难。因此，欧洲、非洲和亚洲人在过去的数千年中经历了快速进化（可称为间断进化），幸存者在某种程度上比一万年前的古人更能适应天花并逃过一劫。当天花在某一人群中放缓脚步的时候，一些非常不同的事情发生了，人群中最易感染的个体在多代选择中被淘汰了。半个多世纪之前，这样的疾病席卷了整个西半球，所到之处一片哀号。

降临美洲

从一开始，美洲就是一个移民地区。就连"美洲原住民"和西半球的欧洲人，也是相对近期才抵达美洲的。因此，尽管许多美国人在指代欧洲移民时会提到"旧大陆"，事实却是：北美洲人是来自更古老大陆的亚洲人多轮移民的结果。直到最近，人们才相信古人类14 000年前才移民到新大陆，极有可能是因为末次冰盛期。[31]有一个广为流传的观点被清楚地写进了无数教科书和文献中，这种观点基于以下假说：越来越寒冷的气候冰封了地球最北端的海洋，如此一来既降低了海平面，又在东西伯利亚和阿拉斯加之间建造起一座天然冰桥——白令陆桥。随着冰桥逐渐融化，在它完全阻断两片大陆之前，越发变暖的气候给踏在前往新世界征途上的旅人提供了刚好充足的蔬菜和动物。这种观点让我们回想起有关大迁移的描述：成百上千的人顶着阵阵呼啸的暴风雪，不屈不挠、步履艰难地行进在冰盖上，内心希冀着在西半球等待他们的巨大机遇。直到近期，科学界才普遍认同，一些古人类展开了一场漫长征途，一步一步从北向南穿越北美洲、中美洲，最后抵达南美洲。最新的发现质疑此种场景是否能精确传达主要的迁移模式。

根据克洛维斯人（以新墨西哥克洛维斯附近的考古挖掘现场命名）所使用的工具，很容易确定他们是来到新大陆的移民。考古学家通过分析这些工具和克洛维斯文化的其他独特方面，能够追踪出他们的迁移路线不仅是从北到南，还从东到西遍布占据了西半球的大片土地。考虑到所涉及的广袤距离和步行穿越所需的时间（按照几十代人来计算），人们普遍认为，距离阿拉斯加最远的区域——巴塔哥尼亚草原，不可能在 12 500 年前已经有人类居住。

通过汇集许多领域获取的信息，我们已经发现有关克洛维斯人和他们跨越大冰桥这一流行理论中的矛盾之处。首先，碳定年法测定的考古学证据表明，巴塔哥尼亚发掘的骸骨、排泄物和其他人类腐质有14 600余年的历史（远早于白令陆桥开放的时间）。另外，根据最近的气象学研究结果，白令陆桥存在的时间与环境条件并不相符，因为环境条件要满足迁移中的人类的各种必要需求：获取足够的植物和动物来源，有食物可吃，还有衣服和地方避寒。有限的食物、衣服和住处还会限制迁移的人数，毕竟他们要从西伯利亚适宜居住的地区跨越千山万水，才能到达北美洲。也许最基本的矛盾就是人们从来没在阿拉斯加或者加拿大育空地区发现过与克洛维斯文化有关的人造器具，尽管在俄勒冈州、美国东南部（远至佛罗里达州）和巴塔哥尼亚都有所发现。[32]

虽然无法排除冰陆桥的存在，而且冰陆桥可能确实对早期人类在西半球定居有所贡献，但是许多科学家现在支持这样一个观点：克洛维斯人或者更早期的定居者，可能是坐船顺着一波波移民浪潮，沿着美洲海岸进入新大陆的，而不是跨过存在时间有限的冰陆桥。[33]事实上，来自圣迭戈历史博物馆的科学家在2017年发表了一项关于南加利福尼亚考古挖掘现场的研究，如重磅炸弹一般，宣称人类可能在13万年前就已经抵达新大陆，大概是通过海路到达的。[34]

遗传血统分析揭示了北美和中美洲的许多当地人与北亚人共享着遗传物质（尤其是现代西伯利亚和中国台湾地区的原住民）。相比之下，一些亚马孙部落与澳大利亚人的关系更为亲密。[35]至少按照现代的标准，海路迁移可能只需要小型船只，这与新大陆移民有限的遗传多样性一致，因为初始移民的数量可能只有数百或数千人。

交通方式可不是我们的故事中微不足道的次要因素，因为了解迁移的方式会影响我们对遗传多样性的理解。西半球大部分地区的居民可能是一小群人从亚洲北部或者南部来，乘坐着摇摇晃晃的小船一批批登陆，而不是乌泱泱地成群结队跨过大陆桥。这与一个不幸的事实结合起来，那就是这些亚洲人与他们的欧亚亲属在后者感染天花之前就已经分离。这两个方面都是促成灾难发生的因素。除此之外，受限于船只的大小，能够跨海旅行的移民人数也是有限的。与此同时，一些人无法挨过艰苦的旅程，来不及将自己的基因传给下一代，因此遗传多样性进一步降低。毫无疑问，这些人是真正身心强大的人，他们证明了人类终能征服这两片充满敌意的崭新大陆。其实，查尔斯·C.曼恩所著的《1491》一书列举了一个强大的事例：第一批抵达美洲的人类拥有非凡的技术和工程技巧，远非欧洲种族主义者对美国印第安人的称呼——高贵的野蛮人。[36]然而，最初在西半球存活下来的居民所面对的选择压力，并不包括抵御像天花这样的疾病。

在相当短的时间内（从地质学和人类学的角度来说），西半球人口快速增长，人们从西到东、从北向南不断扩张繁衍（如果是走海路从南美洲登陆的人，则是从南向北发展）。对前哥伦布时代美洲各地原住民的数量做出的估计，差异不小。先看一下最低估计值，新大陆的人口可能至少有100万。[37]再看一下最高估计值，1968年出版的《米斯特克高地人口：1520—1960》一书中写道，仅墨西哥平原一地（不包括北美其他地区和南美），居住人口就超过了2 500万人。[38]

新大陆的新居民可不是许多欧洲征服者浪漫化描述中的"高贵原始野蛮人"，他们恰恰拥有广博复杂的文化。举例来说，早期的美洲印第安人到处改变地形，耕种土地。考古证据与这一观点相符，揭示了就在圣路易斯河对岸的土墩系统（被称为卡霍基亚土墩遗址），曾是反映密西西比文化的一处复杂都市和宗教中心，从现代明尼苏达州的最北端地区绵延到墨西哥湾，从大西洋直到密苏里河谷。[39]位于卡霍基亚的遗迹彰显了曾经的先进文化：精妙的天文地标协助农业规划（不亚于青铜时代英国农耕中巨石阵的作用），青铜金属加工技术则支撑起错综复杂的宗教用品制造。

尽管拥有上述种种辉煌成就，这些繁荣文明的遗传多样性却相当低（与他们的欧亚同胞相比），这样使得他们非常容易受到外来微生物的挑战。哥伦布和其他欧洲人的登陆引发了人口和基础设施的全面快速崩溃，而这些曾支撑着西半球两片大陆上人类的生活。[40]就像我们之前看到的罗马人的情况一样，这些刚刚登陆的欧洲人带来了各种疾病，而更加现代化的交通和城市化基础设施的存在极大地便利了疾病的传播，就像驶上了超高速公路一般。从1492年起，时隔半个多世纪之后，赫尔南多·德·索托成为第一个关注几乎荒无人烟的密西西比河下游地区的欧洲人,此时当地的大部分人口早已被疾病的浪潮冲刷得一干二净。这些疾病借助当地部落间热闹的人际交往,沿着大西洋和太平洋海岸四处蔓延,并且深入内地。不同原住民之间的广泛交流就像罗马高速公路一样,使疾病广泛传播,摧毁了所有的文明,剩余的人口不堪疾病的一击。这些病原体中领头的便是天花。

在古埃及、古希腊和古罗马时代,天花四处肆虐。虽然疾病的暴发持续地夺走了许多人的性命,但是人群已经历过一番筛选,疾病的威胁对人类文明来说仍是一个问题,却不再会威胁到人类生存的根本了。从人口学家冷静的分析角度来看,旧大陆的天花已经变成了比欧亚混血的困扰大一点儿的东西,虽然致命,但是不会给社会带来灭顶之灾。对于南北美洲的原住民来说,由于他们没有直接接触过这种病毒,而且还陷在相关的遗传瓶颈效应中,小小病毒带来的问题可要大得多了。

天花约在1507年被西班牙海员携带进入新大陆,尽管当时有不可靠的说法称非洲奴隶才是罪魁祸首。[41]到了1520年,天花已经穿过加勒比诸岛,进入美洲大陆了。就在哥伦布扬帆驶向新大陆的1/4个世纪之后,一场流行病横扫美洲。如我们所见,跟罗马人的情况一样,体制和技术增加了交通和城市的复杂程度,让当地的居民尤其容易遭到疾病传播的侵袭。下列事实可以证明这种脆弱性:就在短短几代人的时间之内,疾病有效地摧毁了两块大陆上几乎所有的本土文化,从加拿大最东北的省份直到巴塔哥尼亚草原之巅。综上所述,天花和其他欧亚疾病的致命结合消灭了新大陆90%~95%的原住民。[42]天花受害者个体的生理崩溃反映了政府和社会的崩溃,正如修昔底德描述的雅典大瘟疫一样。这让剩下的幸存者轻易被诸如埃尔南多·科尔特斯和弗朗西斯科·皮萨罗之流所征服。人口的快速消亡可能在一定程度上解释了索托及其他早期欧洲探险家和定居者所见到的空旷之地是如何形成的,他们在不知不觉间目睹了以下景象：数个世纪以来人们建造并且精心维护的社会基础设施，在其"管家"被16世纪初引入的传染性微生物杀死之后，很快便破败不堪。

讽刺的是，当天花的破坏力量正在新大陆四处肆虐时，旧大陆迎来了第一场科学革命，最终将这种疾病彻底根除。而让人感到悲哀的是，在这种基于微生物的种族灭绝让美洲原住民付出巨大代价之后，科学成就才开始得到广泛应用。

人痘接种

在与天花的漫长斗争中，人类第一次有意识的成功干预记录出现在1 000多年前。剑桥大学的东亚史学家李约瑟记录了用道家医学理论第一次尝试治疗天花的历史。[43]根据中医传统，至少从1000年起，人们就采取"吹鼻种痘法"预防天花。这种疗法就是从患有轻微天花的患者身上取下痘痂，风干之后研磨成粉，然后吹入健康儿童的鼻腔内。随着时间的推移，这种疗法成为一种庆祝儿童到了特定年纪（可能是5岁）的仪式。这些接种的儿童可能会出现一些或者全部轻微感染天花的症状，但是古代中国人认为这样做能使他们免去成年后感染天花而严重结痂甚至死亡的风险。

邻近的土耳其文明因其地理位置相近，辅之以丝绸之路带来的便利交通，最终也学会了吹鼻种痘法。[44]在长达半个世纪的过程中，这种方法的细节似乎通过口口相传而非书面记录的方式，小心翼翼地流传下来。吹鼻种痘法首次传入东欧的时间恰好与哥伦布驶向新大陆的时间大略吻合，但是双方就差这么一点儿时间，相互错过了，从而在另一块大陆不可避免地引发了悲剧。结果，迟到的疗法无法阻止西班牙士兵和海员将悲剧蔓延,让天花肆虐折磨西半球的原住民。在接下来的200年内,奥斯曼帝国不断实验,改良疗法,通过皮下注入感染物质(刺入皮肤下面)而不是通过鼻子治疗。这种方法被称作人痘接种。

尽管天花带来的沉重代价持续影响着西欧和中欧,但统治者们并不是特别愿意采纳这种看上去非常不卫生的疗法。事实上,早在1700年,备受尊敬的英国皇家学会就收到了不同渠道来源的、关于中国人和土耳其人治疗天花的各种报告,数不胜数,但是他们选择对此置之不理。尽管如此,勇于尝试和深谋远虑还是让一些相当杰出的人物采取行动,积极传播这些可能挽救上千人性命的治疗方法。

这些早期传播者中有一位杰出的先驱,她就是著名的玛丽·沃特利·蒙塔古夫人。她是英国驻奥斯曼帝国大使的夫人,也是才华横溢的优秀作家和诗人。[45]蒙塔古夫人的兄弟丧命于天花,而她自己也在1715年感染过天花,疤痕非常明显。在她遍游奥斯曼帝国的时候,她学会了人痘接种,这是一种土耳其人喜欢的天花疗法,将天花物质导入皮肤的划痕中。虽然接种会引发天花感染,但是症状通常比较轻微,并且之后会对天花产生免疫性。为了证明她本人相信这种疗法,1718年蒙塔古夫人在自己4岁儿子爱德华的身上进行了实验,由一名经验丰富的年长希腊妇女协助接种。[46]很明显,她强迫大使馆的外科医生查尔斯·梅特兰见证并记录了治疗过程。医生很不情愿地同意了,并且抱着极不舒服的心理观看了整个过程。他看着那位年长妇人用一根生锈发钝的针头,将风干的痘痂注入小男孩的手臂。随后,梅特兰博士用一把较干净的手术刀,在爱德华的另一条手臂上重复了这一操作。在接下来的几天内,梅特兰博士的心里一直很不踏实,因为他发誓对此守口如瓶。进行治疗当天,蒙塔古夫人选择不告知其丈夫爱德华·沃特利·蒙塔古大使在他唯一的儿子身上进行的危险实验,直到过了至少一周以后孩子再无性命之虞。

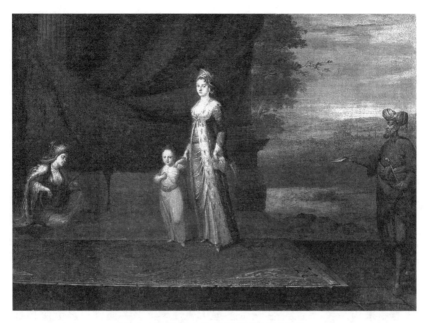

图 1　蒙塔古夫人与她的儿子爱德华

　　回到家乡之后，蒙塔古夫人广泛宣传人痘接种。作为一位名人，她引起了她的朋友威尔士公主、乔治二世未来的皇后——安斯巴赫的卡罗琳的关注。尤其是到了1721年，伦敦暴发了一场大瘟疫，蒙塔古夫人要求梅特兰医生给自己的女儿玛丽也进行预防性接种，小女孩当时才4岁。回到英国之后，梅特兰一开始是抵制这个要求的，因为人痘接种当时被视作东方或者亚洲医术，会损害他的声誉。[47]既然曾经屈从于蒙塔古夫人施行过一次，梅特兰最终还是同意了进行接种，但是要求英国皇家内科医师协会的杰出成员在现场见证。其中至少有一位见证者詹姆斯·基思博士对此印象极为深刻，因为他让梅特兰为自己唯一活下来的儿子做了接种（他的其他儿子全都死于天花）。[48]

　　数周之内，人痘接种的消息传遍了伦敦的医学界和上流阶层。很快，威尔士公主（她本人也精通科学，而且像蒙塔古夫人一样心怀强烈意愿宣传科学发现）要求在伦敦纽盖特监狱的囚犯身上展开实验。

三名男囚犯和三名女囚犯接受了接种和观察。为了验证预防效果，一名女囚犯——19岁的伊丽莎白·哈里逊被遣送到赫特福德郡的城镇中照顾病人，那里正值天花大暴发，整片地区都沦陷了。伊丽莎白至少与两名病患有过近距离接触，包括在6周内每晚都睡在一名10岁染病男孩躺过的床上。伊丽莎白一直身体健康，随后因为这次服务获得了释放。接下来的几周内各处实验此起彼伏，活跃非凡，其中还包括一次不怎么成功但也足够广泛宣传中医的吹鼻种痘法的尝试。最后，梅特兰的皮下递送天花残留物的方法（其实是那位希腊妇女的方法）被采纳施行。

最开始，天花的人痘接种术在伦敦那些富裕的、受过良好教育的人们之间流传和被使用，主要得益于蒙塔古夫人和威尔士公主的宣传和威望。我们很快就会看到，这一结果与现代社会中那些受过良好教育的富人试图抵制疫苗形成了鲜明又讽刺的对比。与任何新的医疗技术一样，这条道路充满波折，居高不下的死亡率和不正确的技术可以为其佐证。对免疫系统的传统（在19世纪早期的欧洲）又不精确的理解表明，深度刺穿可以带来更持久的免疫力。然而，更加深入的治疗形式只是增加了难受的程度并且减弱了接种的效果，那位年长的希腊妇女的方法（被梅特兰医生沿用）最终再次受到欢迎。

与此同时，在大西洋的另一边，有一位和蒙塔古夫人一样聪慧的人物也在宣传人痘接种。如今，人们记得科顿·马瑟是17世纪典型的宗教偏执人物。他早期的著作——1689年出版的《难忘的远虑：关于巫术与附身》详细讲述了出生于波士顿的泥瓦匠约翰·古德温家中的每个孩子如何被恶灵附身的事迹，其中只有一个得到了拯救。[49]这家人的邻居、女管家安·格洛弗被指控了，她是一名爱尔兰天主教契约仆役。古德温的长女指责这名女管家偷了亚麻织物，女管家随后被指控下了咒让魔鬼附身这个孩子。证据包括她的丈夫在临死前声称自己的妻子是一个女巫。马瑟继续写道，受到指控的老妇人（在马瑟的笔下随后被描述为"老巫婆"）在受到孩子说她偷衣服的指责后，脱口而出一句粗俗的话作为回应（尽管文字记录表明安妮不会讲英文，而小孩不会讲爱尔兰语）。这一"精神攻击"让女孩突然抽搐不已。更麻烦的是之后似乎由所谓的妖法引起的一系列反应，古德温家的其他孩子在接下来的几天出现了同样的症状。尽管神职人员试图通过念诵《圣经》来驱魔，但是附身术似乎是一种特别的黑魔法，它让孩子们听不到布道声和父母的请求声。在法庭讯问的时候，格洛弗夫人显然受到了蒙蔽，她承认自己是无神论者（即罗马天主教徒），会向天主教圣徒的雕像祈祷。作为虔诚的清教徒，马瑟和检察官认为这些雕像是巫术的强大传播者，很快就会危及整个社区。在审判过程中，一位虔诚的邻居回忆道，格洛弗夫人会经常从他们家的烟囱里爬出来，给他的妻子下咒。为了安抚早期波士顿这些对上帝充满崇敬之心的家庭的忧虑，这个"女巫"于1688年11月16日被处以绞刑，而她的故事则被科顿·马瑟记录下来，作为未来识别女巫的案例。安的故事成了4年后发生的一系列事件的原型，也就是从波士顿开始的塞勒姆灭巫事件。最终，历史追认安为新英格兰最早的天主教殉道者，而她的事迹则记录在她波士顿老家的一块木牌上。

这篇故事没有流传下来的内容是，科顿·马瑟其实是当时最进步、最离经叛道的思想家。证据来自一场对话，涉及马瑟对他的奴隶阿尼西姆进行了人痘接种。这名奴隶是教堂的会众送给他的礼物。[50]可能对现代读者来说，马瑟拥有一个奴隶这一事实说明他算不上什么进步人士（在马瑟的日记中，他写到并不是他本人刻意讨要了这份礼物，后来他称被赐予一个奴隶这么好的运气全是"全能上帝的微笑祝福"）。尽管马瑟是一个奴隶主，但他至少对阿尼西姆抱有一些尊重，这在当时当地使他有别于他人，是一个思想相当进步的人。正如许多不幸奴隶制受害者身上发生的那样，阿尼西姆的家族谱系很难追溯，他的名字则是由马瑟取自《圣经》中一个奴隶的名字。[51]学者们普遍引用的一种归属是这个人是加拉曼特人，泛指一些来自西非黄金海岸（如今的加纳）的阿肯人或者特维人。[52]阿尼西姆的这一来源倒是符合下面的事实：大部分被遣送到北美的奴隶都来自从西非到中非西部的沿海地区。然而，当时在非洲大陆最东部和最南部地区，人痘接种是被大范围禁止的，甚至还包括奥斯曼帝国占领的撒哈拉北部地区（虽然我们之前就知道，土耳其人很早就开始接种预防天花了）。[53]其他一些学术来源表明加拉曼特人是生活在如今属利比亚南部的地区的一个部落。[54]这一起源说在地理上倒是接近了奥斯曼领土，但是也产生了一个问题：阿尼西姆是如何不幸地沦为奴隶，并被送离黄金海岸的？

尽管存在上述地理因素的考量，但无论怎样，阿尼西姆很明显地表现出接种的优势。1714年，马瑟给伦敦的英国皇家学会的《哲学会刊》写了一封信——马瑟是第一批被选入皇家学会的美洲殖民者：

> 我从我的一名奴仆那里获悉这在非洲施行。我询问过我的黑人伙计阿尼西姆，他是一个头脑相当聪明的家伙。我问他有没有得过天花，他回答说得过但也没得过。然后他告诉我他做过一个手术，别人给了他一些沾染过天花的东西，这样他就永远不会得天花了。他还补充说，这在加拉曼特人中极为常用，谁有勇气用了这玩意儿，那就再也不用害怕得传染病了。他向我描述了手术过程，还给我看了手术后留在他手臂上的疤痕。[55]

马瑟进一步称阿尼西姆教他施行这一过程的最佳方法，这点再次证明了这个奴隶的非凡智慧。马瑟寻找其他的非洲黑奴并和他们交谈，他们同样主张接种的优点。1721年早春，马瑟主持了一系列人痘接种实验，原因是当时波士顿暴发了天花瘟疫。他邀请镇上的医生尝试新的技术，但是尽管他在老英格兰和新英格兰都声名显赫，仍然被彻底抵制了。他继续向波士顿的上流社会家族推广人痘接种术，大费唇舌地劝说当地个人医生或者团体。最终，一位波士顿医生扎布迪尔·博伊尔斯顿缓和了反对态度，并为自己6岁的儿子和两个奴隶进行了接种。[56]当时，博伊尔斯顿早已因特立独行的风格获得声誉。1710年，博伊尔斯顿成为第一个在美国接受医学教育后施行外科手术（移除了一颗胆囊结石）的医生。1718年，博伊尔斯顿成为第一名成功移除乳腺肿瘤的外科医生。大胆的接种实验这一消息大肆传播，成了波士顿的热门社会话题，也引起了不小的恐慌。几天之内，博伊尔斯顿备感压力，终于于1721年6月在《波士顿公报》上宣布了接种成功。[57]

几乎在一瞬间，谴责信和斥责声直指博伊尔斯顿和马瑟。最主要的指责在于接种过程将会传染天花。还有一些不同的论点质疑干预上帝天意的道德性。[58]博伊尔斯顿不知道的是，马瑟已经收到了来自皇家学会的同事的报告，写明了伦敦接种的成功（想想蒙塔古夫人的努力）。为了缓和大众紧张的情绪，博伊尔斯顿在后来的《波士顿公报》上宣布了英国的研究发现。当时，当地对接种实验的愤怒情绪越发高涨，终于有人从马瑟家卧室的窗口扔进一颗手榴弹。虽然炸弹没有爆炸，但里面塞了一张小纸条，上面写道：

> 科顿·马瑟，你这浑蛋，我诅咒你全家：我给你种一颗手榴弹，让你身上开花。[59]

为了反击，马瑟和博伊尔斯顿展开了至少涉及280人的大型研究（可能都是志愿者），其中只有6人最终死于天花。如此高的存活率对未接种人口来说是巨大的改善。客观数据的优势最终平息了波士顿医学界和社会大众的喧嚣。[60]因为接种所带来的越发明显的优势，这一疗法再一次先是被社会最精英的成员采纳，随后传遍新英格兰和其他殖民地。同样地，人痘接种术也在18世纪被欧洲大部分地区所接受。然而，这种做法最终注定会过时，因为18世纪的最后几年将会见证一个重大突破，其前所未有的能力不仅根除了天花，还彻底消灭了许多曾经困扰人类的最致命的疾病。

彻底根除

从人痘到牛痘接种

　　就在哥伦布向新世界启航，不经意间掀起种族灭绝性疾病浪潮的一个多世纪之前，一位初出茅庐的剧作家威廉·莎士比亚，写下了一场发生在意大利维罗纳那片遥远土地上的悲剧。在第三幕第一场中，莫丘西奥（Mercutio）说出了临终遗言——"你们两家人都不得好死"，诅咒的正是罗密欧与朱丽叶的家族，确实是他们害死了他。自从1596年这句话被写下之后，出于种种不明原因，很多人将其解释为"瘟疫肆虐你们两家人"。这些不算准确的文本再创造可能反映了与天花这种瘟疫相关的时代烙印。2016年美国大选期间，某篇社论起了《瘟疫肆虐的两党》这一标题，哀叹共和党和民主党那些提名候选人毫无价值。[1]

　　就在莎士比亚创作出这些文字的两个世纪之后，一只乌鸦从他钟爱的出生地埃文河畔斯特拉特福飞出50英里，碰到了一个名叫爱德华·詹纳的英国人。詹纳无意中提笔写下了另一出"现实戏码"中的第一行字，最后终结了现实生活中的瘟疫，解救了所有的家庭。也许因为我们的社会偏爱简单的解决之道和得胜的英雄（因为创始型神话常常需要像这样条理分明），所以很多赞誉都落到了爱德华·詹纳一个人身上，人们高度评价他发现天花疫苗的工作。广为传颂的故事是这样的：

爱德华·詹纳是一位鸟类爱好者，他的第一次重大科学贡献是《布谷鸟的自然历史观测》（Observations on the Natural History of the Cuckoo）一文，撰写此文时，他正在英格兰格洛斯特郡伯克利的一个传统教区内担任实习医师，这个地方位于小埃文河上游，在布里斯托尔和格洛斯特之间。[2]作为一名14岁的学徒，詹纳从1763年开始接受医学训练，师从丹尼尔·勒德洛医生。詹纳还学习了人痘接种。[3]7年之后，他去了伦敦圣乔治医院，学习外科医学和解剖学，随后回到了格洛斯特郡。故事的关键时刻出现在詹纳与当地挤奶女工的一次谈话中，她告诉詹纳，女工很少会感染天花（甚至不会感染）。这句启示性的话瞬间让詹纳醍醐灌顶，他推断挤奶女工容易患牛痘，这是一种皮肤感染病，会引起类似于天花的轻微病变。接下来，詹纳将这两点（或者两种痘，要是你愿意这么讲的话）联系起来，推测牛痘能够保护大众，帮助他们抵御天花。

作为研究传统人痘接种的执业医生，詹纳假定将奶牛或者挤奶女工的牛痘病灶转移至其他人身上能预防天花。这个想法于1796年5月4日得到了成功验证，爱德华·詹纳为一名8岁男孩詹姆斯·菲普斯种痘（我们选择"种痘"这个词是为了加以区分，这是牛痘转移方法，不是天花的人痘接种法）。詹姆斯是为詹纳照料花园的一名穷苦工人的儿子。[4]牛痘来源是一个名叫萨拉·内尔姆斯的挤奶女工手上的一个脓疱，她的感染源则是一头名叫"小花"（Blossom）的母牛。詹姆斯出现了低烧症状，但其他方面都很健康。几天之后，詹纳有意让詹姆斯感染天花，有人推测是通过人痘接种完成的，而不是通过其他结果更加致命的传染方式。正常的天花炎症症状（如红肿和发热）都没有出现，小男孩一直身体健康，没有任何局部炎症或者感染的迹象，这表明最初的注射保护了这个孩子免受天花折磨。

之后，詹纳在总共20多个人身上进行了同样的注射和感染实验，并且于1801年在伦敦的英国皇家学会报告中发表了自己的研究。[5]一开始，皇家学会对此持谨慎态度，估计是他们还记得之前反对蒙塔古夫人和科顿·马瑟的事情。然而，不久之后，他们全然接受了詹纳的方案。为了表彰他的杰出成就，医学界发明了术语“疫苗”（vaccine），取自拉丁文中“母牛”（vacca）一词，纪念詹纳（和小花）对免疫学和天花疫苗发现的科学贡献。遗憾的是，小花的结局让人惋惜，其牛皮被陈列在伦敦圣乔治医院内显眼之处，作为证明。（疫苗大发现事件过了50多年之后，詹纳的家人将此捐赠出来，但是很多猜测暗示这块皮不是小花的，而是一张冒牌货。）

根据科学界的规定，詹纳在推进和拓宽重大科学发现方面的功绩值得铭记。然而，至于1796年詹纳是否真的有如阿基米德一样灵光一现的时刻，或者他到底有没有与挤奶女工交谈过，这些都遭到了严重质疑。我们将会看到，下面的情形可能更加合理：爱德华·詹纳的研究其实建立在数千年来经验观察的基础上，并且在很大程度上受到了他接受医学训练之初的一次巧遇的影响——尽管不是完全受此启发。说得更极端一些，詹纳可能根本没有发明什么天花疫苗，仅仅因为别人的研究成果而受到赞誉。我们需要稍微岔开话题，以便搞清楚为什么像天花疫苗全然归功于詹纳这样的情形如此常见，再回到詹纳身上。

谁发明了天花疫苗？

2011年9月16日，美国总统贝拉克·奥马巴签署了《美国发明法案》（简称AIA法案），这标志着自20世纪中叶以来美国专利系统最大规模的一次改革。[6]该法案主要的转变在于，将"第一发明人申请优先"这种已有制度改为"第一申请人优先"。在此之前，发明人只要能够说服专利审查员相信他们是最先有某个新想法的人，就能得到发明专有权。这条限制引发了很多有趣的事情，比如臭名昭著的"吧台纸巾"案例。这不是指法条，而是指发明人在品尝鸡尾酒的同时，想出了一个点子。尽管痛饮了好几轮，发明人还是在脑中记住了自己的点子，把它写在了吧台纸巾的背面，每个人都在上面签下了名字和日期。之后对簿公堂之时，这张薄薄的纸巾提供了不容置疑的证据，证明发明人早于他们的对手想出了点子，因为后者申请专利的日期要晚于纸巾上的时间。而奥巴马总统突然大笔一挥，所签署的新法案轻而易举地推翻了这一切，消灭了专利法中被称为"专利异议"的整个领域。"第一申请人优先"条款意味着，不管是谁先想出来的，第一个申请专利的个体自此就被视作发明人（哪怕点子是另一个人先想出来的也是如此）。

这和詹纳及天花疫苗的发明有什么关系呢？将天花疫苗归功于爱德华·詹纳正符合AIA法案。尽管他可能不是发明天花疫苗的第一人——哪怕是在英格兰西南部的小范围内，但詹纳确是将自己的发明推广应用的第一人。几乎在奥巴马总统签署AIA法案的同一时间，由英格兰汉普郡的罗伯特·杰斯提和布里斯托大学的加雷思·威廉斯执笔写下的一篇文章也出现在科学文献中。[7]这篇报道扩充了认为爱德华·詹纳不是疫苗发明者的论点。再回到我们的专利案例做类比，他们的论点就好像是在质疑这张"吧台纸巾"是别人写下并签字的。同样地，詹纳是"第一申请人",因此享有了大部分发现天花疫苗的荣誉。这篇文章延续了数个世纪以来科学界就"疫苗之父"的争论。因此,我们试着将各个碎片事件按照客观的时间顺序排列,大概拼凑出完整的内容。

目前我们已知的有关天花免疫的最早推断和记载不是出自詹纳,至少可以追溯回遥远的古希腊(早于阿基米德200多年),出自"科学史之父"本人。[8]修昔底德是一名军官、哲学家和历史学家,他记述了自己在公元前5世纪的雅典瘟疫中的经历。在他关于瘟疫(可能是天花,或者包括天花在内)的描述中,修昔底德贡献了第一条成文记录,写明熬过第一轮感染暴发的人能够无碍地去照顾其他病人,没有再感染的风险。这种防护的生理学基础当时尚不被知晓,同时也没人努力去理解这种现象或者想办法保护公众。

就在蒙塔古夫人在英格兰贵族间成功推行天花接种的短短几年之后,有商业头脑的萨福克医生家族以此为商机,将这种技术扩展到富人圈中。该家族的大家长罗伯特·萨顿优化了接种技术。[9]在过去,接种的质量和再现性相当不稳定。萨顿接种法需要一个涉及专门的接种前预处理和接种后处理的过程,其中包括严格控制饮食、运动以及宗教涤罪仪式(让我们这样礼貌地称呼它)。[10]作为接种过程的一部分,必须在局部感染部位完整地评估发烧和炎症(发红、肿胀和脓疱)程度,来验证治疗效果。这一改进成了家族生意,由罗伯特和他的6个儿子操持。

这些基础性改进不仅增加了可接种病人的数量,还带来了商业发展机会。你可以回想一下:一位刚刚接种过的病人,身上携带着传染性的天花病毒,必须要与社区内的其他人隔离开,避免病毒传播。因此,萨顿一家开设了一系列"接种疗养院",不仅提供接种及后续看护等医疗服务,还配备了全面的医疗护理、食物和酒水的隔离区,足够住上一个月。很快，这些一条龙服务大受欢迎，就像某种温泉浴场或者度假胜地一样。确实，这种做法有利可图，他们开始特许英国各地的医师执行萨顿接种法和经营接种疗养院。其中一位特许经营者就是约翰·费斯特，他的大本营在桑伯里（格洛斯特郡的一个小村庄）。[11]菲斯特显然看到了丰厚的利润，利用位于桑伯里和伯克利之间的萨顿式接种疗养院大赚一笔。

1763年是天花战役中的重要里程碑之一。除了在祖国的一场自然大暴发，远在北美殖民地的英国士兵试图消灭当地的肖尼人和特拉华人，他们开启了一个恐怖的生物战争的新时代。这些部落参与了庞蒂亚克战争，与英国殖民者对抗，他们在皮特堡（也就是现在的匹兹堡市）困住了一支英军部队。部队长官西梅昂·埃屈耶接到了上级亨利·布凯上校和杰弗里·阿默斯特将军（后来马萨诸塞州的一座城市和学校以其命名）的命令，向围困他们的军队传播疾病来打破僵持的局面。在1763年给布凯的一封信中，阿默斯特写道："能不能设法使这些心怀不满的印第安部落感染天花？在这种情况下，我们必须用尽全力，借助任何策略来削弱他们。"[12]在为促进谈判而刻意创造的短暂的和平间隙，特拉华部落的使者收到了一些毯子和一条手帕，这是英方表明心意的礼物。这确实是英方动机的一个相当明确的标志，因为这些布料已经被有意染上天花病毒，目的就是消灭包围英军的部落。这些行动最终确实打破了英军被围困的局面。阿默斯特被召回伦敦，受到了训斥，但不是因为他野蛮地发动生物战争，而是因为他疏忽大意，竟然让印第安部落胆敢造反对抗英国军队。

回到格洛斯特郡，1763年见证了一个令人困惑的谜团，这个谜团将会在某种程度上挽救英国，并且抵偿阿默斯特的致命决定所引起的一点点儿孽缘。雄心勃勃的约翰·费斯特尝试给两兄弟接种天花，但是很困惑地发现这两个人没有任何发烧或者感染的迹象。他以为可能是自己操作错误，就施行了另外两种接种方法，但是始终没有引起发红、肿胀或者高烧。[13、14] 在询问他俩之前是否感染过天花的时候（这可能是接种失效、没有触发响应的一种解释），兄弟俩说他们早年感染过牛痘。

据说，那天晚上始终一头雾水的费斯特回到家中，准备晚上的食物和饮料，然后带去了阿尔维斯顿附近的航船旅馆，和同事展开了讨论。这项活动由康维沃（音译，原文为Convivo）医学会的一群医生每月定期组织，包括约翰·费斯特、约瑟夫·沃利斯、丹尼尔·勒德洛和勒德洛的14岁学徒——名叫爱德华·詹纳的年轻人。[15] 康维沃医学会的聚会在一定程度上是专业性的，始终困惑不解的费斯特利用这个机会，讲述了白天早些时候两兄弟没有对接种产生反应的经过。观察到失败的接种和牛痘之间有联系，这显然引起了年轻的詹纳的兴趣，并且通过一个惊人的巧合，在30多年之后，两者几乎在同一时间、同一地点重新回忆起这令人费解的结果。

与此同时，11年过去了，天花的浪潮来了又退。1774年夏天，一个关键性突破出现了，其来源让人觉得完全不可能：一个来自英格兰南部多塞特郡耶特敏斯特的奶农。这个地方距费斯特的家乡桑伯里大约有65英里。[16] 这个农民就是本杰明·杰斯提先生，他对当地有关天花的报道心生警觉。自古以来，挤奶女工就以肤色闻名，俗语"像挤奶女工的皮肤一样白皙光滑"就是证明。对现代人来说，乳白色的皮肤就是面容毫无瑕疵的同义词，广告商使用这样的类比来推销许多高价乳液化妆品。乳白皮肤的历史词源并非特指乳制品的特性，指的就是挤奶女工毫无瑕疵的肌肤。皮肤光滑之美的缩影被16世纪的荷兰艺术家进一步发扬光大，其中最著名的就是约翰内斯·维米尔（比如他1657年的油画《倒牛奶的女佣》）。挤奶女工成为艳美对象的概念也被普尔特·卡琳·艾尔斯多特具象化。这位19世纪早期的瑞典挤奶女工魅力四射，吸引了一大群男人纷纷来到她位于斯德哥尔摩市中心大广场中央的摊位。[17]她的美丽让瑞典王子向这位平民女子求婚，后来她还被专门雇去仅仅是坐在富人和名人家的客厅里。这位女工频频出现在荷兰艺术家的著名画作和瑞典人的客厅中，以其完美无瑕的皮肤闻名，这也就意味着她的皮肤上没有天花疤痕。传说由此产生并传播开来，暗示着挤奶女工不知怎么能够免于感染天花，不会有容貌受损的风险。

其实不是这样的。尽管挤奶女工通常不会因感染天花（如今被区分为小天花和大天花）而遭到毁容或死亡的威胁，但是她们经常会局部感染一种相对轻微的皮肤病，一般是在手部或者下臂。这种病由一种被称为牛痘的病原体引起。虽然在感染高峰期也很难看，但跟天花比起来，牛痘传播较少且几乎不留疤。[18]挤奶工都了解，在每日挤奶的过程中，牛痘很容易从受感染的母牛乳房传到女工的手和手臂上。这往往发生在挤奶女工刚开始挤奶工作的几个月内，然后就不再复发。

毫无疑问，本杰明·杰斯提早就意识到这种长久不衰的盛名。他注意到了一名他家的挤奶女工，她的名字叫作安妮·诺特利，似乎对天花有抵抗力。[19, 20]安妮曾经照看过一个患有天花的家庭，多次与病人接触，但是她自己从来没得过天花。在和安妮交谈的时候，杰斯提进一步意识到他的另一个雇工——名叫玛丽·里德的挤奶女工同样照料过生病的家人，但是本人没出现过任何天花症状。

随着1774年天花卷土重来，杰斯提有意决定不采用天花接种疗法，因为这种疗法始终需要长期隔离，还有虽不致命却严重的副作用。取而代之的是，他询问他的朋友和亲人，同一地区内是否有任何一头奶牛正出现牛痘的症状。[21, 22]当时，杰斯提自己的奶牛没有一头受到牛痘感染，所以他挨家挨户地去问，最终找到一群在数英里之外的池特诺尔放牧的牛群。这群奶牛正经受牛痘的感染，而杰斯提和他的妻子伊丽莎白，还有两个年幼的儿子——罗伯特（两岁）和本杰明（三岁），一起步行到牛群所在之处，并且做出了永远改变人类的大胆行动（当时还是婴儿的女儿伊丽莎白没有参与这场实验，可能因为当时她实在太小了）。谈及本杰明·杰斯提和他的家人这将近5英里的徒步旅行，帕特里克·皮德在《柳叶刀》杂志发表的文章中写道："1774年发生在这片草场上的事情不仅仅是一个农民转瞬即逝的白日梦，这样的行为需要灵感、坚定的决心和强健的体力。"[23]

真实的情况是这样的：杰斯提之前没有接受过任何医疗训练，他借用妻子的缝袜针，从被感染母牛的乳房上刮下了一些东西。他有意用与天花接种极其相似的方法，让妻子通过胳膊肘下方感染上病毒。[24]然后，他在两个儿子身上重复了同样的操作。尽管没有任何相关记录，我们也能大概推测杰斯提给自己做过接种，他基本上能回忆起接种的细节，这样方便他在他家人身上接种。

尽管在这个地区天花瘟疫持续不断，但接受过牛痘接种的家庭成员无人得病。在接种后的几天，杰斯提夫人确实表现出炎症，可能是接种用的针上满是多塞特郡牛棚里的淤泥所致。我们知道这件事情，是因为杰斯提最终被要求带着他的妻子伊丽莎白去看医生——他本人不是很希望自己的大胆实验被人察觉。医生责备了杰斯提这种不负责任的行为，而伊丽莎白则很快康复了。

就像科顿·马瑟接种实验之后公众最初的反应一样，发生了一连串的事件，杰斯提这项实验的消息不胫而走。当地社区愤怒不堪，尽管原因可能不是人们所想的那样。大家"惧怕他们会变成头上长角的野兽"。[25]杰斯提和他的家人被他们的邻居严词责难，只要他们一家胆敢出门，邻居就会朝他们扔石头（还有各种各样的有机物）。也许是因为害怕潜伏在身体内的野兽，这家人不得不搬离家园，越搬越远，最终定居在珀贝克岛上，离群索居。选择这个地方具有象征意义，与一段历史逸事相符合。珀贝克岛其实是半岛，并不是一座岛屿，几个世纪之前，英国国王殉教者爱德华在被推翻之后曾居住在岛上。[26]

伊丽莎白和孩子们既没有成为殉道者，也没有变成怪物，他们在岛上健康地生活了很久，还避开了一场后来几乎摧毁整个地区的天花大暴发。我们知道这些是因为在几年之后，本杰明·杰斯提特意让自己的儿子接触天花。1789年，就在感染了牛痘病毒15年之后，杰斯提给自己的儿子接种了天花。[27, 28]不像第一次接种的病人那样往往在接种后出现局部的、不那么恶性的天花感染症状，两个孩子对接种都没有反应：没有局部炎症，不发烧，也没有得病的迹象。由于缺乏科学教育背景，杰斯提可能没有意识到，天花接种感染症状的缺失表明他早期的牛痘接种是有效的，而且一直在发挥作用。

当杰斯提成为英国牛痘接种先锋的时候，同样的故事发生在德国北部的石勒苏益格-荷尔斯泰因州，就在基尔市郊外。在这个故事中，我们的主人公是一名兼职教师，名叫彼得·普勒特。[29]18世纪90年代中期，当普勒特在舍恩韦德教区给魏瑟先生的孩子教课时，他一定与魏瑟先生的岳母有过一番有趣的谈话。老太太曾经是一名挤奶女工，她向普勒特透露：她小时候得过牛痘，后来就再也没得过天花了。就像杰斯提的女工给杰斯提讲的故事那样，魏瑟老夫人还提到，尽管她经常在社区内看护许多其他遭受天花病魔折磨的患者，但是她本人一直很健康。普勒特由此受到了启发，他还和其他的挤奶女工聊了这件事，她们都确认有过同样的经历。

作为一名巡回教师，一年之后，普勒特来到了荷尔斯泰因（此地因其同名的奶牛而出名）。普勒特受雇于住在哈斯勒博格的马丁尼先生，教他的两个女儿海德薇格和玛格丽特。碰巧有一场天花正在这个地区暴发，马丁尼的两个女儿很害怕天花会找上她们，毁掉她们的容貌。这两个女孩得知了牛痘和天花之间的联系（很可能是在跟普勒特谈论过之后）。她俩自发前往当地的一家奶牛场，找出牛痘症状明显的奶牛，把感染过的东西擦到了自己身上。虽然把这些黏糊糊的东西往脸上和手上抹让她们感到恶心，但是两个姑娘还是很失望，因为她们并没有长出牛痘脓疱。普勒特回想起自己的接种经历，他最终屈从了她们的恳求，用一种类似接种的技术，将牛痘脓疱中渗出的物质接种到女孩们身上。具体来说，就是老师用小折刀将感染物质引入两个焦虑不安的女孩（还有她们的弟弟查尔斯）手部皮肤下，而孩子们的父母对此事毫不知情。似乎也没有记录表明他们的父母在看到孩子们的拇指和食指上这么明显的感染时，到底有什么反应。但显然，普勒特没在马丁尼家待太久。1794 年，当两人在基尔偶遇的时候，马丁尼先生很高兴地告诉普勒特，后来村庄里蔓延着非常严重的天花，但是"他（普勒特）接种过的孩子们逃过此劫"。当时，正在基尔工作的普勒特试着将自己的经验传授给当地大学的医学院。然而，那些饱学之士对区区一个小教师的建议不屑一顾，人痘接种始终是控制天花这种流行病的主流对抗手段。

就在普勒特和满心感激的马丁尼先生相遇两年之后，始终在实行人痘接种的约翰·费斯特被指派去看望一位和他关系还不错的当地村民约翰·普莱耶的长子，孩子身上已经出现了天花的早期症状。这里的细节变得更加模糊了，主要是因为这件事与前文提到的费斯特接种事件后相差了 10 多年。一个版本是：当地的一位博学家约翰·普莱耶得知费斯特用牛痘分泌物成功地使托金顿镇上好多名儿童对天花免疫之后，找到费斯特，让他给自己的儿子接种牛痘，作为治疗天花感染的手段。故事的另外一个版本是：费斯特在治疗普莱耶的儿子的那晚，受到与普莱耶的谈话的启示，促使他用牛痘而不是人痘接种的方式治疗。[30, 31] 第二个版本表明费斯特使三名儿童对天花免疫了。那天晚上发生的事情、行为动机和背后的目的始终是一团迷雾，但是表明费斯特 1796 年春天的做法确实有悖于他的"日常"接种实验。费斯特本人对此事一直保持沉默，他于1824年去世，直到他死后10年，争议才传播开来。

1796年，费斯特重新审视牛痘免疫的概念。让我们先回到故事的核心人物爱德华·詹纳身上。詹纳对疫苗的贡献始于1796年，也就是费斯特遇到的那两个天花免疫男孩（之前已经得过牛痘）谜团发生的41年之后，杰斯提事件的5年之后，与费斯特重新用牛痘实验接种同年。尽管詹纳不是第一个提出这个想法的人，但他确实是被医学界承认的对采用疫苗接种做出贡献的核心人物。他的工作之所以得到认可，是因为他是第一个采用科学方法来评估各种课题和分析结果，然后向医学界和科学界讲述自己研究成果的人。尤其是，詹纳的研究被当时世界上最权威的机构——伦敦的英国皇家学会引用且经过评审。[32]

发现疫苗的消息传出以后，詹纳被任命传播和普及天花疫苗的使用。鉴于詹纳的时间负担越来越重，他要求议会拨款，向他支付服务费。在讨论奖励詹纳服务国家的最佳方式的时候，议会请求乔治·皮尔逊的协助。皮尔逊是杰出的医生，也积极传播疫苗接种。[33]皮尔逊转达了来自英国东南部的流言，声称詹纳并没有发现疫苗，发现者其实是多塞特郡的一个无名农夫。这些故事中的大部分被搁置一边，詹纳收到了议会的无数赞誉，还有未来10年内三万多英镑的基金资助。

回到多塞特郡，本杰明·杰斯提开始获悉荣誉悉数授予詹纳。回想起一家人被迫逃离家乡耶特敏斯特的不快经历，完全可以理解杰斯提多么厌恶吹嘘自己多年前的实验。然而，当地的教区牧师安德鲁·贝尔鼓励他这么做（杰斯提曾经私下和牧师讲过自己早年的实验）。[34, 35]杰斯提拒绝了，于是贝尔开始为其奔走，以他的名义接近议会成员。最终，贝尔和皮尔逊联系上了，两人在1805年组织了疫苗研究所会议——疫苗研究所是为推广疫苗建立的政府组织。

杰斯提被要求出现在疫苗研究所，来描述31年前的行为。年近古稀的老农民讲述了自己的实验，还带上了自己的长子罗伯特作为证人。[36]罗伯特自告奋勇接受天花接种，结果确实证明他有持续的免疫力（事实上，罗伯特在1789年接受天花接种，无法最终证明1774年的疫苗是否有效）。基于这项测试，委员会承认杰斯提也为疫苗发现做出了贡献，应该共享这一荣誉。尽管没有证据显示杰斯提接受过经济补偿（除了报销他去伦敦那50基尼的旅费以外），詹纳的学会通过一则措辞有力的声明肯定了杰斯提开创性的贡献。他们还为这位了不起的人物绘制了肖像，尽管曾是一介农夫的杰斯提穿着陈年旧衣，极不情愿坐着一动不动地让人画像。[37]尽管如此，承认杰斯提的贡献可能还影响了这么一件事：爱德华·詹纳后来被选入著名的伦敦皇家学会时，学会引用的是他的开创性工作——执笔撰写《布谷鸟的自然史》。

数年之内，使用牛痘（如今已经知道其实是牛痘病毒）的疫苗疗法取代了人痘接种，原因是安全性大幅提高。到了1840年，天花首先在英国被消除，然后最终实现了全球消除。建立了安全有效的天花预防方法之后，人们在19世纪早期开始制订雄心勃勃的计划——彻底根除天花。经过一个半世纪艰苦卓绝的奋斗，这场奥德赛之旅才取得最终胜利。

病毒式传播

在你最喜欢的搜索引擎上点几下，你就会发现"病毒式传播"这个说法俨然替代了一句老话"野火般蔓延"。作为生物学家，我凭一己之见假设"病毒"这个词能够取而代之，是基于呼吸系统疾病（比如感冒或者流行性感冒）能在相当快的时间（几天或几周）内传遍一个社区的共识——这个主题我们之后会再讨论。然而，必须要考虑到千禧一代和其他网络公民毫无疑问更加关心且主动关心数字病毒，它们光速般的传播速度实打实地超过了咳嗽或者打喷嚏的速度。

　　在第一次接种疫苗的情况下，新说法不管从字面上还是从形象上讲都极其精准。如我们所见，就在詹纳向科学界和医学界披露使用牛痘病毒作为疫苗的发现之后几个月内，这一发现在英国引起了广泛的注意。詹纳应用牛痘接种的方法，不像本杰明·杰斯提几年前的实验那样遇冷，而是受到了热忱的拥护，因为他提供了天花接种的替代方式。让我们回想一下，天花接种使用的是高致病性、极易传染的感染物质，可能危及生命且极度不便利，因为接种后需要一个月之久的隔离以及大量的护理工作。与之相反的是，疫苗接种名副其实，使用牛痘病毒能做到真正安全无忧。即使牛痘病毒传染给其他人——虽然这不大可能，这样的方法也只会扩大个体不受天花侵袭的覆盖范围。在数周之内，一个叫作"英国病员和伤员委员会"的政府组织要求英国皇家海军和陆军接受疫苗接种。[38]同样地，英国市民也大量接受疫苗接种，天花接种遭到淘汰，然后在几十年之内被完全禁止了。

　　詹纳将余生奉献给传播天花疫苗接种的知识，并且教授接种疗法的事业。用他自己的话来讲："现在显而易见、毫无争论的事实就是，消灭天花这种祸害人类的最致命疾病，无疑是这种疗法的最终结果。"[39]詹纳因自己的奉献得到了议会优厚的奖励，但如果英国政府的领导人意识到詹纳人道主义观点的战略意义，他们可能就不会表现出太大的热情了。詹纳尤其相信，世界应该会受益于疫苗接种，他也准备好沟通具体的细节，向世界各地发送牛痘疫苗。

　　疫苗最早的一位采用者正是启蒙时代的楷模——拿破仑·波拿巴。[40]作为一名完美的战略思想家，拿破仑意识到拓展法国的历史疆界不可避免地要与越来越多的人亲密接触，而且战争无疑会增加传染病传播的范围和严重程度。因此，法国皇帝下令自己的军队接受牛痘疫苗的接种以预防天花，从而增加与那些没有那么深谋远虑的对手抗衡时的战略优势。

拿破仑本人对爱德华·詹纳也保持着一份异乎寻常的喜爱之情，他授权詹纳在欧洲随意旅行。这份友好的情谊甚至凌驾于"大陆封锁"政策之上，因为这项重要政治经济措施明令禁止所有与英国的贸易和旅行。拿破仑还允许詹纳帮忙遣返一批有名望的英国公民，这些人从 1803 年起就被困在欧洲大陆，那段时期两国终结了《亚眠和约》所协商建立的长达一年的和平状态，又处在敌对状态了。敌对一旦出现，许多有名望的英国公民就被留在了拿破仑控制下的欧洲大陆上，其中包括雅茅斯伯爵、议会成员和著名学者。[41, 42]为了请求释放他们，詹纳给法兰西学会的同胞们写信："先生们，请原谅我在这个关头冒昧地联系您。科学永远都不该介入战争。请允许我恳请您作为民意机关，为还雅茅斯伯爵自由做出努力。"[43]詹纳通过类似的通信成功还其他人自由，拿破仑自己的话也证明了这一点："啊，詹纳，我无法拒绝他的任何请求。"[44]讽刺的是，由于强烈排斥拿破仑和他的独裁，法国军队在滑铁卢战争之后的几年间坚决抵制天花疫苗接种。这一决定对上千名法国士兵来说是致命的，最终导致 1870 年普法战争中法军的惨败（而在同场战役中俾斯麦强令自己的军队接受天花疫苗接种，与之对比，法国人的决定显得更加糟糕）。[45]

在大西洋的另一边，无论在过去和未来都是英国对手的美国也很快地接受了疫苗接种，这由另一名启蒙思想家所推动。托马斯·杰斐逊积极宣传牛痘疫苗。1806 年任美国总统期间，他给詹纳去信，信中写道："在此之前，医学从来没有因为这样的医疗实践而产生单一的进步……你从人类苦难的历程上消灭了一个最危险的（敌人）……人类永远不会忘记你的存在。"[46]杰斐逊获悉詹纳成就的方式值得书写一番，既展示了这个人的才华，也表明了他的行动会让人们严重质疑他的道德选择——这与其他造成无数异议的事件一致。

本杰明·沃特豪斯是美国早期的关键思想领袖。他是罗得岛人，在爱丁堡大学和莱顿大学接受过医学教育（1780年春天他在莱顿大学获得了医学学位）。沃特豪斯是一位有学位的医生，而不是通过跟随医生实践获得的行医资格。[47]因此，1782年当他返回新美国的时候，他的学位证书还相当罕见（尽管一年前，康华里勋爵在约克镇吃了败仗，但严格来说1782年仍是战时）。毫不意外地，沃特豪斯受到了高度追捧，并在1782年9月接受了哈佛大学新医疗培训项目创始教员的职位。这使得哈佛大学拥有了刚刚建立的美国仅有的三所医学院之一，其他两所较早建立的分别是本杰明·富兰克林在宾夕法尼亚大学（1765）和哥伦比亚大学（1767）建立的类似机构。

在沃特豪斯回到美国的时候，美国已经作为一个先进国家声名在外，至少在天花预防方面如此。在革命的第一年，13个殖民地联合进攻魁北克的军事行动失败了，损失惨重，主要原因是天花的猖獗暴发摧毁了理查德·蒙哥马利的部队，损兵折将给战事前夕的士气带来了沉重一击。[48]然而，大部分英国防守部队接受过人痘接种，这加强了两边情况的悬殊对比，最后不可避免地压制了对手，让他们无法夺取蒙特利尔。获悉这一结果，华盛顿命令所有的大陆军部队都接受人痘接种。这一举措非常大胆，因为当时接种死亡率极高，大约有12%的人会因接种而丧命——即使在最理想的条件下也是如此，而华盛顿方军营的医疗条件并不理想。

沃特豪斯返回美国时，这个国家正在成形，联邦政府的掌权状态在很大程度上仍然有不确定性。就在沃特豪斯协助建立最终成为哈佛医学院的机构的同时，混乱状态达到了巅峰。沃特豪斯是土生土长的罗得岛州纽波特人，他和欧洲关系深厚，曾经就读于爱丁堡大学，随后在莱顿大学受训成为医生。沃特豪斯证明了自己是最有能力的医生和科学家，他的事业不断向前推进，最终他获选进入美国艺术与科学院，抵达了个人荣誉的顶峰。在他入选时，这个新兴但人才济济的优秀学会就有一大把重要的美国成员了，比如约翰·亚当斯及其表亲塞缪尔·亚当斯，还有约翰·汉考克。[49]具体来看，这个新学会每年都会选择一些新成员加入，沃特豪斯于1795年加入，在此之前一年被选入的正是詹姆斯·麦迪逊。

多年来，沃特豪斯不断接触和了解最新的医学突破。在获悉詹纳的成就后，他立刻提笔，于1799年3月12日给波士顿期刊《哥伦比亚哨兵》写了一篇文章，赞美这种新疗法的优点。[50]与此同时，他还联系上了约翰·海加思——主攻天花的杰出英国医生，请求对方寄一份接种体样本给他在美国进行试验。[51]第二年7月，所请求的样本抵达美国，沃特豪斯立刻给自己的妻子和孩子们做了接种。[52]因为沃特豪斯垄断这一疗法（在西半球，他拥有着仅有的样本和施行免疫接种的经验），他充分利用了这种优势。凭借其在这个年轻国家杰出的地位和有力的人脉关系，沃特豪斯成了新疫苗唯一的经销商，他要求注射疫苗的临床医生与他分享一小部分收益。[53]

这种商业行为引发了媒体的抗议风暴，尤其是到了1800年漫长的夏季，沃特豪斯向他在医学院当学生时的老室友提起申请的时候，风暴越发剧烈了。这位老室友就是约翰·亚当斯，时任美国总统。[54, 55]当亚当斯还是荷兰共和国大使的时候，沃特豪斯正在莱顿大学接受医学培训，他住在亚当斯的大使馆府邸中。这两人建立了长久的通信之谊，现在使得沃特豪斯能够催促亚当斯推行詹纳的新疫苗疗法，大概是为了公众健康，但也可能让沃特豪斯的个人财富进一步增长。亚当斯可能注意到了社会上的争议，他接受了沃特豪斯的请求并递交给前文讲到过的美国艺术与科学院，后者在美国第二任总统亚当斯剩余的任期内一直拖延此事。[56]

无论当时搁置天花疫苗提案的原因如何，亚当斯当时都深陷于自己的问题中，主要集中在富有争议的改选运动，而针对的对象正是他曾经的好友和如今的死敌——时任美国副总统的托马斯·杰斐逊。这将会是美国历史上首次真正备受争议的改选，将两位当事人卷入美国历史上最尖刻、最嘲讽的竞选活动（哪怕是用今天的低标准来看也是如此）。杰斐逊因为和他的女奴生了一个孩子而被指控（证据确凿），还有人指责杰斐逊和亚当斯分别是法国政府和英国政府的爪牙（两者都无确切证据）。随着互揭丑闻演变为总统选举团中联邦党人的内部混战，民主共和党人①杰斐逊在一场同样颇有争议的投票中占得上风，而佐治亚州代表团的人吵吵嚷嚷跳出来反控他们"投票总数存在缺陷"（令人惊奇的是，这一事件与200年后的"挂角票"②争议不谋而合）。

沃特豪斯两面下注，等待时机。在骚乱期间，他写信联系上了在蒙蒂塞洛家中的杰斐逊，信上标记的时间为1800年12月1日。在这封信中，他迎合了副总统的爱国之情，让杰斐逊在美国大范围地推广天花疫苗的使用。[57]沃特豪斯还在这封信里塞了一本小册子（有广告之嫌），让杰斐逊再三考量。杰斐逊在12月24日读到了这本小册子，倾向于采取行动，就在圣诞节当天热情洋溢地写了回信。

杰斐逊介绍沃特豪斯进入弗吉尼亚州的医生关系网，并在蒙蒂塞洛开始试验，还在白宫内做了试验。在一场连观念最激进的政治顾问也会吓到脸色发白的行动中，杰斐逊作为监督者，刻意使奴隶"志愿者"感染上人类已知最致命的疾病。第一位"志愿者"是一个名叫厄休拉·格兰杰的奴隶，她是杰斐逊在蒙蒂塞洛的家中两个奴隶的女儿，也在白宫杰斐逊的厨房中工作。[58]很不幸的是，1801年5月29日的实验没能激发免疫应答，但是杰斐逊并没有被吓住。使用新鲜的材料后，

---

① 民主共和党（Democratic Party）：1828年改称民主党。——编者注

② 挂角票（hanging chads）：孔屑尚未完全断开的选票，此处指2000年美国总统大选中戈尔与布什的选票争议。——编者注

杰斐逊成功见证了其他两个奴隶的免疫效果。事情发生在蒙蒂塞洛的夏天，试验对象是他的管家伯韦尔·科尔伯特和铁匠约瑟夫·福塞特。[59]与几个月前在白宫的经历不同，这两名男性都表现出明显的肿胀发红，说明疫苗生效了。科尔伯特和福塞特的分泌物被收集起来，用到其他实验中。[60]在那个夏天剩余的时间里，蒙蒂塞洛有将近50个奴隶像小白鼠一样接受试验。还有一个更大胆的行为，那就是这些奴隶中的许多人先后接触当地天花病毒，来保证疫苗确实发挥了防御作用（谢天谢地，疫苗确实生效）。基于这些积极发现，杰斐逊接下来给他自己家族里的20多名成员打了疫苗。到了1801年早秋，他开始在他长大的弗吉尼亚州发放天花疫苗。深秋之后，总统亲自在其他州宣传扩大天花疫苗的使用，争取其他杰出的医生支持，比如费城的约翰·雷德曼·考克斯医生和华盛顿的爱德华·甘特医生。作为友谊的象征，在1802年迈阿密印第安人酋长"小乌龟"访问华盛顿期间，甘特给他接种了疫苗。[61]

美国境内接种天花疫苗的人数迅速增长。到了1809年，天花疫苗成为马萨诸塞州规定必须接种的疫苗。学校开始要求儿童在入学前先接种天花疫苗。到了20世纪末，这种疾病主要被控制在城市贫民间。尽管有这么多鼓舞人心的成果，天花的间歇性暴发仍持续出现，1800—1850年，费城有记录的流行病暴发次数就不少于8次，波士顿有6次，巴尔的摩有3次。对美洲印第安人来说情况更加糟糕，他们不像"小乌龟"酋长，大部分人都没有接种过疫苗。1801—1802年以及1836—1840年的可怕大暴发，让整个整个的部落因此消失，美国密西西比河西岸的人口锐减。1893—1894年在纽约布鲁克林的无家可归者之间暴发的天花瘟疫，尤其激怒了公众。个人接受疫苗接种培训的情况迅速增多，因为接种员每给一个人接种就有30美分的奖励（尽管这种同样诱人的奖励也让接种员不那么严格操作，他们可能对同一个病人多次接种）。[62, 63]

尽管疫苗有着强大的支持背景，以及1865年、1871年和1881年瘟疫大量暴发，美国大部分人口还是没有接受过疫苗接种。在1812年战争中，对阵英国的美国军队被强制打了天花疫苗，然而半个世纪之后，美军在内战中成为敌对双方时都没有接受疫苗接种。[64]在某种程度上，个人和集体决策受到了19世纪盛行的反疫苗运动影响，几乎阻碍了天花疫苗的使用。这种反疫苗运动受到了卢德运动①的影响，一个半世纪前人们向科顿·马瑟家扔石头也是出于同样的想法。跟杰斯提的经历一样，1802年由英国漫画家詹姆斯·吉尔雷创作的漫画，讽刺了接受牛痘疫苗接种的农民身上出现奶牛的特征这种想法。[65]很多人忽视了其讽刺意味，相信这是一种准确的描述。

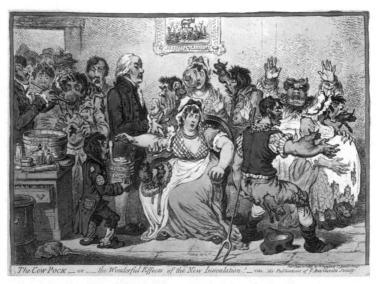

图2　讽刺漫画《新发明的奇妙效果》

由一名富有且心直口快的英国富商、同时也是煽动家的威廉·特布所资助，一场全球运动在大西洋两岸大肆宣扬，揭露天花疫苗的"邪

---

①　卢德运动：英国早期自发的工人运动。当时工人视机器为其贫困的根源，故用捣毁机器来反对企业主，1811—1812年达到高潮。——编者注

恶面目"。[66]特布自认为是英国极端激进分子，他忠实地遵循着诸如约翰·布赖特（著名事迹就是为英国《谷物法》斗争）和空想社会主义者罗伯特·欧文等人的教诲。如今，特布还可能被贴上"激进的自由意志主义者"这一标签。他为很多事业奋斗过，例如废除奴隶制、活体解剖和过早埋葬（担心很多还有生命特征的人早早下葬）。然而，特布将他的大部分激情和从化工行业中赚得的财富全部投入反疫苗运动中。他的行为基于被称为神智学的神秘主义哲学实践，他主张拒绝接种疫苗是一项个人权利，政府无权凌驾其上。作为喜欢提出不合理言论的高调人士，特布还宣称天花疫苗要为英格兰和威尔士地区的4.8万多起死亡案例负责（直到今天，这些完全靠不住的数据还在被引用）。[67]如此粗暴且毫无根据的言论引发了群众的恐慌和混乱，1885年在莱斯特有超过8万名抗议者举行了游行，他们焚烧爱德华·詹纳的肖像，抬着孩童大小的棺材前行。[68]

在美国，富有的煽动者同时也是工业巨头的小约翰·皮特凯恩——PPG（庞贝捷）工业集团的创始人——接下了特布的大旗，与疫苗展开斗争。他是瑞典神秘主义者伊曼纽·斯韦登堡（Emanuel Swedenborg）的狂热追随者（据说这位大师称自己经常与天使和魔鬼交谈，并以此证明自己经历了《圣经》中所说的复活重生）。皮特凯恩鼓吹的信仰之一就是顺势疗法。这位富甲一方的工业家利用自己的财富和权利，成为反疫苗运动中一位备受信任的意见领袖。他如此怨愤地反对疫苗，是因为他的儿子雷蒙德在1885年经历了一次轻微的血液感染。[69]血液感染恰巧是在疫苗接种时发生的（也可能正是因为当时糟糕的接种技术）。但是，斯韦登堡对身体所持的观点坚持认为，污染（感染）会在灵魂上留下疤痕，因此从道德上应该予以谴责。事实上，该教派认为治疗用的混合药剂必须通过稀释来消减或消除已知毒素。出于此种原因，像皮特凯恩这样的顺势疗法论者很早就皈依了斯韦登堡教派。

皮特凯恩和斯韦登堡教派背后的故事值得再展开讲讲。PPG工业集团起初成立于匹兹堡，而皮特凯恩花了一生中的大部分时间横跨宾夕法尼亚州，在费城行走。这位工业家捐出大量的资金，在费城郊外建立令人赞叹不已的布林埃莎大教堂。这座教堂强调个体主义和善行，走出了传奇人物海伦·凯勒和约翰·查普曼（以"苹果佬"约翰尼的名称为人所熟知）。教堂本身就是费城宗教组织的重要支柱。[70]

鼓吹谣言

另一位出现在世纪之交的尽心尽责的疫苗反对者是洛拉·科妮莉亚·利特尔。洛拉出生在如今是明尼苏达州沃特维尔地区的一座小木屋中，她嫁给了一名桥梁设计工程师。他们搬到东海岸，在那里组建家庭，洛拉在1889年1月生下自己的儿子——肯尼思·马里昂·利特尔。[71]6年之后，肯尼思正要开始在纽约州的扬克斯上小学，当地法律规定他要接受天花疫苗接种。1895年9月，疫苗接种周期完成了。在这之后的几个月内，肯尼思和许多其他儿童都有接触；当一家人从扬克斯搬到费城之后，接触的孩子就更多了。[72]在那段动荡时期，肯尼思饱受病魔和伤痛折磨，其中包括持续性的耳部和咽喉感染，后来他患上了麻疹和白喉（在后面的章节中我们会再介绍这种疾病）。根据费城儿童医院的死亡证明记录，1896年4月虚弱不堪的肯尼思最终死于白喉。他那悲痛万分的母亲寻求一个悲剧发生的解释，最后自己得出的结论是："孩子血液中人为的污染削弱了他的体格，让他遭受传染病的轮番折磨。"让我们回想一下斯韦登堡神秘主义观点影响的时间和地点：和小约翰·皮特凯恩同一时代，地点正是在费城。洛拉认为夺走她儿子性命的人为血液污染一定是接种天花疫苗的结果。因此，她开始了终此一生、不知疲倦地鼓吹天花疫苗害处的讨伐之战。因为这主要涉及儿童这个最脆弱的群体，所以利特尔的行动迎合了公众的恐惧心理，而且 20 世纪早期人们正对政府的过度干预心存忧惧。

利特尔通过一些传播媒介宣传反疫苗运动，其中一个就是《告知真相》（ *Truth Teller* ），这是密歇根州巴特尔克里克市发行的一本订阅式期刊。[73] 这份报纸是《危机》（ *Peril* ）改名后的新版刊物，《危机》曾是宣传顺势疗法优点的周报，由一家名为美国医学自由联盟① 的松散组织运营。该组织之前还一直公开反对《纯净食品与药品法案》，该法案之所以会推行，是因为美国作家厄普顿·辛克莱在自己的畅销书《屠场》中多次曝光腐败食品和蛇油药物。[74]《危机》主要为那些兜售治疗不真实的疾病的商贩们提供广告机会，比如"爱情失望症"、"肾脏漂浮症"和"运动紊乱症"等惊人的疾病。[75] 然而，随着联邦政府通过《纯净食品与药品法案》，即 1906 年西奥多·罗斯福总统签署此法案之后，这本刊物和其产品的财路也就断了。[76]

在对抗《纯净食品与药品法案》中吃了败仗之后，该组织调整方向，将矛头对准了疫苗。《告知真相》大肆宣扬疫苗接种相关的令人发指的故事，这些故事记载于 1922 年 7 月 29 日《美国医学会杂志》公布的报道中。在一项由美国医学会调查办公室指导的调查中，这个著名的医学组织驳斥了《告知真相》所称的"真实事件"。[77] 这篇报道还曝光了《告知真相》中的广告与之前《危机》上的广告惊人地相似，只是前者关注的是不受 1906 年联邦《纯净食品与药品法案》监管的疫苗的替代品。可悲的是，洛拉·利特尔的追随者内心真切的痛苦和意图被《告知真相》和洛拉·利特尔所利用，他们向容易上当受骗的公众贩售了一系列宣扬疫苗危害的额外内容。

---

① 美国医学自由联盟（American Medical Liberty League），前身为 National League for Medical Freedom。

关于疫苗有害的言论可能确实有一些根据。我们会在下面的章节中看到，19与20世纪之交的美国对疫苗生产的工艺水平毫无监管。就跟任何工业一样，疫苗经销商覆盖面广泛，从大型工厂到小型公司，乃至家庭厨房或者车库小作坊。19世纪初，杰斐逊从接种过疫苗的奴隶身上收集脓液，并且传给一波又一波的"志愿者"；百年之后，许多地方的操作方法并没有进步多少。没有监管的操作意味着确实有一些疫苗不安全，而因为时间的关系，给肯尼思·利特尔和雷蒙德·皮特凯恩接种的疫苗供应源也不得而知。对疫苗生产和质量的担忧在接下来的多年中持续不衰，直到夺走不少儿童生命的灾难发生在密苏里州圣路易斯市，这件事才最终解决，我们接下来就会看到。

事实上，无论是皮特凯恩，还是洛拉·利特尔，他们都没有接受过高等教育，也没有科学或者医学背景。尽管如此，皮特凯恩的资源加上利特尔诚挚的热情以及一点儿科学支持，让反疫苗运动有了发生的理由。这些资源培养了反对派的成长，让他们在19世纪中叶蓬勃发展。反对派工作卓有成效的证据就是19世纪下半叶美国天花感染率的上升（当时这种疾病几乎被消灭了，但又死灰复燃了）。[78] 该运动由少数富有的煽动家承保，其立场是应该由普通人自己决定是否接种疫苗。直到1905年美国最高法院的"雅各布森诉马萨诸塞州案"裁定强制接种疫苗符合国家最大利益，才终于阻止了这场运动。[79]

虽然在20世纪早期，美国大部分地区已经消灭了天花，但是在第二次世界大战结束18个月后，天花又恐怖地卷土重来。1947年2月24日，尤金·勒巴尔和他的妻子在墨西哥城乘上了一辆公共汽车。他们结束了愉快的中美洲度假，回到缅因州。在旅途中，尤金开始觉得不舒服，但是当他们抵达纽约时，他感觉好多了。他们顺利入住了市中心的酒店，还去了第五大道购物。到了5月5日，尤金长出了皮疹，他住进了曼哈顿的贝尔维尤医院，当时被诊断为水痘。[80] 勒巴尔先生随后被转移到了另一家医院——威拉德·帕克医院，但是几天之内，病人就去世了。他过世后几天，一名威拉德·帕克医院的工作人员也出现了相似的皮疹，这次被确诊为天花。为了避免恐慌，官方人员对勒巴尔做了尸检，列出的死因是出血性支气管炎，但是一连串跟尤金接触过的人（无论是直接还是间接接触）都被诊断患有天花。官方赶忙确认纽约市内跟尤金有过直接或者间接接触的所有人（接触场所包括酒店、商场和医院），还有跟他坐同一辆公共汽车从墨西哥城来的乘客。为了给可能感染天花的人接种疫苗，报纸和广播电台向焦虑的公众传达了相关信息。不出所料，公众的焦虑情绪越发严重，而卫生部门也无法在短时间内采购或分发数百万剂疫苗。即便如此，纽约市仍然堪称高效公共卫生体系的杰出示范，不仅用有限的疫苗保护了那些最易感的人群，还安抚了公众情绪，避免了恐慌。[81] 1947年天花暴发期间，如此令人钦佩的表现也为美国长久以来与天花的斗争历史写就了终章。

彻底根除

　　随着时间的流逝，天花疫苗被全世界所接受。从与詹纳所在的英格兰的地理位置关系的角度来看，许多欧洲国家是最快张开双臂拥抱疫苗疗法的，既是为了本国国民，也是为了更多人。西班牙国王查尔斯四世就是一位疫苗的早期接受者。他的动机部分基于自己女儿玛利亚·特蕾莎的经历，这位西班牙公主于1794年11月2日病逝于天花，年仅5岁。在获知詹纳的发现之后，查尔斯指挥西班牙政府在国内成功开展免疫接种运动。西班牙与新大陆有着千丝万缕的关系，因此组织了为期三年的巴尔米斯医疗队行动，以其队长弗朗西斯科·哈维尔·德·巴尔米斯医生命名。1803年巴尔米斯医生被派遣去南美洲和中美洲的西班牙殖民地，为数百万人接种疫苗，还去了菲律宾和中国。[82]

　　大部分发达国家就这样使用免疫接种和监督的"铁手套"，消灭或者限制了天花这种周期性暴发的毁灭性流行病。然而，这种疾病仍然在许多不那么富裕的欠发达国家阴魂不散。在巴尔米斯医疗队之后一个半世纪，世界卫生组织（WHO）的第19届世界卫生大会决定采取措施根除天花。这项令人望而生畏的挑战背后的理由早在1948年WHO组织的第一次大会上就成形了（这个年份恰好赶上了勒巴尔一家计划从新墨西哥城去纽约旅行的时候，后来引发了美国最后一次天花暴发）。项目的目标前所未闻：有意图地从地球表面永远消灭一种微生物。

　　人类拥有根除这种疾病的能力纯属幸运，正在天花病毒的生物学特征让这一切成为可能（我们将会在接下来的章节中讨论病毒生物学）。让天花易于被消灭的关键特征就是天花只能在人与人之间传播，这一特征可能代表了过去5万多年的戏剧性发展。天花病毒最初是一种啮齿动物病毒，随后获得了在人类体内生长的能力，却失去了在啮齿动物体内生长的能力。[83]

　　天花病毒选择了人类，那就意味着除了人类之外，它没有其他能够让自己藏身的病毒储存库。换言之，只要在人类中消灭天花，病毒就永远被消灭了。在冷战时期，联合国发起一项运动，意在联合全人类，以消灭致命的天花根源为目标。然而，它似乎并非以合作开始。

　　当时美国和苏联都积极着手先消灭本国内的天花，再普及全世界。竞争的双方为了拉拢中立国家，各自启动了自己的方案，部分原因是为了激发潜在合作伙伴的友好意愿。美国在南美洲和西非启动了天花根除行动，两处都在公共卫生成就、友好意愿和宣传价值上得到了良好的回报。[84]不甘居人后的苏联则游说联合国指示其公共卫生部门WHO在全球消除天花。当时的WHO不仅高度政治化，而且根基尚浅，这个失败风险与其受瞩目程度不相上下的项目让WHO望而却步。事实上，WHO之前试图消灭黄热病和疟疾的地区性暴发，两次都以失败告终。有鉴于此，考虑到这个全球项目的前景，很多WHO官员对它不屑一顾，甚至颇为反感。

尽管如此，随着美国加入其对手苏联的行列，要求WHO支持在全球消灭天花的项目的压力也逐渐增加。[85]随着美国不断地施压，WHO总干事、巴西传染病专家马格林诺·坎道呼吁美国来领导这个项目。1966年年初，在给美国卫生局局长威廉·H.斯特尔特的一封公开信中，坎道要求道："我希望美国主导这个项目，因为一旦情况不妙或者失败了，我希望大家都看到美国有份参与，美国要为促使世界卫生组织启动项目这件可怕的事负责，人选我希望是亨德森。"[86]

坎道坚持提名的亨德森是唐纳德·A.亨德森，他的朋友称他"D.A."。亨德森是一名医生，他承认自己第一份"真正的工作"开始于20世纪50年代中期他完成住院医生实习之后——为传染病中心的流行病学情报服务局（后来被称为疾病预防与控制中心，简称CDC）工作。[87, 88]在CDC工作的时候，亨德森迷恋于流行病领域，一般来说他的任务与公共卫生相关，尤其是要找出疾病的起因和传播途径。1960年，亨德森在约翰斯·霍普金斯医学院获得公共卫生硕士学位，然后离开巴尔的摩，回到CDC位于佐治亚州亚特兰大的总部。在那里，他和一位约翰斯·霍普金斯医学院校友并肩工作，后者是流行病学专家亚历山大·D.朗缪尔。朗缪尔和亨德森共同制订了一项计划，该计划基于正在南美洲展开的项目经验确立。尤其值得一提的是，CDC从1950年起就一直和泛美卫生组织（简称PAHO）保持合作关系，共同致力于消灭拉丁美洲国家的天花。到了1960年，最后的天花案例报道记录出现在玻利维亚、智利、法属圭亚那、圭亚那、巴拉圭、秘鲁、苏里南、乌拉圭和委内瑞拉（在6年之内，哥伦比亚、厄瓜多尔和阿根廷也加入了无天花国家之列）。到了1965年，亨德森和朗缪尔还将消灭天花的目标锁定在西非和中非，他们得到了美国国际开发署（简称USAID）的支持来实践他们的计划。同年，坎道就要求亨德森来负责即将开展的WHO项目（也承担相应的责难）。

有了之前巴尔米斯医疗队、CDC和PAHO的成功项目经验，亨德森和WHO首先瞄准南美洲。想到后哥伦布时代这片大陆上的原住民遭到的毁灭性打击，这一选择有一丝讽刺意味。1967年，WHO启动了强化项目，主要聚焦于巴西，因为巴西有着西半球绝大部分的天花病例记录。[89]到了1971年，南美洲报告的天花病例数量从1962年的10万例这一峰值（即使有PAHO的参与协助也是如此）骤然下降至19例——所有的病例都来自巴西。在这里程碑性质的一年之后，再无天花自然感染病例出现。

随着南美洲的成功，根除天花项目如野火一般烧遍了非洲和亚洲（或者可以说它像病毒一样扩散）。印度尼西亚是亚洲项目的第一站，从1968年6月开始，最后一个病例记录出现在1972年1月23日。[90]南亚紧随其后，然后是西非、南非和东非，大概是这样的顺序。这一地理趋势也反映出：在亨德森的领导下，由USAID主持的根除天花项目早在之前就在非洲开始了。USAID的根除天花行动不仅是值得赞扬的人道主义行为，还有助于增进友谊和合作，他们的目的就是使周边动荡的地区远离刚果和安哥拉的亲苏维埃政权。亨德森成功领导了WHO的根除天花项目，要归因于公共卫生、科学和政治力量大联盟的形成，这还有利于培训专业的疫苗接种大军。这些疫苗接种员并不是挨个给世界上每一个人打疫苗，而是被有效地派遣到感染热点区域。这些人实施的策略为"环状疫苗免疫"（也称"环围接种"），即接种并评估一位感染病患周围个体的策略。

给东非人接种疫苗最为困难重重，原因正是埃塞俄比亚、索马里和各个部落的反对派之间的地区性战争，还因为与环状疫苗免疫策略背道而驰的、在这个地区已盛行千年的游牧文化。这种异常艰辛的努力涉及无数志愿者以及国内和国际前所未有的合作（世界上每一个国家都参与了），最终人们得偿所愿，最后一例自然感染天花的记录于1977年10月26日出现在索马里。此时距亨德森被任命为根除天花项目的负责人已经过去了近10年，而最初在WHO总干事看来，这个项目注定会失败。

　　最后一名受害者是阿里·马奥·马阿林，讽刺的是，他曾在索马里首都摩加迪沙西南部梅尔卡市南的索马里医院当厨师和劳工。[91]厨师应该是打过疫苗的（当时有好几份相互矛盾的报告），但是后来他本人在2006年接受《波士顿环球报》采访时承认他逃过了疫苗接种，因为"那看上去像中了枪子一样"。[92]马阿林因为一系列不幸事件接触到了天花病毒。两个月之前，一个游牧部落中的几个孩子出现了典型的天花症状：高烧、萎靡不振、头疼、背痛，然后脸上、手上和手臂上出现扁平红点，随后是身体和腿部。这些牧民正去往库尔德纳瓦雷（音译，原文为Kurtunawarey）的营地，在那里天花症状被报告给了一个驻扎在距梅尔卡60英里处的WHO团队。1977年10月12日，感染的一家人被打过疫苗的WHO工作人员小心翼翼地带离库尔德纳瓦雷，转移到一个隔离营地，那里一切都得到严格控制，以防止疾病传播。除此之外，WHO还隔离了整个营地以及任何来营地和牧民接触过的人。WHO工作人员本以为马阿林接种过疫苗，因此派他乘坐一辆丰田"陆地巡洋舰"，把患者从隔离营地转移到梅尔卡医院，这段路也不过5分钟。[93]很不幸，其中一个6岁的女孩哈比巴·努尔·阿里早已病入膏肓，成了最后一个自然感染天花并死亡的病例。WHO工作人员仔细地隔离并且监控了所有和病孩接触过的人。然而，这些人仍然没有注意到马阿林没打过疫苗。

疾病的结局像好莱坞惊悚片一样推进。10月22日，阿里·马阿林开始发烧、头疼，被当成疟疾治疗——疟疾本来就是当地流行性疾病。但是症状一直持续，医生在让他出院回家之前把他当作水痘患者治疗。在接下来的几天里，人们发现很明显是天花而不是水痘导致了他的一切症状。马阿林因为害怕被隔离，所以逃跑了。专业人员开始了长达700英里的追捕之旅，隔离阿里还有一路上跟他有接触的所有人。从阿里离开医院逃跑之后，一共有90多人和他有直接接触，但是通过熟练的侦察工作，每一个人都被找到并且成功隔离。对阿里的追捕则是用了另一种方法——一笔200索马里先令的赏金（大约40美元），奖赏的数目足以诱惑他的同事把他供出来。在接下来的6周内，WHO团队隔离了161个可能与马林有过接触的人，他们都忐忑万分。在事发地附近有超过5.4万人接受了疫苗接种，这最后一击可以保证疾病不再蔓延。阿里·马阿林也幸免于难。在接下来的4个月内，WHO团队和志愿者开始挨家挨户寻找是否有其他的天花病例，这项行动逐渐铺展开来，直到覆盖了索马里大部分地区。1978年4月17日，内罗毕和肯尼亚的地区官方团队给WHO在日内瓦的总部发去电报，写道："搜索完毕。无病例发现。阿里·马奥·马阿林是世界上最后一个天花病例。"[94]

尽管马阿林给索马里的WHO团队带来了相当大的恐慌，但是他后来在1977年的良好表现弥补了自己的过失。再次像好莱坞电影情节一样，他留在了梅尔卡，并且志愿参加了后来WHO的另一场消灭脊髓灰质炎病毒的免疫运动，他宣称："我是世界上最后一个天花病人。我想帮助我的国家，确保它不是最后一个阻止脊髓灰质炎的国家。"由于能理解当地村民惧怕打疫苗的感受，阿里·马奥·马阿林可以将这和自己过去的经历联系起来，依靠自身经历教育同乡们接受脊髓灰质炎疫苗接种。他的听众包括一些世界上最穷凶极恶、武装最齐全、最多疑的人，包括各种各样的军阀、恐怖分子和民兵。还是得益于阿里和其他WHO工作人员及志愿者的努力，2007年索马里宣布彻底消灭脊髓灰质炎。2013年春天，脊髓灰质炎重返索马里（来源未知），阿里立刻做出响应。在一个近期由激进分子武装组织"青年党"统治的地区，冲突几乎永无休止，公共卫生系统岌岌可危。尽管如此，最后一位感染天花并生还者再次投入自己与脊髓灰质炎的斗争中。然而，该地区内遍布大大小小的杀手，不仅限于恐怖分子、天花，以及脊髓灰质炎。2013年7月中旬一个炎热的夏日，阿里·马奥·马阿林再次出现乏力、头疼和发热症状。一心投入抗脊髓灰质炎运动的他推迟了寻求医疗救治，最后他被送进了医院，再一次被诊断为疟疾（这次是精确诊断）。很不幸的是，这位58岁的丈夫和三个孩子的父亲没能战胜自己体内又一个不同的、令人难以捉摸的微生物对手，他于2013年7月22日因疟疾病逝。[95]

　　紧张刺激的好莱坞大戏可能随着阿里·马奥·马阿林的逝世而落幕了，但是故事在1978年发生了意外的转折。那年8月11日，就在宣告马阿林是最后一个天花病例的胜利电报发布之后4个月，一个名为珍妮特·帕克的英国人向医生诉说自己突发偏头痛，还有剧烈的肌肉痉挛。[96-98]珍妮特是一位40岁的专业摄影师，她之前在西米德兰兹郡警察局担任法医摄影师，当时受雇于伯明翰大学。她忽略了早期症状，以为只是感冒。她继续工作，直到有一天出现了皮疹，这才促使她寻求医疗救治。在她最早的症状出现后9天，8月20日上午晚些时候她入住了东伯明翰医院（如今的哈特兰德医院），原因是持续性头痛。她来到这家医院是幸运的，因为托马斯·亨利·费留特是西米德兰兹NHS基金会医院的病毒学顾问，也是使用电子显微镜诊断天花的权威人士。这种相当新的技术提供了超高分辨率，用来检测一些世界上最小的病原体，比如病毒。[99]几个小时之内，费留特和他的同事阿拉斯代尔·戈迪斯（后者也是一位细菌感染方面的专家）惊讶地诊断出珍妮特·帕克得了异常凶猛的天花。[100]当天晚些时候，由于意识到东伯明翰医院缺乏足够的医疗设备，珍妮特被送上救护车，转移到索利赫尔的凯瑟琳-德-巴恩斯隔离医院。这家医院最近刚被废弃，后来又很快修复，重新接受意外病员。

珍妮特·帕克入住隔离病房引发了一连串故事。[101]首先，必须要确认并隔离所有跟这位摄影师有过接触的人。随着她的健康状况快速恶化，她的交流能力越来越有限，但工作人员还是确认并隔离了500多人，要么在家中隔离，要么在索利赫尔的隔离设施内。与此同时，卫生工作人员找到珍妮特家里以及工作场所的所有东西并进行消毒。此外，公共卫生和执法人员面临一个挑战：截至8月20日晚上11点，媒体已经收到了警报，称天花在英格兰最大的城市间暴发肆虐了。一位既没有明显天花接触史也无相关高危行为的摄影师，突然被确诊感染了人类已知最致命、感染性最强的病原体，而公众认为该病毒多年前已经在英国被根除，这样的消息对疫情控制来说可谓雪上加霜，让当局面临遏制病毒的传播和处理恐慌情绪的双重压力。

探查工作坚定不移地展开，揭示出尽管珍妮特没有故意做出任何行为（无论是在私生活方面还是在工作场合）使自己接触到天花，但是出于巧合，她的暗室正好位于亨利·贝德森教授的实验室上方。贝德森曾有过研究天花的历史，但是也因没有满足保存病原体的高安全标准而出名，比如：WHO通知调查人员，贝德森实验室申请成为合作中心出于安全考虑被否决了，因为他的设备不符合他们的最低要求。[102]危险病原体咨询小组这一卫生部的专家委员会的确两次独立调查并且拒绝了贝德森博士的实验室。虽然贝德森已经向WHO和当地机构保证他正在停下手中的天花研究，但是一系列政府调查报告（被称为"舒特报告"，以第一作者的名字命名）揭露了真相。贝德森的实验室不仅用了数量前所未有的病毒进行研究，而且实验室保存致命病原体的必要设备并没有传递窗，实验室中也没有合格的淋浴设施、更衣室或者专业防护服。同样地，病毒的处理和储存都在敞开的设备中进行，而不是在标准的生物安全柜中，这对于任何生物研究来说都是深重的罪孽，更不要说是传说级杀手——天花。[103] 结果，毫无顾忌地大量使用致命病原体，让病毒通过通风系统传染给了珍妮特·帕克，她的工作室很倒霉地正好在实验室正上方。

在当局拼凑出事件线索的同时，一系列悲剧事件接踵而至。9月5日（仅仅在珍妮特入院的两周之后），她71岁的父亲费德里克·惠特科姆在隔离医院接受隔离的时候不幸病逝。[104] 死因推定为心脏停搏，然而，由于无法进行尸检（人们担心尸体可能携带天花病毒），所以从未确定。第二天，亨利·贝德森教授被发现倒在自家的花棚内，当时他隔离在家，因自己导致的伤口流血不止而生命垂危。尽管疾病可能传播，他还是被送到另一家伯明翰医院，但是最终因伤口失血过多而亡。最后，珍妮特·帕克没能和天花战斗到底，于1978年9月11日病逝。之后的一项调查表明，虽然帕克在几年前打过疫苗，但是时间减弱了疫苗的防护水平，而她接触到的天花病毒量足以要她的命。[105]

1978年伯明翰的天花暴发引发了强烈的抗议，人们要求结束所有病毒研究，并且彻底消灭病毒。尤其是所有的天花毒株（包括用于研究和疫苗生产的），都在一场系统性运动中被尽数销毁。仅有两小瓶被保留下来，以备未来治疗或者疫苗所需。其中一瓶被严格隔离，在重重武装护卫下保存在佐治亚州亚特兰大的美国疾病控制与预防中心；[106] 另一瓶则在当时的苏联。正如我们在故事末尾将要看到的那样，将天花病毒限制到两小瓶的努力在很大程度上是成功的，虽然不是完全成功。人类面对的最可怕的杀手被严格隔离了，但就像好莱坞电影中的邪恶反派一样，它出现在续集中的可能性也是真实存在的，如同魅影随行。

　　既然我们已经详细阐述了消灭诸如天花和脊髓灰质炎等疾病的种种好处，我们将转移一下注意力，来简短讨论一下疫苗如何发挥功效，之后转而讨论疫苗的一系列敌人和对手。

第 3 章

重重戒备
人体免疫系统的演化

为了开诚布公，我要告诫读者以下重要内容：本章所讲述的大部分内容可能涉及英语中最无吸引力的概念和单词，那就是脓液。自从人们身上有伤口或者被感染（换言之，自远古以来），脓液就成了人们反复思考的主题之一，尽管理解其功能、组成和科学之美是相对近代的事了。

根据历史悠久的《牛津英语词典》，第一次关于脓液的书面描写出现在对日后影响深远的医学著作《外科全书》（*Chirurgia Magna*）一书中，首次出版于1363年。[1, 2]该书详细介绍了当时最先进的医学知识和外科手术技巧。从14世纪晚期到17世纪，这本书被从拉丁文原文翻译成欧洲各国的语言，在欧洲广泛传播。在某种程度上，《外科全书》大受欢迎反映了以下事实：其作者居伊·德·肖利亚克是一位小有名气的医生，在西欧诸国的知识分子圈和贵族皇室圈内很有声誉。[3]随着这

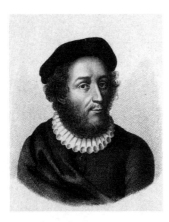

图 3　居伊·德·肖利亚克

本书的出版，这位出身不高、来自法国中南部洛泽尔省，名字取自南非圭多玫瑰的医生之名气远超其本人所预期。说到引人入胜，他的人生故事并不比"脓液"这一主题逊色。

1290年，居伊·德·肖利亚克出生于里昂附近小城的一个农民家庭。作为家中独子，居伊对学习医学展现了惊人的兴趣和天赋。当地贵族梅克尔公爵获悉此事，为肖利亚克担保，让他在图卢兹接受医学培训。[4]天资聪颖的肖利亚克再一次让他的导师们印象深刻，于是他去了蒙彼利埃继续深造。随后，他又获得了类似今天的奖学金的资助，到博洛尼亚师从当时杰出的医生贝尔图乔·隆巴尔多（也被称为尼古拉·贝尔图乔）。[5]贝尔图乔作为一名教育家闻名于世，部分原因是他对尸体的解剖技术。人们普遍回避和神圣的人类肉体打交道的工作，否则会被基督教视作亵渎神灵，但是文艺复兴早期的启蒙思想引发了许多改变。与文艺复兴思想的反传统特性一致，贝尔图乔自己在博洛尼亚的导师——蒙迪诺·德柳齐，早在1315年1月就重新引入人体解剖，这是人体解剖这一被质疑的医学实践自罗马皇帝承认基督教以来第一次得到公开展示。如此做法为医学开启了新的时代，使其从中世纪的迷信转变为一门经验科学。这次转变的中心是在博洛尼亚大学，其声望由里尤兹和贝尔图乔等教师建立。居伊·德·肖利亚克在博洛尼亚茁壮成长之后，前往巴黎接受进一步培训，之后返回法国中南部的故乡，并在里昂开始行医生涯。这个前途无量的年轻人当时完全没有意识到，世界危机的出现和风云变幻，很快就让他从一名年轻的医生一下子成为伟大人物。

在英王亨利八世与梵蒂冈决裂的两个世纪之前，14世纪的法国国王菲利普四世也和教廷有过争执。[6]菲利普是一个臭名昭著的败家子，他支持十字军东征，一直到1291年阿卡城被攻陷，然后向英格兰公开宣战，还发动秘密战争——战争发生在法国国王认为理应属于他的大陆上。为了资助这些征程，菲利普开始四处借债，债主包括强大的圣殿骑士和犹太金融家。在大部分情况下，菲利普用武力摆平了这些经济负担。[7]首先，法国国王在1306年将所有犹太人（包括他的债主在内）赶出了法国。然后，他筹划了暗杀活动，在1307年10月13日这个臭名昭著的黑色星期五彻底封杀了圣殿骑士团（这导致了当代人迷信地认为坏事和13号、星期五有关）。

菲利普还有一种增加收入的手段，那就是向天主教神职人员征税。这一行为触发了教皇卜尼法斯八世的激烈反应，他一直在考虑支持两个天主教国家之间的一场战争，恰逢十字军在圣地惨遭失败。作为回应，卜尼法斯签发了一份教皇诏书——《教士不纳俗税》（*Clercis Laicos*），禁止将教会财产转移给任何君主（就是为了防止菲利普使用教会财物）；另外，卜尼法斯威胁称任何无视这一声明的人都会被逐出教会。[8]在外交方案的和平尝试失败之后，新被逐出教会的菲利普国王下令逮捕卜尼法斯，还于1303年9月派遣了一支军队去罗马抓捕教皇，并且强迫他退位。法国军队以压倒性的实力战胜了孱弱的梵蒂冈军队。尽管下面这种说法当时被否认了，但是现代学者认为，在菲利普尝试武力逼迫卜尼法斯退位失败之后，教皇遭到了酷刑折磨。[9]也许是意识到他们的策略过于残忍，也不想和教皇的死亡产生直接联系，菲利普下令法国军队释放已73岁的教皇。卜尼法斯在几天内就逝世了。

教皇的空缺很快就被意大利教皇本尼狄克十一世填补，他毫无意外地明显倾向于法国（当时法国军队始终驻扎在罗马）。新教皇废除了《教士不纳俗税》诏书。然而，本尼狄克成为教皇只是一个短期解决方案，因为他上任教皇一年内就死了（尽管更可能是自然原因导致的死亡）。法国继续占领罗马，法国国王给枢机团施压，让他们选一个法国教皇出来。因此，1305年来自加斯科涅的克雷芒五世出任教皇。为了避免继续付出昂贵代价占领罗马以扫除梵蒂冈的势力，法国国王重新安置了梵蒂冈，至少重新安置了他们的领导人，让他住到了法国南部的阿维农。这段时期史称"阿维农之囚"（1309—1377），见证了在此期间连续七轮法国教皇的任命。

1342年，法国教皇克雷芒六世邀请当地杰出的外科医生居伊·德·肖利亚克担任他的私人医生，这项任命让肖利亚克服务了至少三名教皇，直到1368年离世。[10]可以说，这位医生的一生中最关键性的事件不是其个人威望的提升，而是他见证并记录下世界曾经经历过的最大瘟疫。1348年，黑死病摧毁了阿维农。[11]无人能幸免，就连肖利亚克的恩主——教皇克雷芒六世，也在1352年成了受害者。事实上，就连医生自己也受到了感染。虽然肖利亚克活了下来，但他患上了慢性腋窝淋巴结炎症。这是一种让人痛苦不堪的疾病，感染只局限于一个部位，但是持续性的感染不断发生，破坏局部组织，同时这里也是身体免疫系统攻击的目标。[12]肖利亚克的情况是：他的感染部位在肩膀下方腋窝附近，就是我们如今称为淋巴结的地方。我们将会看到，淋巴结过滤体液，从而识别并消灭感染细胞或者癌变细胞。它们的大小仅限于几毫米（几分之一英寸），但是位于淋巴结内的感染原会引发一系列涉及多种化学物质和免疫细胞的防御反应，从而让其所在的淋巴结和周围的淋巴结剧烈地肿胀和疼痛。这些充血的淋巴结以前被称为局部淋巴腺肿大，这就是后来该病得名腺鼠疫的原因。

作为一名观察力敏锐的科学家，肖利亚克记录下自己的观察结果，并且区分了两种形式的瘟疫：一种是腺鼠疫形式（其特征是淋巴结肿胀以及偶尔破裂）；另一种是更危险的肺炎形式，会摧毁肺部，几乎招招致命。除了辨别这两种形式的疾病之外，他还对患者身上淋巴结破裂之处渗出（或者化脓而出）的白色乳液产生了兴趣。[13]肖利亚克将无色或白色分泌物与特征明显的血色或其他有色分泌物（从红色到黄色和绿色）进行比较。在记录自己观察结果的同时，肖利亚克将从破裂的淋巴结中流出的液体描述为"脓液"。

虽然肖利亚克是第一位在欧洲医学文献中使用"脓液"一词的医生，但这些分泌物其实早已被雅典医生希波克拉底所熟知。数千年来，希波克拉底的声名（绝不仅限于人们经常重复的他的医学誓言）主要来自他大胆的断言，即大部分疾病产生于自然过程，而不是神明的惩罚，或者过往及现在敌人的诅咒。[14]前面这些古老的概念在历史上的大部分时期都占据主导地位，但是希波克拉底激进却更接近事实的观点如今仍被人称赞。尽管如此，希波克拉底关于身体和疾病如何运作的许多信念却不那么准确。在公元前5世纪，希波克拉底描述了伯罗奔尼撒战争期间战士伤口中渗出的液体。[15]就像他14世纪的同行那样，他指出白色脓液（根据当时的希腊思想，属于四种体液之一）与一种良好的预后有关，而一种散发臭味、浑浊不堪的有色体液被他标记为"恶臭脓"（*ichor*，最终发展成现代词"黏糊糊的"——icky），常常预示士兵伤情堪忧。[16]

这些关于脓液和感染的观点可追溯至公元前5世纪的雅典。它们在超过2 000多年的时间内几乎保持不变。引用维多利亚女王的私人医师弗雷德里克·特里夫斯的话，那就是："实际上所有的大伤口都会化脓。脓液是最常见的谈论主题，因为它是外科工作中最明显的特征，我们根据化脓的严重程度对其进行分类。"[17]

演化和免疫

直到希波克拉底和修昔底德报告他们各自经历的战争创伤和雅典

大瘟疫之时，如今被称为免疫系统的生物系统（包括脓液）已经演化了数十亿年了。只要生命存在于地球上，生命体之间的竞争就至关重要。这种竞争远远超过了传统的被动相互作用——比如两个个体争夺同一食物来源，并且常常演变为死敌间的主动挑衅。

最近的证据显示：生命从单细胞生物开始，出现在遥远的40亿年前（用地质术语来讲，生命几乎在地球从最初的熔融状态凝固后立刻开始了。这种说法认为生命是必然出现的，而不是一个例外）。第一批自由漂浮生命体的出现启动了一场生死竞争，意味着不断演化的攻击-防御战术手段。这场物种间的军备竞赛一直持续到今天。在此举一个表明这种竞争倾向重要性的例证：即使是在最古老的已知生命体中，也能发现多达10%的基因发挥抵抗入侵者的防御作用。[18]这些防御机制的目标包括细菌和病毒攻击。看待这件事的一种方式就是，一个细胞中各种基因的比例大致与生命体使用的能量成正比。因此，我们最早的祖先所使用的资源中，至少有1/10是用来抵御掠食者的。这是一种相当大的能量投入，毕竟生活中有许多其他事必须完成（其中最重要的就是生存和繁殖）。

细菌基因遗传研究异常复杂，所以我们将只讨论部分细菌结构，这些结构在本章及之后的故事中扮演着重要的角色。一个细菌中的主要遗传元素是一片环状DNA，也被称为染色体。细菌中的染色体稳定存在于身体的每一个细胞中，这种特质延续了亿万年。在人类体内，23对线性（非环状）染色体被发现存在于身体的每一个细胞中，并且为制造我们所有的分子和细胞提供必要的蓝图。

随着时间流逝，一种新的DNA元素类型演化出来。与编码成千个不同基因的大型染色体DNA不同，有一种迷你环状DNA只包含了少许基因，其结构被称为"质粒"，它们被制造出来后，在不同微生物之间通过密切接触传播。

由质粒编码的基因通常传达着用来应对不断变化的环境的方法。其实质粒的发现是在20世纪40年代，当时科学家致力于找出一些解释细菌能够适应抗生素的原因（抗生素是第二次世界大战时期研发的一系列新的神药）。这些研究揭示，一些用来编码基因的质粒能够让细菌幸存于诸如青霉素这类抗生素的毒性。事实上，青霉素是物种间军备竞赛的另一范例，它由一些特定的霉菌产生，目的是对抗细菌入侵者。人类仅仅是借用了这一手段。该手段一直奏效，直到细菌间发生质粒接合转移，从而使青霉素在很大程度上失效。

另一个相当有趣也非常古老的防御机制的例子就是毒素-抗毒素系统。简单地说，就是在某个质粒上的一个基因负责编码具有高度毒性的蛋白质，其毒性只能被称为抗毒素的解毒物质中和。[19]细菌的染色体中可能有制造抗毒素的基因。于是，当与"朋友"（能够产生抗毒素的细菌）接合时，毒素会因为抗毒素的出现而被抵消掉。然而，如果与无法产生抗毒素的"敌人"亲密拥抱，就可能是致命的。这样的把戏通常被细菌借用，它们就像如今街头上的小流氓，找机会侵占邻里，消灭竞争对手。

甚至还有一套更加复杂精细的防御措施演化出来，以保护细菌、抵抗病毒。我们很快就会看到，病毒给细菌带来的麻烦和问题不亚于病毒对人类的伤害——甚至更严重。[20]有种物质会让一些病毒特别难缠，这些病毒有能力将自己的遗传物质插入宿主染色体。就像科幻小说中的怪物一样，构建病毒的指令能够潜入宿主染色体，默默地埋伏其中，直到一些信号触发病毒，使其重新出现并继续它们的野蛮行径。为了对抗这种威胁，细菌已经演化出非凡的机制来识别并且消灭敌对性遗传物质。有这么一套演化机制，称为"限制性内切核酸酶"（简称限制酶），它能够将病毒DNA切成碎片。我在另一本书《改变的处方》（*A Prescription for Change*）中描述过，识别并且复制这些基因剪切机制催生了现代生物技术，它伴随限制酶及其潜力的科学发现而成长，这些酶可以被用来切割并修改人类基因。[21]

　　而另一项防御机制近几年来毁誉参半，这套机制被称为"成簇规律间隔短回文重复序列"（简称为CRISPR），也是演化出来消灭嵌入病毒的。[22]简短地写个小插曲：一些细菌已经演化出一套系统，能捕获病毒所特有的DNA序列，将其组织编入自身的DNA重复段序列中储存起来，这种手段能让细菌回忆起自己（或者祖先）曾遭遇过的病毒。这些序列组成一种早期警报机制，供细菌用来识别入侵的病毒。通过使用这些独特的序列来引导DNA酶（其中最著名的应该是Cas9）的指导性策略，CRISPR系统能够找出并且消灭病毒DNA特征（从而同时消灭病毒）。随着代代相传，基于CRISPR的免疫系统使得细菌能够回忆起之前与病毒的遭遇，从而演化出一套防御策略，将未来遭受的攻击带来的伤害降低至最小。在当代分子生物学家手中，CRISPR有望同样地识别出异常致病DNA的独特特征，从而纠正其缺陷，因此有机会预防或者逆转人类体内已存在的疾病。[23]所以，这种技术近期为许多初创的生物技术公司赢得了大片好评（并带来了大量投资），他们寻求改变一切，从改变先天遗传疾病和癌症到消灭某些传染病。[24]如果想要更详细地了解CRISPR-Cas9，那么这已经超出了本书内容所涉及的范围，但是无论如何还是要声明，这一系统有潜力应用到医学的未来变革中。

从吃吃喝喝到打打闹闹

　　生命出现后的10亿多年来，单细胞生物（细菌、古菌，还有骚扰它们的病毒）之间持续着无休止的战争。除了病毒，所有单细胞生物都通过食用蛋白质、脂类和碳水化合物（比如，有机生命的碎屑），或者使用太阳能（光合作用）或化学能（化学合成）合成自身所需物质，来获取养分（和能量）。一直以来，生命演化出各种各样的方式来改善自己的进攻和防御能力。一个例子就是单细胞生物用来摄取食物的吞食技术的改变。类似于最大的生命体（蓝鲸）摄取和过滤一些最小的生命体（浮游生物）的方式，单细胞生物演化出过滤其周围环境中的物质来捕获其中营养物的方法。考虑到瞄准较大型猎物可以提高捕食效率，这套系统得到了改善，用来捕获并杀死整个微生物（而不是单个分子）。猎物反过来也发展出各种方法保护自己，比如使用前文提到的毒素-抗毒素等专门技术。

27亿年前，单细胞生物之间的旷久之战进行到了关键时期，而就在这时，这个星球上的无数细胞中有两个细胞达成了开创性的和平条约——尽管只是在纳米尺度上。当时这件事并没有被广泛关注，但是影响深远。这样的事情每天都在发生，事情伊始是一个单细胞生物在吞噬另一个单细胞生物。胜利者没有尽情享用受害者的各种蛋白质、脂肪和碳水化合物，两种生物达成了一种互惠互利的安排。我们将吞噬者称为宿主细胞，它通过让猎物继续活着（而不是杀死并消化猎物）获得了一种特异功能。我们将共生的生物称为"搭便车细胞"，它转而给其宿主持续提供好处，对方不仅不会杀死它，还会庇护其不被其他病原体攻击——换言之，保护其免受外部残酷世界的影响，因为下一个宿主细胞可能就不那么和蔼可亲了。实际上，"搭便车细胞"可能受益更多，因为它能够在宿主提供的新保护壳内继续繁殖。

随着这种陪伴关系的继续，分道扬镳终将不可避免。尤其是宿主细胞，它最终需要分裂。为了让自己的后代得以生存，"搭便车细胞"也需要分裂。因此，宿主细胞和"搭便车细胞"同时演化出一种方式：当细胞分裂发生的时候，"搭便车细胞"也同样分裂进入两个子代细胞中。生存环境中养分多寡的变化会要求宿主和/或"搭便车细胞"的数量和功能相应变化，这样的变奏曲一直在上演。随着时间推移，系统不断演化以保证"搭便车细胞"的恰当平衡。

前文描写的过程是内共生的一个实例，内共生理论由美国科学家琳恩·马古利斯提出。[25] 我们体内的每个细胞中至少存在着一个内共生事件，为人类生命的各种功能提供能量。事实上，所有的动植物都是第一个和平条约的直接后代。这种结合式结构被称为真核细胞，其名称来自希腊语，意思就是"真正的内核"。真核细胞有一个细胞核，这一特异结构演化出来作为储存DNA的核心仓库。与此相反的是，细菌和古菌中的DNA漂浮在细胞内。这些细胞被称为原核生物（意思是"在有核之前"）。

我们故事中的"搭便车细胞"通常被称为线粒体。线粒体几乎是我们体内每个细胞的组成部分，为宿主细胞提供的特异功能就是产生能量。与它们独立的祖先一样，线粒体为自己的DNA编码，独立于宿主细胞自我复制，但同时也与宿主细胞携手合作。因此，线粒体常常与更大的细胞保持交流。有时候，它们会增加自身的数量，或者降解自身以循环利用主要的构建模块，目的是适应整个细胞持续不断的生存和繁殖，以响应拮据时期或者衰老带来的变化。虽然所有已知的真核生物都包含源自最初那对细胞的线粒体，但有一组真核细胞经历了额外的内共生事件。最突出的例子就是，一个真核细胞吞食了一种能够响应阳光为自己提供食物（更确切地说是糖）的细菌。结果，这种细胞得到了一种被称为叶绿体的光合作用要件，成为所有植物的祖先。

这两个小小的和解事件并未引起注意，因为就在此时的星球上，微生物正在为保证自身和后代的未来而相互残杀。我们会在下一章看到，一些合作事件涉及细菌和真核细胞。另外一些好处来自与自己后代的合作。对大部分演化来说，细胞分裂之后就是两个子细胞各自发育。最终，它们决定保持联系，一起运作。随着这些真核细胞集合和组织起来，演化成我们现在称为多细胞生物的生命体，特化就成为可能。人类文明进程中发生过众所周知的转变，当有一些个体留下来耕种土地时（而不是一直出去狩猎），工作的分化就被促成了。同样地，和集体保持联系的想法能够磨炼一些细胞的某些特异性。在混乱的防御需求中，这些细胞中有一些开始分化，从而能够抵抗外来入侵。

在许多情况下，我们的早期祖先使用的主要防御手段只是创造简单的物理屏障（比如皮肤），防止不请自来的入侵者找到入口，进入身体内部。随着时间的推移，多细胞生物做出的其他适应包括进一步的特化，类似于现代枪支的改进——可以通过远程保护来击退和阻止潜在的危险。从水螅（一种相对简单的多细胞生物）中能看到一个例子：作为保护性外部屏障（比如表皮）的补充手段，水螅演化出另一种手段，能制造和分泌一种复杂得惊人的抗菌肽（非常小的蛋白质）。[26]这些防御手段涉及了最原始的抗生素。"抗生素"这一术语源自希腊语的字面翻译，意为"抗生"，精确反映了杀死其他生物的目标。鉴于水螅的生存环境中满是细菌病原体，这种适应至关重要。一个有趣的细节是水螅的防御手段具有选择性，会靶向防御一些细菌，但同时也能和其他细菌合作。[27]这种方法也许是最古老的微生物组，即特定环境中存在的微生物的集合，而且这些微生物与某种像你我一样的宏观生物密切互动。人类与微生物的共生关系是相当新的发现，尽管越来越多的证据表明微生物菌群控制着几乎所有生与死的重要方面。如我们所见，这将贯穿我们整个故事的其他部分，密不可分。

化学战争

接下来的进一步演化产生了更加复杂的防御系统。随着多细胞动物变得越发复杂，特化也变得越来越重要。鉴于自然环境的严苛，增强防御的技术持续得到改进。有一组名为吞噬细胞的细胞出现了，其名称来源于希腊语中的"吞食细胞"。它们的主要职责就是消化潜在的敌人。它们的祖先所用的同样机制主要用来收集养分，但是新的适应过程改变了目的，转而杀死入侵者。

　　同样发生适应性改变的敌人带来不断变化的环境，为了进一步适应这种环境，生物不得不进化出更加精细复杂的方式来进攻和防御，因此更重大的特化不断产生。在吞噬细胞中，有一些细胞接受了用更加有效的方式杀死入侵者的任务，而其他一些细胞则负责生产并释放特定的化学物质，来迷惑或者麻痹潜在的入侵者。许多吞噬细胞不再是静态细胞，它们不再只是静静等待机会偶遇潜在的入侵者，而是获得了积极行动的能力，到处走动，不停搜索潜在威胁，像巡逻兵一样保护宿主。这种新得到的移动能力也允许多个防御细胞涌向敌人。这些适应性变化极大地得益于一系列被称为细胞因子的复杂化学物质的发展。

　　细胞因子（又称细胞活素，来自古希腊语"细胞活动"）名副其实地发挥自己的功能。当细胞受到外来病原体的进攻威胁的时候，细胞因子可以被视作细胞发出的早期警报信号。正如保罗·里维尔在列克星顿和康科德协助动员民兵阻挡英军那样，细胞因子触发宿主防御网络警报，来调动和集中火力（包括吞噬细胞），然后指挥进攻（随着进攻的持续制造出更多的细胞因子，或者在威胁消失后逐渐放缓制造节奏）。随着威胁数量和种类的增加（比如不同细菌、真菌或者病毒出现），细胞因子本身也开始特化。如今，仍不断有新的细胞因子或已知细胞因子的不同变体被发现。细胞因子进一步特化的一个例子就是干扰素的集体出现。

　　在20世纪50年代中期，两位英国科学家阿利克·伊萨克斯和让·林登曼①正在研究流感病毒如何感染鸡蛋胚胎（许多流感疫苗在鸡蛋中生长）。他们记录下一个奇特的发现。[28, 29]如果科学家用高温杀死病毒，然后用这种材料去感染胚胎，那么鸡蛋随后能抵抗住活病毒的感染。这可归因于受感染细胞产生的宿主防御分子。这种分子有能力去干扰病毒感染，所以取名为"干扰素"。就像科学故事里面常发生的那样，其他实验室几乎在同一时间也报道了类似的发现。比如，东京大学致力于改善天花疫苗发展的独立研究报道了同样的发现，这跟由美国脊髓灰质炎疫苗研究员约翰·恩德斯（我们在之后的故事中还会看到他）领导的团队的发现一致。[30, 31]这些对未来影响深远的观察打开了研究的大门，揭示了并非仅有一种干扰素存在，而是有一系列不同的干扰素，其中许多拥有相同的干扰病毒的能力，但是每一种都有自己特殊的干扰方式。随着时间的推移，研究人员也意识到干扰素的免疫激活功能不仅限于病毒感染，还会在出现癌症和其他疾病的情况下，向免疫系统敲响警钟。[32, 33]基于干扰素的疗法现在确实算是与一系列疾病斗争的常规方法，包括传染病和癌症，还有多种自身免疫功能障碍。

　　大约5亿年前，在这个世界的海洋深处，无时无刻不充满着微生物，一种无脊椎、无颌鱼类演化出一种更加复杂和有效的方式来消灭可能的病原体。[34]套用今天的标准，这种无颌鱼类相当原始。一个例子就是七鳃鳗鱼。还是用今天的标准来看，这种鱼才是真正独领风骚的物种。5亿年前，这些无颌鱼不仅演化出能够消灭不请自来的病原体的能力，还能记住哪些生物是朋友、哪些是敌人，并且选择用不同的方法辨别两者。简言之，这套新系统增加了它们的防御系统识别并消灭携带潜在疾病的微生物的数量，还提高了识别效率。除此之外，这一进步还意味着这些鱼能有效地保护自己不受传染病感染，因为新系统

---

① 此处疑误，让·林登曼为瑞士病毒学家。——编者注

能够记住过去的传染病史，使用这些信息更加迅速地建立起牢固的防御，来抵挡再次遭遇病原体时后者发起的攻势。

这些会使用化学武器的无脊椎动物演化成背上长了一长条骨头（称为脊椎）的水生生物，随后成为陆生脊椎动物。再后来，它们演化为哺乳动物（覆盖皮毛的脊椎动物，雌性动物用母乳来哺育自己的婴儿）。如此一来，它们的防御机制越发精妙复杂，强大有力。在它们的防御性化学武器不断改进的同时，类似的变化正在改善不断演化的免疫系统中细胞成分的有效性和致命性，下面我们对此展开详细说明。

演化大发现

1772年，弗朗索瓦·约瑟夫·维克托·布鲁赛出生于法国西北部布列塔尼省小城圣马洛的一个医生家庭中。[35]年轻的弗朗索瓦跟随自己的父亲学习基础的医疗方法，但是在1789年7月14日被卷入法国大革命攻占巴士底狱的风暴之中。受到法国革命性三色旗的感召，布鲁赛加入了法国革命军的步兵团，但是虚弱的身体让他不得不临时放弃军队服役。趁此空隙，他在巴黎完成了医学培训（尽管后来他作为一名见习外科医生又回到了部队）。颇为讽刺的是，这段短暂的旅居生涯让这位平民出身的布列塔尼人接触到了资产阶级出身的当权者的后代，这成为他一生的转折点。

马里-弗朗索瓦·格扎维埃·比沙也是一位医生的儿子，他的父亲还是蓬桑市（位于法国中东部，毗邻瑞士的一个小城市）市长。[36]虽然比沙只比布鲁赛年长一岁，但是他已经积累了骄人的学术记录。比沙的父亲送他去南蒂阿和里昂的顶尖学校，支付了他的学费和旅费（比沙似乎经常在法国各地旅行，因此在一定程度上超脱于革命造成的混乱）。最终，比沙也献身大革命的浪潮，在自己家乡阿尔卑斯山附近的共和国部队担任外科医生。

在雅各宾派专政结束之后，比沙搬去了巴黎，于1794年7月跟随著名的外科医生皮耶尔–约瑟夫·德索，当他的实习生。比沙很崇拜德索和他的家族。在导师的指导下，他快速晋升。然而，1795年德索突然离世。这不仅在精神上深深打击了比沙，还给他带来了额外的负担。比沙不仅要在工作上承担更多的职责，在私生活方面，他还要帮助填补导师的家人在德索离世后的巨大空白。日积月累的压力让比沙付出了可怕的代价，他年仅30岁就离开了人世，和他的导师兼挚友德索一起长眠于同一个地下墓穴中。

虽然比沙英年早逝，但他为医学做出了意义非凡的贡献，对我们的故事也非常重要。比如，学界普遍承认他为"组织学之父"，他在这个领域内开创性地认识到：每一个身体都由大量复杂的各类组织构建而成，每类组织发挥着各自不同的功能。这些迥然不同的组织组合起来，共同运作，保障了身体的整体健康状态。如果其中任何一个系统摇摇欲坠，整个生物体就会有危险。[37]除此之外，比沙和他的工作给他最后的一批学生留下了不可磨灭的印象。弗朗索瓦·约瑟夫·维克托·布鲁赛就是其中之一，他从1799年开始接受比沙的指导，一直到比沙生命的最后一年——1802年。

在比沙关于身体由发挥不同功能的不同组织构成的理论基础上，布鲁赛加上了自己的想法，包括一个相当前卫的观点（至少对19世纪早期的欧洲来说如此）：当正常的组织突然功能失常或彻底丧失时，就会引发疾病。[38]尽管这个观点经受住了时间的考验，但在为其辩护时，布鲁赛还是有点儿偏离主题了，他认为由情绪压力或者其他刺激引发的"紊乱"会触发消化系统问题，然后像多米诺效应一样最终危害全身器官。尤其是，布鲁赛认为其他器官的"交感反应"依靠血液传导，而受到污染的血液会导致器官衰竭。[39]他进一步强调，要解决这些"交感反应"，最好的方法是使用吸血的水蛭除去被污染的血液。[40]

幸亏用水蛭吸血消除"交感反应"这一疗法没有流传下来，但是布鲁赛与巴黎大学的一位年轻同事展开热烈的探讨和辩论，还偶尔骚扰人家。这后来却成为他最伟大的贡献之一。加布里埃尔·安德拉尔属于比沙和布鲁赛之后一代人。和安德拉尔的两位前辈一样，安德拉尔的父亲也在革命军中当过军医，还是若阿尚-拿破仑·缪拉元帅（波拿巴的妹夫）的私人医生。[41]与比沙和布鲁赛作为军医不同的是，安德拉尔拥有比两位前辈使用的工具威力更加强大的武器：显微镜。我们将会在下一章看到，在这之前好几十年中，显微镜其实一直存在，但是由于其发明者秘而不宣，它很少被用到。一旦技术挑战被攻克，这个工具很快就得到了广泛使用。显微术领域从根本上改变了我们对健康和疾病的理解。

几十年来众所周知，血液中含有大量红色的血细胞（红细胞）。但安德拉尔首次证明，血液中可能含有比预期多得多的组分。例如，安德拉尔注意到少数血细胞缺乏红细胞的红色调——这种红色是由于红细胞的血红蛋白中含有铁元素所致。[42]所有红细胞的大小、颜色和形状几乎都一样（除了极罕见的例外，如镰状细胞贫血患者的红细胞），但是安德拉尔发现了白细胞（leukocytes，来自希腊语，意思是"白色的细胞"）的存在，这是一种缺乏固定形状和颜色的细胞。与红细胞不同之处在于，白细胞还有一个明显的细胞核（我们现在知道细胞核是一种包含细胞DNA的结构，而红细胞独独缺少细胞核或者遗传DNA）。另外，安德拉尔看到了诸多不同类型的白细胞，还有存在于血液中的被他称为"体液"的东西，这种物质能调节血液中许多不同类型细胞的组成和行为。[43]"体液"这个观点遭到了当时很多人的嘲笑，最出名的就是布鲁赛。最终，安德拉尔胜利了，既是因为他后来取代了布鲁赛在巴黎大学的地位，也是因为他对血液中不同细胞及其影响因子的描述催生了一个聚焦血液疾病的医学新领域的诞生：血液学。

从安德拉尔的时代开始，我们对血液学和免疫系统的理解持续呈指数增长。在传统的学院教材中，就连关于这一主题的最基本方面的描述都超过了几百页。在这里，我们向读者简明扼要——甚至可以说浅显地总结一下宿主防御机制，并且讲述它们保护身体免受来自身体内部以及外部的敌对世界伤害的功能机制。

人体免疫系统重重防御，有着层层叠叠的结构，其方式与现代战争惊人地相似。位于与入侵者战斗前线的是古老的物理屏障，包括人类的皮肤和内部组织保护层。虽然皮肤在美妆界、医药界和整形手术界是价值数十亿美元的重点关注对象，但其作为预防疾病的第一道防线的重要性被大大低估。虽然下面的说法可能会冒犯那些迷恋人体的精致和繁复之美的人，但是我们的身体其实就是一个"管中套管"的结构。最外层的管子就是我们的身体。这根管道有巨大的表面组织（比如皮肤），还有几个孔洞（比如，眼睛、鼻子和生殖孔），这些地方都必须随时检查，阻止环境中的种种病原体趁虚而入，因为哪怕是最疯狂的卫生检查员也无法（其实也不应该）保持外部环境绝对干净。其次，内部管道包括消化道，消化道是贯穿外部管道的巨大孔洞。这个巨大结构的内外表面都分布着一系列细胞，它们的任务是在非常适合大多数细菌生存的潮湿、温暖环境中检测并消除有害微生物。因此，身体发展出一系列机制来帮助侦测和消灭有害入侵者。

就像在城垛的防御周界排布哨所一样，免疫组织成群结队地散布在身体及其各个入口，沿着管道排列。其中最突出的就是被称为淋巴结的结构，这些结构的直径通常小于0.5英寸[①]，形状类似肾脏。如我们

---

① 1英寸＝2.54厘米。——编者注

所见，探测到外来入侵者会触发细胞因子的产生，细胞因子则会动员免疫系统的细胞，使它们聚集在淋巴结周围，作为抵挡感染的早期尝试。随着防御增强，警戒部队也不断扩大。淋巴结检查（触诊）也成为临床检查的常规部分。让我们回到我们的故事中，这些"防御工事"（比如淋巴结）受到侵害时会分泌脓液，正如肖利亚克在瘟疫受害者所患炎症（病变）中看到的那样。

淋巴结是组织有序的防御堡垒，旨在对体液取样，以检测、隔离并且摧毁潜在的入侵者。这一过程要求许多不同的白细胞以复杂的方式联合发挥功能。"白细胞"这个总称只是为了区别于安东尼·范·列文虎克看到的红细胞。虽然我们集中关注的主要是法国的安德拉尔发现的白细胞，但是这一发现其实同时发生在好几处不同的地方，因此做出同样贡献的还有比利时的戈特利布·格吕热、德国的威廉·福格尔和英国的威廉·艾迪生。[44]由这些研究者识别的许多白细胞亦如我们之前详细描述的古老吞噬细胞一般，在不停地适应和改进。这些细胞不仅会吞噬和摧毁细菌等病原体，还会制造细胞因子来警告身体正在遭受攻击，驱动宿主防御细胞在感染位点集结起来。为了理解我们是如何得知许多细胞对宿主防御做出贡献的，我们现在开始讲述医学史上最重要的人物之一——保罗·埃尔利希。

埃尔利希登场

1854年，保罗·埃尔利希出生在下西里西亚省（如今的波兰）的一座小镇上，他的家人经营酒厂，管理酒馆。他10多岁时在布雷斯劳附近的玛利亚–马格达雷能文理高中上学，埃尔利希和阿尔伯特·路德维希·希格斯蒙德·奈塞尔就在那段青春期结下了终身友谊。这段关

系如此出名，一部分原因是奈塞尔后来发现了导致淋病的细菌病原体
（再后来，还发现了导致麻风病的微生物），而埃尔利希之后对医学的
贡献包括肿凡纳明——这种药物第一次成功治疗了淋病。埃尔利希早
期的教育经历也值得一提，因为他追随了表兄的脚步。他的表兄叫卡
尔·魏格特，年长埃尔利希9岁，也在玛利亚–马格达雷能文理高中读
书。卡尔着迷于新兴的化学染料领域（与此相对的是稀有且更加昂贵
的自然染料，比如靛蓝）。

　　19世纪末20世纪初，德国在科学研发与制造新染料及其他生产服
装、印刷品和消费品的制造领域占据了领先地位。[45]魏格特对医学的开
创性贡献包括证明了一系列来自煤焦油的染料能用于给某些人体组织
染色（有助于现代组织学的发展）。[46]卡尔·魏格特的第一份科学报告
有关使用苯胺研究人体组织，发表于1871年，比保罗·埃尔利希发表
第一篇科学论文早了6年。[47]

　　紧紧抓住魏格特和埃尔利希想象力的化学染料和细菌，在19世纪
晚期的德国科学家之间大为盛行。也许，这股沉迷之风始于普鲁士科
学家特奥多尔·阿尔布雷希特·埃德温·克雷伯的科学发现，他揭示了
细菌和疾病之间的联系，使用这些染料和一个简单的显微镜识别出肺
炎患者的黏液中的细菌（这位科学家本人也很荣幸地用自己的名字命
名肺炎的主要致病因子——肺炎克雷伯菌）。但是，克雷伯似乎是一个
脾气相当暴躁的人。1913年克雷伯的讣告发表在著名的《科学》杂志
上，其中将他冲动好斗的风格归因于"个人血统内斯拉夫元素"的遗
传倾向。[48]克雷伯的战斗风格可能还反映了他所受医学培训的学术环境。
他的主要导师鲁道夫·路德维希·卡尔·菲尔绍被誉为"医学教皇"。菲
尔绍的名字一直流传到今日，不仅是因为他对科学做出的诸多贡献，
还因为他喜欢公开诋毁和他意见相左的同行们：他给查尔斯·达尔文安
上"不学无术之徒"的帽子，还给达尔文的门生、著名的自然主义者

恩斯特·海克尔贴上"傻瓜"的标签。[49]菲尔绍对社会主义的激情让他积极投身政治，他在国家议会工作了10多年，还参与创立了普鲁士自由党。这些经历揭示了他大胆的个性，他公开批评俾斯麦政府就是很好的证明，为此他还遭到了这位大政治家发出的决斗挑战。据小道消息，菲尔绍同意决斗，但有一个条件，他要自己选择决斗武器：一根布满旋毛虫的香肠。[50]我们接下来就会看到，这不会是德国香肠唯一一次进入我们的故事。

让我们回到克雷伯，细菌和肺炎的联系相当引人好奇，却缺乏直接联系的证据。和菲尔绍同一时代的科学家、西里西亚医生卡尔·弗里德兰德在克雷伯的研究基础上展开自己的工作，他在1882年宣称细菌和肺炎之间有着绝对的因果关系。[51]这一宣言和普鲁士科学界许多人的观点相对立，他们一直坚称自古希腊流传至今的一大迷思——异味空气（或者臭气）是这类疾病的致病原因。虽然批评愈演愈烈，1883年10月，弗里德兰德还是招聘到一名年轻的丹麦科学家汉斯·克里斯蒂安·革兰加入自己的病理实验室。在两周的时间内，革兰识别出一种化学染料，称为苯胺龙胆紫，这种染料能够选择性地给细菌染色。通过将"革兰氏染色剂"和埃尔利希的开创性染料结合在一起，革兰为消除前面那些过时的理念贡献了自己的一臂之力。

高中毕业之后，埃尔利希在德国不少学院接受过医学培训，并在19岁获得了博士学位。5年之后，埃尔利希使用苯胺和其他化学染料给血液中的细胞成分染色。这些研究揭示了白细胞的不同亚群，主要根据它们吸收或者排斥不同染料的能力来区分。举例来说，某一类吞噬细胞曾经甚至如今始终被称为嗜伊红粒细胞（或称嗜酸性粒细胞），因为能够用伊红这种染料选择性地给它上色。[52]另一类细胞亚群被称为嗜碱性粒细胞，以此命名是因为它能吸收碱性染料（嗜碱性粒细胞英文名称"basophils"的后缀"phils"是古希腊语中的一个后缀，意思是

"喜爱"或者"感染",比如anglophile意为"亲英者")。在他发表自己
对血细胞的研究三年之后,年轻的埃尔利希在1882年出席了一场由著
名的罗伯特·科赫组织的研讨会,这场活动将改变这两位研究人员的一
生,还将永远改变科学界和医学界。

科赫是一个早熟的孩子,在5岁的时候一鸣惊人——他的父母发现
他竟然自己学会了阅读。[53]在接受医学培训之后,科赫开始对理解传染
病的起因感兴趣(当时的主流思想仍然是诸如"臭气理论"这样的迷
信思想,因为这是许多疾病的致病基础)。借助刚刚兴起的显微术,科
赫发现了一个崭新的领域:细菌学。1876年,科赫从感染炭疽病的动
物身上割下腐烂的器官,然后分离出一种现在被称为炭疽杆菌的细菌,
由此指明了炭疽病的病因。[54]科赫在实验室内培养细菌:他从感染物
中分离渗出物,放在一片马铃薯上面,让马铃薯为其中生存的微生物
提供养分。等待了几天之后,科赫在马铃薯上看到一些小白点,里面
含有上百万个细菌。他发现人的体温是其最佳生长温度(98.6华氏度,
即37摄氏度)。不幸的是,并非所有的细菌都适合在马铃薯片上生长,
这种培养基也不是最理想的材料,因为它很容易变软和腐烂,尤其是
处在适合细菌生长的相对温暖的条件下的时候。[55]

幸运的是,科赫那些提纯然后识别出导致炭疽病和其他细菌疾
病的生物因子的研究,得到了一个非常出色的团队的协助。其中一位
团队成员是瓦尔特·黑塞,他是一位病理学家,出生于庞大的医生世
家(家族五兄弟中有四位成了医生或者牙医),来自民主德国的萨克
森地区。在莱比锡接受完医学培训后,黑塞曾担任过乡村医生,随后
在1867年志愿加入普鲁士军队。这段历险让他参加了1870—1871年普
法战争期间的格拉沃洛特-圣普里瓦战役。黑塞对军队医院的卫生和
后勤状况感到失望,这也昭示了他最初对学术生活的向往。[56]1872年
他从军队退役之后,短暂地回到德国东部。他尝试着在德累斯顿当一

名医生，安定下来，但是内心的不安分让他登上了德国客轮（走纽约航线），成了船上的外科医生。这个决定还给了瓦尔特一个拜访他的兄弟的机会，他的兄弟理查德是布鲁克林地区一位成功的牙医。在这段时期，他对晕船产生了兴趣（在客轮上工作的两年内，他全神贯注地研究这个问题），还提笔写下了第一批客观描述这个问题的科学论文。1872年11月，瓦尔特在北美逗留期间，理查德介绍他进入纽约社交圈，尤其是介绍他认识了成功的荷兰进口商艾利舍缪斯一家。这家的长女安吉丽娜（昵称法妮）让瓦尔特一见钟情。他们的第一次约会因为瓦尔特要回船上工作而短暂结束，但是法妮一直在计划自己的欧洲之行（这在当时许多美国有钱人之间很流行）。虽然这次旅行的主要目的地是瑞士，但法妮说服了自己的妹妹和她一起改道去位于萨克森的德累斯顿。瓦尔特回到德累斯顿（更准确地说是齐陶的郊区）的部分原因是基于下述事实：医学界获悉了瓦尔特有关晕动病的研究，接纳他成为医学会的会员。折服于闪光耀眼的萨克森首府（当时被誉为易北河的佛罗伦萨），法妮一下子就爱上了德累斯顿和瓦尔特，两人于第二年夏天在日内瓦结了婚（也就在法妮一家第二次瑞士之行期间）。瓦尔特后来获得晋升，成为该郡的首席医生，主要负责靠近捷克边境的艾尔茨山脉施瓦岑贝格地区。开采铀等重金属是当地的主要产业，伴随而来的则是无数的疾病和感染等，与大量开采地区恶劣的工作条件和环境破坏息息相关。如此让人心神不安的情况却并未受到质疑，而且很多医生坦然接受，这样的情况在施瓦岑贝格乃至世界其他地方都一样，直到瓦尔特·黑塞来到此地。

抵达当地之后，瓦尔特想到恶劣的环境可能会增加空气传播的感染原，由此加重施瓦岑贝格地区的疾病高发负担。这个问题驱使黑塞对细菌学产生兴趣，最终导致他和罗伯特·科赫申请学术休假。与此同时，受过良好教育且同样充满好奇心的法妮也和瓦尔特一起研究，不过常常做幕后工作。法妮的弟弟路易斯·米歇尔·艾利舍缪斯是一位画家（如今被视为稚拙艺术流派的主要代表人物），法妮和自己的弟弟一样很有艺术天分。她全情投入用图画记录下瓦尔特的研究，和他一起度过学术假期。

在黑塞休假期间，科赫正试图用取代马铃薯的其他方法培养细菌。他的一位助手朱利叶斯·理查德·佩特里已经发明了一种小圆盘，直到今日这种圆盘仍然用这位助手的名字命名[1]。但是放什么东西进去呢？早期的实验试过用明胶，但是在细菌喜爱的温暖又潮湿的实验室环境下，这种材料很容易液化。对正在尝试识别空气中病菌的瓦尔特来说，这些挫折确实令人忧虑。

除了具有艺术天赋，法妮还是制作果冻和美式布丁的高手。瓦尔特和法妮意识到果冻即使在炎热的夏季都能保持固态，这可能提供了答案。法妮根据她在纽约的成长经历，用琼脂而不是明胶来制作自己的招牌果冻。至于这种东亚式烹饪方法，法妮是从自己儿时的邻居、一位从爪哇（当时还是荷兰殖民地）移民到纽约的荷兰妇女那儿学会的。瓦尔特得到了科赫的嘉许，因为这一突破极大地加速了对结核病和其他传染病的持续研究。虽然瓦尔特和法妮都没有因此贡献而广受赞誉，但他们对此不以为然。他们返回德累斯顿后，瓦尔特继续研究公共卫生，重点是瘟疫研究。瓦尔特于1911年去世之后，他的实验室不得不被彻底烧毁，因为实验室污染程度严重，足以视为对公共卫生构成了威胁。

正当佩特里和黑塞一家不断优化培养细菌所必需的技术时，科赫总结出确定细菌是否为致病病原体时必须满足的标准。科赫在1880年列出的标准包括：每个病例中均出现致病的病原体；它能够被单独分离出来，并导致健康个体发病；它还能够再次从被传染的个体中单独

---

[1]　"培养皿"的英文为petridish，取自佩特里（Petri）。——编者注

分离出来。这些简单的标准填补了长久以来的空白，为确定微生物与疾病的关系建立了规范。科赫的理论假设的先见之明持续到今日，仍然有助于推翻有关疾病原因的不准确猜想（包括客观地解决了人体免疫缺陷病毒和艾滋病之间的争议性联系，以及寨卡病毒与小头畸形之间的关联问题）。这些被称为"科赫法则"的断言为理解传染病提供了基石，也彻底消除了包括臭气理论在内的古老迷信。

鉴于科赫的发现的影响和随之而来的声誉，科赫受邀在欧洲各地展开演讲。1882年，20岁出头的保罗·埃尔利希列席一场关于结核病病因的研讨会。科赫在会上展示了检测一种如今被称为结核分枝杆菌的细菌的方法，这令埃尔利希印象深刻。会议结束之后，埃尔利希径直去了实验室测试这个想法。在一天的时间内，埃尔利希戏剧性地改进了检测方法，并将这一结果反馈给科赫。一位崭露头角的年轻科学新秀和他的资深前辈同行（两人相差10多岁）的这次交流互动开启了两人长达一生的专业合作和私人情谊。科赫为埃尔利希的科研生涯提供帮助，在自己的实验室给他安排了职位。这对埃尔利希来说算是一次提升，因为在此之前，他一直都在没什么具体职位的私人实验室从事自己的研究（有点像一个世纪以后，在美国西海岸一些车库诞生的计算机时代基础研究）。对埃尔利希来说，改善结核病检测方法的合作关系颇具个人意义，因为在饱受多年咳嗽困扰之后，1885年他用这种技术成功诊断出自己的疾病。正如有经济能力的人常见的做法那样，埃尔利希在埃及温暖的气候条件下恢复了健康。在康复之后，科赫就邀请这位朋友于1891年来到柏林，成为新创立的感染病学院创始成员之一，如今这所学院被称为罗伯特·科赫学院。

到1891年获得晋升之时，埃尔利希早已在小鼠身上用诸如蓖麻毒蛋白此类毒物开始了一系列研究。简而言之，蓖麻毒蛋白是在蓖麻油植物种子中发现的一种强力毒素。虽然它绝不是最强悍的自然毒素

（远不如肉毒毒素和破伤风毒素的致命性），但是蓖麻毒蛋白不管在真实的还是虚构的间谍世界中都恶名昭著。其名声来源于1978年克格勃在伦敦暗中支持使用蓖麻毒蛋白暗杀保加利亚异见分子事件。[57]冷战期间，乔治·马尔科夫是一名保加利亚小说家，他逃到西方，并且经常出现在BBC（英国广播公司）国际频道和自由欧洲电台，批判保加利亚政府。为了彻底解决这个问题，保加利亚秘密特工采用了克格勃的技术：据说他们招募了一个意大利裔走私犯，名叫弗朗切斯科·古利诺，代号为"皮卡迪利"，让他成功暗杀了马尔科夫。古利诺选择的武器是一把雨伞，伞上巧妙地隐藏了一个气动装置，可以在受害者不知情的情况下将蓖麻毒蛋白注射到其体内。9月7日那天是保加利亚领导人、马尔科夫频频抨击的目标人物托多尔·朱可夫的生日，乔治当时正漫步在伦敦的滑铁卢桥上，而古利诺故意撞上他，将足以致命剂量的蓖麻毒蛋白很快注射进他的腿。在三天内，马尔科夫就死了。针对其可疑死亡事件的认真详细的调查发现：就在一周之前，另一个名为弗拉迪米尔·科斯托夫的保加利亚异见分子也有过类似的遭遇，但是他活了下来。在自己的回忆录中，科斯托夫写道：

> 地铁廊道上人群熙熙攘攘，在踏离电梯前几秒，我感到背部（就在腰部上方的位置）一阵剧痛。同时，我听到好像石头撞击地面的声音。娜塔莉亚也听到了，但没有怀疑这跟我有什么关系。我的第一反应是自己被石头大力击中了，应该是用什么弹弓之类的东西射出的。[58]

对马尔科夫进行尸检时，医生在他大腿上发现一颗装有蓖麻毒蛋白的小球——从科斯托夫的背上也取出了同样的小球。此外，幸存下来的科斯托夫体内后来产生了炭疽特异性抗体，这一巧合让我们再次回到保罗·埃尔利希的故事中。

1891年，就在埃尔利希搬去柏林的前夕，他展开一系列实验，研究能否让小鼠对诸如蓖麻毒蛋白此类毒物产生抵抗力。从水平较低的接触程度开始，埃尔利希逐渐提高毒素剂量，之后他发现在一两个月的时间内，小鼠完全能抵抗蓖麻毒蛋白。埃尔利希意识到这个结果表明小鼠表现出一种获得性免疫，就好像接种过疫苗的个体能够抵抗天花入侵的情况一样。他推断，身体应该对毒素（或者微生物病原体）做出了响应，识别出其中的入侵性物质成分。他将这些入侵残留物称为"抗原"，而将动物体内产生的保护性物质称为"抗体"。由此，埃尔利希单枪匹马地一手开创了一门如今称为免疫学的新科学，它客观地揭穿了迷信，深入探究体液因子——尽管并不彻底。

血清和抗血清

在我们探究抗体历史故事的后期，我们会再次讲到埃尔利希。现在，我们将介绍一些基本的概念，以概览埃尔利希所描述的获得性免疫对应的反应系统。淋巴细胞是一类功能特异的白细胞组群，为数不少。总而言之，淋巴细胞主要分为两类（其实还有第三类，但是因为数量不多，也和我们故事关系不大，故不做介绍）：广为人知的T细胞和B细胞。

解剖学家在调查一种位于心脏上方的神秘器官时，发现里面充满一种在身体其他部分极为罕见的类型的细胞。由于它们的位置在被称为胸腺（thymus）的器官中，这种细胞随后被命名为T细胞。在大部分历史中，状似蝴蝶的胸腺名声并不太好。让我们再翻翻古老的《牛津英语词典》，"thymus"这个单词的词源本来就带有一种贬义色彩。这个词来自古希腊语"*thumos*"，可以翻译为"愤怒"，所反映的观点是，心悸来自强烈的情绪波动，而这种情绪源自覆盖在心肌上的器官。在某种程度上，与胸腺相关的负面内涵有一定先见之明，因为胸腺是大面积死亡之地，尽管这里的杀戮之战的总体结果毫无疑问对身体健康不可或缺。

自从第一次发现胸腺以来，有一件相当奇怪的事情让医生和科学家感到困惑。作为人体器官，胸腺的奇怪之处在于：人类的胸腺在婴儿时期最大，随后一路萎缩，到了成人早期阶段，几乎都看不到胸腺了。这种行为最初的记录者是盖伦，你可能还记得之前讲到过他，他是第一批记录下2世纪天花大瘟疫的人之一，可以说是古希腊-罗马世界最有成就的医生和科学家。在新生婴儿体内，胸腺可能比心脏还大，包裹住心脏这个遍布血管的器官，因此当需要进行手术帮助婴儿恢复心脏功能时，外科医生会切除大部分胸腺，这样才能接触到心脏。然而，当儿童越长越大时，心脏继续发育，而胸腺会萎缩；直到进入青春期，胸腺降级成"退化器官"的状态（退化器官看上去好像没有任何功能性结构，就像阑尾一样）。

胸腺不断缩小尺寸的原因是其本质上就像一所免疫系统学校。当儿童步入青春期时，胸腺这所学校中大部分（如果不是所有）的教育都基本完成。在这个奇怪又复杂的器官内，尚未成熟的T细胞接受一系列"上岗培训"，目的是创建一种能区分自己和异己（免疫学家将其称为"非自身"）的免疫系统。

这样的教育非常有必要，因为人体免疫系统异常强大，必须严格控制。因此，存在许多"安全岗哨"，一旦免疫系统不受控制，就能够将其释放的巨大火力压制到最小，因为免疫系统的错误攻击可能也常常是致命一击。一些不受恰当限制的免疫应答造成的后果包括被称为"细胞因子风暴"的剧烈影响（可能导致人在被蜜蜂叮咬后发生过敏反应时或者被埃博拉病毒感染时，最后走向死亡），还包括一些不那么致命但持续时间更加漫长的慢性自身免疫病，比如狼疮或者多发性硬化。[59]在每一种情况下，病理症状的出现往往是因为免疫系统不恰当或者过度猛烈地攻击被其识别为敌意明显的外来入侵物。为了将这些疾病发生的可能性降低到最小，胸腺会大面积监督所有潜在的T细胞，这一行为叫作"中枢耐受"，否则就会放任T细胞转而攻击宿主。

当这些优秀的T细胞受体感知到入侵者时，它们会向细胞内发送信号，全面激活身体的防御系统。这些被激活的T细胞会制造强大的细胞因子，促进该细胞（及其周围细胞）增殖，并启动"攻击模式"。可以说，其中最广为人知的一群T细胞的表面排布着（表达）一种被称为CD4的分子。这些CD4+T细胞也被称为"辅助性T细胞"，可以视作免疫系统的统帅，它们拉响身体正在遭受攻击的警报，然后指挥作战，直到彻底消灭病原体。一旦被激活，这些辅助性T细胞就会释放出巨量的强大细胞因子——白介素（白细胞介素），它们能够刺激或者协同加强其他信号，放大免疫应答能力。没有CD4+T细胞的协助，免疫系统就会大为逊色。

辅助性T细胞的关键功能如今已广为人们熟知，因为CD4恰好是导致艾滋病的病毒——HIV的攻击对象，实际上，HIV的致命性在于病毒寻找并摧毁CD4+T细胞。至少从病毒的角度来看，这一策略的绝妙之处在于感染HIV摧毁了免疫应答的重要调控元件——它们正是检测入侵者并与之战斗的关键。HIV尤其狡猾的地方还在于它不是一下子就关闭免疫系统，因为如此一来会危及它自身，使它在耗尽宿主之前来不及跳到另一个无辜受害者身上。与此相反的是，感染HIV会触发CD4+T细胞的缓慢退化过程，最终让免疫系统毁于一旦。然而，HIV本身不是死亡的直接原因，它削弱免疫系统，从而让其他病原体（通常是容易被免疫系统识别的有毒真菌或者细菌）趁虚而入，给出致命一击。

其他两组T细胞也值得书写一番。首先，一些T细胞能够直接处决外来入侵者。这些"杀手"T细胞在追捕及消灭肿瘤和遭病毒感染的细胞的过程中表现尤为出色（下一章我们将详细介绍），其实两者都是自体细胞，但是在病变或者感染条件下会被免疫细胞识别为"非自身的"。这类T细胞被称为细胞毒性T细胞，源自希腊语"能杀死细胞的"。这些细胞演化出能刺穿病变细胞外膜的新手段，等同于扎破气球或者车胎的生物手段。具体来讲，这些细胞毒性T细胞给出复杂又极端致命的一击，一举攻击并摧毁靶向细胞中的DNA和蛋白质。不管是人类的还是其他生物的细胞，都很少能够在这种毁灭性打击中存活下来。

另一种特异性T细胞则被称为记忆T细胞。如其名所示，在外来威胁被扫荡干净之后，这些细胞就在修复阶段登场亮相。让成千上万的细胞只盯着一个病原体，这种方法极其低效，尤其是通常人一生中遭遇的入侵者数量极多，范围极广，无穷无尽。因此，与其消耗能量来保持这个系统全速运转，不如将一部分最强大、最高效的细胞储存起来，以备不时之需。记忆T细胞时刻准备着出击，但也处于控制之中，直到再次遭遇它认识的抗原。在这里我们举一个和它的记忆效率有关的例子：当免疫系统第一次碰到病原体时，它可能需要数天或者数周的时间来识别、动员并消除外来抗原复合物（这些复合物有别于宿主自身的分子，是潜在的有害病原体）；有了外来抗原的靶向记忆T细胞存在，碰到同样的病原体挑战时，就能够在几天甚至几小时内将其消灭。因此，记忆T细胞体现出人类免疫系统最重要的一面：识别及快速响应抗原挑战的能力。对于面临病原微生物感染威胁的人来说，这是一项非常有益的能力，但是对那些被迫每年忍受花粉或霉菌过敏的人来说就未必如此了。

理解T细胞惊人的特异性和所有免疫功能的关键，潜藏在人体最怪异也最奇妙的一个事实中：你一出生就自带了数十亿个T细胞，每一个

T细胞又和自己的兄弟姐妹有着微妙的差异。这些变化来源于一种被称为T细胞受体（TCR）复合物的分子。T细胞通过组成TCR的分子复合物来识别外来入侵者，TCR跨越细胞膜，将复合物的信号接收部分置于细胞外侧。在受到外来抗原的刺激之后，TCR发出强烈的信号，让T细胞做好战斗准备。重点在于这套系统受到严格调控，目的是不让T细胞常常无缘无故地激活。相反，一系列被称为抗原呈递细胞的特异性防御细胞（包括前面提到的中性粒细胞、嗜酸性粒细胞和嗜碱性粒细胞，还有一种带有侵略性、会到处巡逻的吞噬细胞——巨噬细胞，巨噬细胞这一名称也来自希腊语，意为"大食者"）拥有专门的能力，能够在遭遇外来入侵者时紧急激活T细胞。正如该细胞的名字所表明的那样，一个抗原呈递细胞会在自身周围的组织、血液、淋巴和身体节点附近到处探索，对其所处的环境进行采样，然后狼吞虎咽掉任何碰到的碎屑。因此，这些细胞也被称为吞噬细胞，改编自希腊语，意思是"吞吃的细胞"。在探索巡游期间，任何被吞噬的蛋白质都被分解成小块（称为肽），然后安置在细胞表面的一种特异蛋白质复合物内。这种复合物是一种主要组织相容性复合体（MHC）分子。MHC分子的高分辨率分析结果显示，它们的结构看上去非常像棒球捕手的手套，外源肽就相当于被塞在了手套的口袋里。[60] 这种装载抗原的捕手手套是与T细胞上的T细胞受体相互作用的结构。

就在抗原呈递细胞进行环境采样的同时，它还和附近的T细胞跳着复杂的芭蕾舞。舞蹈通常相当快速又平和，只有当T细胞、MHC分子和外来抗原三者独特组合到一起时，才会触发免疫反应。如果TCR和外源肽像两块拼图一样互相吻合，T细胞就会被激活。否则，T细胞释放出抗原呈递细胞，整个过程就重新从与不同的细胞配对开始。在极少数情况下，MHC分子所展示的蛋白质包含的外来细菌或物质碎片不仅被确认为异己，还正好满足该T细胞的独特口味，那么被激活的T细胞会进入真正的狂热模式，获得身体许可，大开杀戒。

辅助性T细胞的激活启动了一系列级联反应，迅猛地摧毁感知到的敌人。被激活的T细胞立刻开始快速增殖，其数量呈指数级增长。与此同时，它们会分泌大量高活性白介素，这是为了扩大和增强T细胞的反应，同时获得全身其他白细胞的协助。这些过程发生的常见症状就是嗜睡和高烧，比如流感之类的感染之后出现的症状。这些体内的激烈反应需要大量能量的投入。比如，一旦发生局部感染（比如有了伤口），感染的地方摸上去就会局部变热。一旦感染被控制住了，身体就需要停止大批量的能量输送，这个过程就变缓了。大部分细胞退出战斗，而许多牺牲细胞的蛋白质、糖和脂肪成分被回收，用于制造未来的细胞。

这些免疫反应会消耗巨大的能量，无法成为常态。为了在节约能量与规避未来感染相同的病原体的风险之间取得平衡，一种非凡的机制出现了：有一群成功地对感染做出免疫应答的T细胞荣登"名人堂"。这些我们上面谈到的记忆T细胞，具备能力应答甚至能更加猛烈有效地回应再次遇到的危险。它们提供了一种方法，确保在未来能一展过去所学之长。然而，经年累月不停遭遇越来越多不同类型的抗原，会使某些记忆T细胞的戒备松懈。

所有这些交互作用都基于精确识别在MHC分子凹槽内表达的外来抗原，并触发T细胞响应——该T细胞有与此抗原特异性结合的受体。但是，大自然中存在的分子多样性惊人，这也给T细胞带来了挑战。问题归结如下：T细胞如何应对身体从未接触过的外来抗原？又如何就此提供保护，对抗未来可能演化或者突然出现的新威胁？

这要归功于T细胞身处胸腺时一段独特又迷人的过程（B细胞在骨髓中发育成熟的时候也有过类似的经历）。T细胞的基因历经自发的编辑过程，这一过程会切除、重排并改变多个DNA小片段。这些片段最终以不同的组合重新聚集在一起，在结合抗原的T细胞受体上创造一片独特的区域。这一复杂过程可以类比为在不同的乐高积木堆中有着五颜六色的积木。从每一堆积木拿出一块或多块积木拼在一起，组成最终的结构（比如，乐高建筑），其中的颜色几乎有无限种组合可能。甚至有更多的多样性源于这样一个事实：随着上述过程不断发生，基因更容易出现变异。让我们再类比一下乐高的例子，一块红积木可能会突变成粉色或橙色。T细胞受体这种奇怪的DNA重构结果就是，在胸腺中每个T细胞上发现的最终T细胞受体蛋白质与邻近细胞有着细微的差别。

理论上，这些微妙差异使得我们体内的全部T细胞能够检测一生中可能遇到的任何分子。尽管这种多样性对于保护我们的身体至关重要，足以对抗充满细菌、病毒和寄生虫的环境所带来的各种威胁，但是我们能够想象得到，极端的变异性可能也会导致T细胞受到自身分子或者蛋白质构象刺激而向"友军"开火造成伤亡的情况。这种潜在危害反过来解释了与中枢耐受相关的大面积捕杀的必要性：通过中枢耐受机制，一些胸腺细胞能够识别可能针对自身组织的T细胞，并在它们造成伤害之前将其消灭。

从出生的那一刻开始，婴儿就沐浴在挤满病原微生物的环境中，其中任何一种都可能致命。因此，人类生来就拥有一套功能齐全的免疫系统，自出生起就准备好迎接各种战斗。这种能力要求胸腺训练免疫系统的工作在出生之前就孜孜不倦地开始。因此，在妊娠期间以及婴儿降世的最初时刻，胸腺是代谢活动最活跃的器官之一。为了保持能量，避免重复同样的过程，演化采取了一种可以理解的手段——允许T细胞存活几十年（不同于大部分细胞）。因此，胸腺的训练课程要在青春期之前结束。跟许多青少年一样，免疫细胞好像在高中阶段开始时就掌握了一切知识。完成自己的任务之后，胸腺就此消亡。

任何经历过免疫系统误入歧途乱开火的人都清楚，自身的防御力量可能会造成严重破坏。具体来讲，当免疫系统发生故障时，能够调动身体对抗感染的机制一样对自身造成广泛的损害。其结果轻则是季节性过敏，重则可能是被蜜蜂蜇伤后猝死，或者是慢性的、致人日渐虚弱甚至有时致命的自身免疫病，比如多发性硬化、类风湿关节炎，还有狼疮等。实际上，观察一下免疫系统能够爆发的原始威力（想想发烧时体温上升得有多快），我们就会认识到自身免疫失调并不常见真是万幸。这一幸运的特征归因于一系列安保措施，随着免疫系统的火力自古以来不断增强，这些安保措施也共同演化来减轻有害影响。

双重保险系统

那些看过或者读过描写核武器使用的流行文化比喻流派作品的人们，至少对"双密钥系统"或者"双人系统"相当熟悉。这个想法是说没有任何一种核武器能够只由一个人启动，因为两把钥匙（以及锁）要分开一定距离——至少要比一个人双臂展开的距离远，而且要同时转动才可以。如果一把钥匙在另一把钥匙之前转动，系统就会失效。这种安全措施在好莱坞电影中往往相当奏效（我们必须相信在真实世界中也是如此），而且和调控免疫系统的保护措施极其类似。

在分析T细胞如何被激活以响应感知到的外来进攻时，人们发现了一套惊人相似的保护措施，就跟马修·布罗德里克主演的电影《战争游戏》或者汤姆·克兰西的任何一本军事小说所描绘的一样。如我们所见，T细胞受体是第一个信号，警告T细胞出现感染性入侵。单是这把钥匙不足以触发免疫应答这种猛烈的耗能活动。就跟头脑发热时一样，决策常常需要采取行动——任何行动，对免疫系统来说就是要杀死什么，而且要快。如果无辜的"旁观者"没来得及接受检查，被激活的免疫细胞所释放的大量火力就可能会给其带来严重伤害。

免疫系统由此演化出一系列"协同刺激"信号，需要在同一时间发出警报，这就跟双密钥系统背后的道理一样，是为了防止不必要的攻击。尽管我们之前讨论过调控T细胞受体与MHC分子和肽之间动态关系的复杂"芭蕾舞"，但T细胞受体伤及无辜的危险可能是灾难性的，因此和另一对分子"伙伴"的协同刺激互动（一个位于T细胞，另一个在抗原呈递细胞上）必须在预先决定的时间，并且同在T细胞表面启动。没有第二套信号的激活，T细胞就会处在不可逆转的关闭状态，被称为"无反应性"①。[61]同样地，另一系列预警措施也经历了很长时间的演化，包括使用叫作"检查点"的特定过程，这样能够有效防止狂热的T细胞在针对外来入侵者的攻防战中滥杀无辜。

生命是一个复杂的过程。身体的任何阶段都处于多任务模式，具有无比复杂的运作方式。体内上百亿个细胞时时需要能量和集中注意力。我们记住这点以后，就能理解复杂的免疫系统的演化并非武断之举，这非常重要。它孜孜不倦地设置各种防御，以应对许多致病事件。这些疾病意味着大量不同的病原体不仅会给个体带来威胁，还能将存在的威胁传遍整个物种。举例来说，2013年当全世界都盯着可怕的埃博拉病毒大暴发、媒体广为宣传之际，几乎没有人关注这种病毒已经消灭了90%的山地大猩猩，并且迫不及待地将它们推向灭绝的深渊。[62]诚然，阻止这种珍贵猿类的灾难性损失的唯一方法就是以疫苗的形式积极干预，这些疫苗最初是为了控制人群中埃博拉病毒大暴发而开发的。[63]然而，在我们回到疫苗这一主题进一步详述之前，有必要更好地了解我们的敌人：比如埃博拉病毒，还有人类和其他物种所面对的无数细菌性病原体。因此，在接下来的两章中，请将我们的视线转向来自微生物世界的种种挑战。

---

① 无反应性（anergy）：又称免疫失能，指各种原因导致的免疫细胞对相应抗原失去特异性应答能力的现象。——编者注

第 4 章

细菌

亦敌亦友的共生者

疾病的细菌致病理论涉及那些能够致病的生物体，但是它们太微小了，不借助任何工具的话，我们的肉眼无法直接看到它们。这个观点算不上什么新事物，但它还是需要在不同的场合被一而再再而三地重新发现。关于这一理论的早期证据能够在罗马时代的书面文献中找到。马库斯·特伦提乌斯·瓦罗曾是高级骑兵、农民以及学者，他的地位一路攀升，最终成为罗马共和国的保民官。尽管在罗马内战时期他支持庞贝，尤利乌斯·凯撒还是亲自赦免了他（虽然后来他遭到了马克·安东尼的驱逐，最后是奥古斯都让他官复原职）。撇开他的军旅生涯不谈，瓦罗一生始终致力于学术追求。他最值得称道的成就包括写下了第一本百科全书，全面地——虽然并不是精确地——列出了从鲁基乌斯·尤尼乌斯·布鲁图斯（他终结了独裁统治，让罗马过渡到共和国）到罗马共和国末期奥古斯都出现之前的所有罗马执政官，这也贯穿了瓦罗的一生。

对于许多像瓦罗一样的古代作者，不仅我们对其历史贡献了解有限，而且他们的很多作品都散失了。这里有一项例外。瓦罗的《论农业》（*Rerum Rusticarum Libri Tres*）是百科全书式的综述，传递了罗马对农业和农耕的传统观点。[1]在这本著作中，瓦罗用词小心谨慎，提醒读者仔细考虑在沼泽中或周围工作的风险，因为这涉及长久以来对一些疾病（比如疟疾）的理解。对于在沼泽附近的工作，他提醒道："这里繁殖着一些特定的肉眼不可见的微小生物，它们飘浮在空气中，通过口鼻进入人体，引发严重疾病。"[2]据说这并不是瓦罗本人的原创观点，他只是传述了别人的概念。

可惜的是，这一建议和对渺小微生物世界的认识最终映照出罗马帝国的兴衰，这些理念在消失了至少一千年之后，直到16世纪才被意大利学者吉洛拉莫·弗拉卡斯托罗再次发现。弗拉卡斯托罗对科学的贡献包括天文学（为此人们以他的名字命名月球上最大的一座环形山）、地理学和生物学。就疾病方面而言，吉洛拉莫认为存在微小的颗粒，他将其命名为"种子"或者"孢子"，即使没有直接的肢体接触，它们也能够在人与人之间传播疾病。[3]虽然这已经相当接近现代传染病的定义了，但是弗拉卡斯托罗没有具体说明这些孢子是否具有生物或者化学属性。在一份更详细的文献中，他使用了从英语中引入的"tinder"（火绒）一词，来描述如今被称作梅毒的疾病（这对于21世纪读者来说可能听上去更加真实，很大程度上反映了现代手机交友软件"Tinder"能够快速让男女约会，从而增加这种性传播疾病的患病率）。

眼见为实

也许下面这种说法有点儿肤浅和多余：直到显微镜被发明出来，

我们才等来了微观世界的最终发现。这一关键突破说来不同寻常。安东尼·范·列文虎克是17世纪中叶生活在荷兰共和国代尔夫特的布料制造商。身处社会的上层家庭，安东尼不只从教育中获益，他始终充满好奇心，还从事过不同的职业，个人兴趣也相当广泛，他干的事情从会计一直到土地调查和吹制玻璃。

　　作为精细亚麻产品的制造者和供应商，范·列文虎克寻找着能够更好地观察丝线的方法。他从吹制玻璃这项爱好中获得的经验正好满足了这一需求。[4] 在熔化玻璃棒并拉成长条时，他意识到如果自己的方法正确，那么玻璃的表面张力能够创造出球形玻璃珠。另外，安东尼还发现更小的玻璃球能够放大其周围的物体，就像我们今天用的简易显微镜一样。这位布商着手制造了20多个这样的器件，每做一个就改进一点儿自己的制作技术。这些工具可以用于观察非常小的物体，比如磨损的丝线，效果极好。但是范·列文虎克并没有满足于将自己的发明只用在工作中，他开始用一种不同的方式观察日常用品。

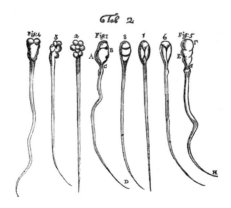

图4　范·列文虎克亲手绘制的精子样本示意图（用自制显微镜观察）

　　范·列文虎克由此发现了自己身边奇怪又迷人的微观宇宙。他发现的东西有肌肉纤维（在食用肉中）、精子（在男性的精液中），还有无处不在的微生物（微小动物），它们存在于饮用水、雨滴及唾液中。

他将这些惊人的发现（以及基于这些发现的绘图）和他的朋友赖尼尔·德·格拉夫分享，后者是一位代尔夫特的解剖学家，他将范·列文虎克的研究报告给了伦敦皇家学会。[5]起初，范·列文虎克这个业余爱好者并不搭理来自皇家学会的浓厚兴趣，但最终他还是提笔写下了将近200份关于微观世界的不同报告。

对这个领域而言略有遗憾的是，范·列文虎克没有详细地介绍他如何制造出如此高倍率和分辨率的超级显微镜。对此保持沉默的行为恰好触怒了一向脾气暴躁的罗伯特·胡克。胡克是一位英国博物学家，也出版了很多著作，如今最为人称道的贡献是他在物理方面的研究，包括胡克定律、对引力现象理解的进展，以及发明了摆轮和手表弹簧。在范·列文虎克报告的基础上，胡克被微观世界所吸引。1665年1月他出版了《显微制图》（*Micrographia*）这部专著，普及了显微术这一新兴科学领域。[6, 7]尽管此书取得了巨大的成功，广受好评，胡克仍然内心沮丧，因为他的微观观察始终无法超越荷兰布商范·列文虎克这个相对外行人的研究。即使是面对胡克和其他人的高谈阔论，范·列文虎克对于自己的技术始终沉默不语，随着1723年他离世，细菌学领域近乎走入绝境。

就这样，对细菌微观世界的理解在一个多世纪的时间内几乎毫无进展，直到德国自然主义者克利斯蒂安·戈特弗里德·埃伦贝格重新让这个领域焕发活力。[8]埃伦贝格于1818年完成了以真菌为课题的博士

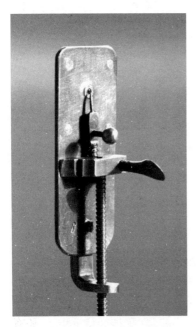

图5　范·列文虎克制作的首批显微镜之一

论文。就在两年之后，他同意与他的朋友威廉·亨普里奇一起展开一项野外考察，去调查利比亚沙漠中的新植物和动物物种。[9]密努托利行动受到埃及政府的资助，由普鲁士传奇探险家、前军事将领海因里奇·梅努领导。虽然名义上受制于濒临崩溃的奥斯曼帝国，起源于尼罗河谷的穆罕默德·阿里王朝仍然作为一个独立国家蓬勃发展。拿破仑·波拿巴入侵埃及后，法国人占领了阿里的故乡埃及，在他们撤离之后，阿里接管了埃及的统治。为了抓住各种机会稳固统治，也为了避免在英国和法国之间站队，阿里将目光投向了看似对埃及不感兴趣的普鲁士人，让他们在自己新建的独立领地上展开科学考察。这是一系列事件的开始（而且不是最后一件），让细菌成就了埃伦贝格的科学生涯。这个考察项目的第一次决定性事件始于在亚历山大港暴发的斑疹伤寒。这次事件让科考队改变了研究方向，他们放弃撒哈拉，转而去了尼罗河上游盆地。

斑疹伤寒的病原体是一种由虱子传播的细菌，从古到今多次改变历史。关于该疾病的首次书面记录出现于1489年西班牙围困格拉纳达期间。这一疾病的特征是精神错乱和伤口腐烂溃疡，它加剧了1492年伊比利亚半岛上摩尔人文明的崩溃。战争的胜利让西班牙国王费尔南迪和皇后伊莎贝拉欢欣雀跃，他们倾注国家的财富，资助一名来自意大利热那亚的航海家克里斯托弗·哥伦布展开大航海远征。[10]

虽然格拉纳达的失败让后来的资金流向从资助军队围城变为航海远征，胜利还是付出了高昂的人力代价——斑疹伤寒与战斗伤亡的比例约为5∶1。三个世纪之后，1812年冬天（也就是法国军队撤离埃及10年之后），斑疹伤寒再一次席卷人类历史，在拿破仑·波拿巴的军队从莫斯科撤离期间摧毁了这支大军。同样地，据说这次染病而亡的法军人数要远多于俄军杀死的。[11,12]战争期间公共卫生的彻底破败让斑疹伤寒有机可趁，重复肆虐，几乎每一场战争都少不了它。从英国内战一直到第二次世界大战期间，斑疹伤寒夺走了数千人的性命，包括安妮·弗兰克和她妹妹玛戈特的年轻生命，她们当时被关在臭名昭著的伯根—贝尔森集中营，里面瘟疫横行，条件极为恶劣。[13]伤寒的传播直到20世纪双对氯苯基三氯乙烷（又名"滴滴涕"，DDT）面世才得到了控制，滴滴涕是由洛克菲勒基金会研发的杀虫化学品，我们也将在本书中看到洛克菲勒基金会的研究人员与昆虫漫长的对抗史。[14]

斑疹伤寒对埃伦贝格的影响深深触动了他的内心，并不只是我们所记述的事实——尽管这些事实也影响深远。埃伦贝格和亨普里奇的探险考察从上尼罗河逐渐进入西奈半岛、叙利亚和黎巴嫩，他们一路收集着当地动植物样本，直到亨普里奇在黎巴嫩被一条拉丁名为 *Vipera bornmuelleri* 的致命毒蛇咬了一口。[15]尽管咬伤不会立刻致死，亨普里奇却因此身体过于羸弱，无法与斑疹伤寒一搏生死。蛇毒导致局部出血，这一因素会阻止凝血和组织修复过程。虽然身受重伤，亨普里奇还是拒绝休息，这个决定最终被证明是致命一击。亨普里奇在如今的厄立特里亚红海沿岸饱受高烧折磨之后，于1825年6月30日病逝。[16]

朋友的去世让埃伦贝格深陷个人危机，但是他的科学生涯和随后历史上对他的记忆将由这次探险决定。就在他回到普鲁士之后不久，探险成功的消息广为流传（盖过了亨普里奇之死），埃伦贝格很快获悉了亚历山大·范·洪堡的新冒险计划。[17]洪堡是当时杰出的探险家，他无数次梦想着探索埃及。就在亨普里奇和埃伦贝格探险计划的20年前，洪堡就计划着和拿破仑一起远征埃及。然而，这场计划不得不放弃，因为当地的部落起义反抗法国人。当时洪堡正在召集人马和收集探险所需的装备，暴动偏偏在这个时候发生，没有比这更糟的时机了。万事俱备，就差资金和探险目的地了，洪堡随即与西班牙波旁王室展开交涉，他们也在寻找能够去南美洲探险的团队。事实证明改变计划是幸运的，因为洪堡已经探索过委内瑞拉的奥里诺科河、古巴、厄瓜多尔、秘鲁和墨西哥。在这次探险中，可以说他成了当时最著名的科学探险家和地理学家。更不要说托马斯·杰斐逊还邀请洪堡访问刚刚成立不久的美利坚合众国，在祝酒词中称他为"这个时代最具科学精神的人"。[18]

　　洪堡于1829年招募埃伦贝格是为了去俄国探险。俄国国土广袤，但是这个国家的统治者对自己的领土几乎一无所知。[19]对于让洪堡组建一支团队，沙皇很感兴趣，因为他希望他们去乌拉尔山脉东部进行探索，看看有没有可能发现白银和白金矿藏以供造币使用。沙皇政府还提供一支由哥萨克组成的护卫队，既是为了保护洪堡和埃伦贝格团队的安危，也为了防止他们接触（并随后对外报道）一些敏感话题，比如俄国农奴的社会地位。虽然探险队只打算走到托博尔斯克这座俄国中南部小城镇（也是末代沙皇尼古拉二世和他的家人在十月革命之后被软禁之地），洪堡和埃伦贝格还是继续向前推进，最终走到了中俄边境才折返。而与另一种细菌的偶遇差点儿使他们在中途就取消了探险计划。具体来说是另一种细菌造成的局部疫情，这一次是炭疽。疫情引起了团队内部相当强烈的不安情绪，大家纷纷开始谈论是否要取消探险了。然而，时年60岁的洪堡压下了所有声音，说道："到了我这个年纪，什么都不应该再拖延了。"[20]

　　随后，埃伦贝格带着从埃及和俄国远征获得的丰富样本，安于家居生活，每天盯着水面和岩石，观察他和亨普里奇还有洪堡收集的动植物样本。德国曾经而且始终在光学和显微术领域保持领先的创新地位，因此埃伦贝格有机会用到当时最精密的仪器。在他从俄国回来的30年内，埃伦贝格将自己收集的样品放到显微镜下进行分析，发现了许多"极微动物"，包括多种细菌和被称为原生生物的单细胞真核生物。他的工作被人广泛研究，再次唤起了人们对肉眼不可见的微生物世界的兴趣。鉴于埃伦贝格在显微镜下花费了上千个小时的工作成果，1877年荷兰皇家艺术与科学院将第一枚范·列文虎克奖章授予埃伦贝格（该奖项每10年颁发一次），旨在表彰其在显微术领域的杰出成就，可谓实至名归。[21]

巴氏消毒法

可以说，如今我们对传染病和疫苗的认知离不开一个人，他可谓居功至伟。不过，无论从出身还是职业起点来看都很难预测他会取得如此成就。路易·巴斯德生于1822年12月27日，出生地是法国多尔市东区。[22]这座城市曾是地区议会所在地，也拥有本地区唯一的大学，但随着1422年政府和学术机构转移到贝桑松，城市光荣的岁月也随之过去。一个半世纪之后，这座城市再次"声名鹊起"，这要归功于臭名昭著的吉勒·加尼耶，这位隐士对外承认自己试图或已经绑架、谋杀以及肢解了至少6个多尔的年轻人。[23]这个令人憎恶的杀手还引出了"狼人"的传说，无意间为恐怖小说提供了一个新的类型主题，一直到现在都相当流行。

尽管如此，这样毫无希望的环境中仍然诞生了路易·巴斯德，他是一个穷苦铁匠的儿子。年轻时路易的学术生涯前途不是那么明朗，他主要的兴趣就是钓鱼和艺术。虽然他在第一次科学考试中没有及格，但他确实努力从当地大学成功毕业（你要是记得，就是那所搬到贝桑松的大学）。尽管有挫折，路易仍然勤勉学习，努力成为学者，但是他第一次试图考入巴黎高等师范学校的尝试以失败告终。[24]他不屈不挠的精神最终有了回报，让他通过了入学考试。他以优异的成绩毕业，这引起了安东尼·热罗姆·巴拉尔教授的注意。巴拉尔后来招募了巴斯德来研究"手性"这一化学上的奇迹。巴斯德的研究表明，同一分子的固态晶体可以两种不同的状态存在，让光以不同的方式发生偏振。这一研究揭示了一种将分子广泛地区分为左手性和右手性的现象。生物学上区分左手性和右手性特征的观点无意中影响了一批小说家的创作，比如刘易斯·卡罗尔的《爱丽丝镜中奇遇记》和詹姆斯·布利许1971年写的《星际迷航》衍生小说《追杀史波克》(*Spock Must Die*)。[25-27]

就在路易·巴斯德的职业生涯渐入佳境时，悲剧摧毁了他的个人生活。1849年巴斯德和玛丽·罗兰结了婚，夫妇两人一共育有五名子女——四个女孩和一个男孩。他们的大女儿在9岁的时候死于伤寒，这是一种一直以来都很常见的致命疾病。可悲的是，同样的疾病再次夺走他两个女儿的生命，1865年两岁的女儿卡米耶死亡，1866年12岁的塞西尔死亡。这一系列令人心碎的悲剧更加坚定了巴斯德的决心，他在余生中都致力于理解导致他的孩子最终死亡的传染病和微生物的机理。

手性的发现让巴斯德在工作中将化学和生物学结合在一起。他遵循的指导原则正是"机会只青睐有准备的头脑"，这句流行语恰恰也是他于1854年第一个说出口的。[28]这一信条也在巴斯德早期有关发酵的研究工作中发挥了作用，他成功地解释了古老的啤酒酿造基础：微生物酵母菌是将糖转化为酒精的关键因子。他进一步将这一发现应用到葡萄酒中（在葡萄表皮发现了酵母菌），同时他认识到微生物也会让食物腐败。因此，巴斯德揭穿了过时的"自然发生说"（无生命物质中突然、频繁地出现生命）。

为了实际应用，巴斯德将这一基础知识转变为一种消毒方法，他证明了加热液体（比如牛奶）能够杀死其中的微生物，从而延长其保质期，防止食物中毒（实际上，印有"巴氏消毒法"一词的产品如今仍然能在各个食品市场上找到）。尽管如此，巴氏消毒法被人们接纳采用也经历了一个漫长的过程，因为大部分人都对他的观点保持怀疑——就连科学界人士也是如此。1860年巴黎报纸《媒体报》（*La Presse*）的一篇社论也许是反映这种质疑的最佳例证，社论写道："巴斯德先生，恐怕你引用的实验将会反过来证明你的理论是错的。你希望引领我们看到的世界太过奇幻了。"[29]早期学术生涯中所面临并且克服的逆境让巴斯德从容应对日后的挑战，凭借战胜早年学业挫折和个人悲剧的不屈不挠的精神，他最终成功赢得了科学界和公众的认可。

尽管有着大量科学贡献，巴斯德最著名的成就还是验证了自己的格言"机会只青睐有准备的头脑"。1880年夏季，巴斯德和他29岁的助理查尔斯·钱伯兰正在展开一系列研究炭疽对小鸡影响的实验。[30, 31]由于巴斯德着急去度假，他交给钱伯兰一罐炭疽杆菌，指示钱伯兰完成剩下的研究。出于不明原因（也许是因为老板去城外了，也许是因为钱伯兰在准备自己的假日之行），钱伯兰一时分了心，忘了在出去度假之前启动最后的研究。钱伯兰回来之后，意识到了自己的疏忽，就决定纠正自己的错误，希望赶在巴斯德回来之前完成研究。然而，接受注射的小鸡茁壮成长，没有死亡。此外，当同一批小鸡再次接受炭疽杆菌注射时——这次用的是全效力版本的病毒，它们还是没有任何得病的迹象。

后来，沮丧万分的钱伯兰告诉了巴斯德此事（他正打算扔掉所有的旧样品）。巴斯德听了后变得异常激动，他告诉钱伯兰重复实验，包括延迟注射的部分。当接种物被用来感染新一批小鸡时，这两名科学家惊奇地发现毒性同样减弱了。更令人咋舌的是，面对之后其他更加致命的炭疽培养物，接种后的小鸡有了免疫力。

我们现在已经知道细菌和你我一样有寿命限制，而钱伯兰用来给小鸡注射的培养物中的细菌其实已经死亡，因而发挥了疫苗的作用。具体来说，疫苗包含已经死亡或者极其孱弱的细菌，它们不会引发疾病，而是让免疫系统变得敏感，做好击退感染的准备。巴斯德很快将自己的研究转变为现实世界中的解决方案，他着手研发一种化学方法来弱化细菌以对抗炭疽孢子，而不是花长时间等待细菌自己变弱。他的目标是保证细菌弱到无法致病，但是能保持原貌，足以诱发持久的免疫应答。

所选择的化学品很快被确定为石炭酸（也称苯酚），这种化学物质也拥有相当长的历史。石炭酸在许多形式的威士忌中天然存在。它的存在让艾雷岛（位于苏格兰高地和低地之间大陆边界以西）制造的苏格兰威士忌具有与众不同的口味，广受追捧。苯酚也是治疗喉咙痛的喷雾剂 "Chloraseptic" 的主要成分，尽管其使用已备受争议，因为苯酚是一种致癌物质。让我们再回到巴斯德的故事，他的部分名声来源于1881年夏天他宣称使用苯酚制造了毒性减弱的炭疽杆菌，来诱导免疫系统对抗疾病。这一发现吸引了大众的目光，巴斯德将自己的新产品命名为"疫苗"，以纪念爱德华·詹纳（更准确地说，是母牛"小花"）对于消灭天花的早期贡献。我们将会在第7章中看到，历史自有方法简化故事来创造出具有远见卓识的英雄人物（比如我们在前面见过的詹纳），尽管准确的故事背景会更加有趣。

医生应该勤洗手！

恰逢巴斯德首次尝试考入巴黎高等师范学校失败之时，同时也是埃伦贝格和洪堡的俄国远征结束15年之后，一名匈牙利医生刚刚从知名学府维也纳大学毕业。伊格纳兹·塞麦尔维斯试图成为内科专家医师，但是因为没有找到合适的职位，他转而专攻产科。1846年，塞麦尔维斯被指派到维也纳综合医院工作，他的领导是约翰·克莱因。[32-34]克莱因的前任约翰·卢卡斯·伯尔被迫辞职之后，克莱因接掌了医院的管理大权。伯尔似乎是一个喜欢打破旧俗的人，他尤其主张在怀孕期间尽量减少医学干预，强调孕妇要多多运动、合理膳食，还反对在分娩过程中使用产钳或者药物等。[35]

感染一直是怀孕期间的主要风险因素。在19世纪中期，被称为产后脓毒症的现象一直是分娩诊所中的重要问题。如今这一疾病被称为"产后感染"，不言自喻，产后脓毒症是一种生殖道感染疾病，产妇在分娩后的数天内极易感染，至今仍有不少人深受其害。伯尔极其狂热地（至少和他的同龄人比）支持当时有争议的卫生观念，他认为产后脓毒症会在受感染的病人之间相互传染。与此相反的是，当时的习惯做法包括积极的医疗介入、频繁抽血和使用不干净的医疗工具（比如产钳）——这些工具基本上都不清洗，甚至在手术之间不怎么擦拭。由于他激进的观点，伯尔被以"不服从领导"为理由解雇，1823年约翰·克莱因由此顶替了他的位置。

这里有一个不幸的巧合，克莱因声名卓著的原因主要是他支持解剖病理学这一新兴领域。这一领域的核心理念是对患病而亡的尸体或者遗体器官进行物理解剖检查，有助于传达对活人有用的诊断和治疗信息。克莱因指导自己的学生和医生们在太平间内解剖病理标本，尤其着重于因产褥热而亡的尸体，因为这是维也纳综合医院的医生们不得不面临的一个现实问题，但是这带来了不幸。这是因为医生们经常来回穿梭于太平间和产房（他们没有及时洗手或者清洁医用检验工具，我们将会看到后果如何）。

19世纪中期维也纳似乎成了极其多产之地，出生率的不断上升也促使克莱因着手另一项改革。为了回应这种需求，他在1833年年初将产科操作分为两个诊所进行。[36]当时凯撒政府做出了一项行政决定，区分了男性和女性产科护理人员，由此发生了一个重要事件，我们将在故事中为大家展开叙述。一号诊所的职工是医学生和男医生，而二号诊所则由女助产士负责。入住医院的病人将根据他们的入院批准书，被随机分配到一号或者二号诊所，这一做法无意间为我们如今认可的随机临床试验奠定了基础。

就在诊所人员的职务以上述方式安排之后6年，刚入职的塞麦尔维斯很困惑地注意到两个诊所间产褥热发病率的显著差异。详细说来，在由男性医师管理的一号诊所中，疾病发生率通常是女助产士负责的二号诊所的两倍。这个消息可谓人尽皆知，因为待产的妈妈们会主动避免被分配到一号诊所。为了达到这个目的，一些当地妇女倾向于在街头或者家中分娩以规避风险。塞麦尔维斯后来推断，在街头分娩的妇女因产褥热而亡的概率可能要比住在一号诊所中的孕妇低。尽管这已经不是新闻了，但是一号诊所为何如此危险还是个未解之谜。[37]

1847年3月，一场悲剧性的死亡事件拯救了无数妇女的性命。雅各布·克列兹斯卡是一名出生于波希米亚的43岁病理学教授，他也是伊格纳兹·塞麦尔维斯的密友。[38]有一次，克列兹斯卡在用尸体解剖标本向一群学生讲述产褥热的病理诊断时，一个学生用一把没洗干净的检验工具刺伤了老师的手指。几天之内，这位病理学家开始出现产褥热的典型症状，很快他就过世了。这场悲剧让塞麦尔维斯心事重重，因为当时人们一致认为产褥热是只出现在妇女身上的疾病，面对这一事实塞麦尔维斯困惑不解。

塞麦尔维斯在自己的情绪和眼前的证据中不停摸索，随后发现这种病不仅限于女性，而且那具女性尸体中有什么东西导致了克列兹斯卡的死亡。他错误地推断道，尸体上腐烂或者死亡的组织能够杀死活人的组织（这一谬论就是指，是死亡组织本身导致人们患病，而不是其中看不见的微生物）。认定这一新理论之后，塞麦尔维斯认识到尸体研究工作和随后与病人的接触会将"尸体微粒"传给分娩中的母亲，让她们染上疾病。这些推论要比罗伯特·科赫的研究早半个世纪出现。事实上，二号诊所的女助产士的操作用我们现在的话来说更加卫生（尽管仍不算十分完美），不会将尸体样本上的腐质传入孕妇产道中，因此二号诊所产褥热的患病率相对较低。

很不幸的是，与对待约翰·卢卡斯·伯尔一样，医学界坚决不让步。塞麦尔维斯主张干净卫生的条件，这让他卷入了与克莱因的冲突中，但是我们的主角相当走运，因为他的对手即将退休。[39]塞麦尔维斯因为鼓励无菌操作（比如让医生用氯化液洗手）而被停职，因为这被视作不当行为，但是克莱因的继任者恢复了他的职位。塞麦尔维斯主张的操作在一号诊所全面实施，而产褥热的患病率也相应下降。尽管如此，1849年医院告知伊格纳兹·塞麦尔维斯，他的两年合同到期后不会续签，主要原因就是之前他和克莱因之间的关系不和。虽然一号诊所的改革效果显著，塞麦尔维斯还是成了维也纳医学界不受欢迎的人，相当于被赶出了专业圈子。作为回击，塞麦尔维斯越发猛烈地抨击他的批评者。即使是回到他的祖国匈牙利之后，他的处境也没有改变，因为当时匈牙利正处在一场独立运动中。在维也纳接受过教育的塞麦尔维斯被视作哈布斯堡帝国的象征，因此他的同行们纷纷对他避而不见。遭到自己的同胞拒绝之后，塞麦尔维斯陷入了长期的情绪低落，在生命最后的几年里益发沉迷于自己的理论。令人遗憾的是，这位富有洞察力的可怜医生在一家维也纳的收容所含恨而终，享年47岁。讽刺的是，他的死因是被看守毒打后的伤口感染所导致的感染性休克。然而，他对医学的贡献流传至今，如今布达佩斯有一所医学院以塞麦尔维斯的名字命名，还有不少女性诊所也是。2008年，为了纪念塞麦尔维斯，奥地利发行过他的纪念硬币。

　　现在，我们已经了解了细菌学诞生历史中那些发人深省又往往结局悲伤的故事，让我们将注意力转向另外的问题：为什么一些最小的生物往往是最致命的，它们又是如何做到致人死地的？

不要吃香肠

　　"Botulus"（香肠）这个拉丁语单词指的是腹部或者子宫。现在它的贬义色彩主要源自食客吃完一顿丰盛的猪大肠大餐后常常会经历的"臭"名昭著的副作用。享用美食与食物中毒之间的联系相当明显，拜占庭皇帝利奥六世（也称"智者利奥"，其原因将很快揭晓）在其统治期间（10世纪）禁止生产香肠。[40]当时，拜占庭人对这种塞满了别无他用的带血碎肉的猪肚有着强烈的偏爱。在烹饪之前，人们将动物脂肪和血液混合物用盐腌渍，然后等其凝结（或者更准确地说是让混合物黏团）。人们已经知道加盐可以延缓食物腐败，这样处理好的肉不同于新鲜肉，可以在肉铺中放上好几天。屠夫或者他们的顾客不知道的是，这样的混合物往往为细菌的生长创造了理想的培养环境，细菌将充分享用混有丰富蛋白质、脂肪和血液的腐败食物。然而，这一致命发酵过程中滋生的致病因素可以通过在适当的温度下充分加热来消除。不幸的是，人们并不能总是保证合适的温度和时间，由此导致一种与香肠相关的疾病出现，它还获得了"肉毒中毒"这一名称。

尽管利奥六世等人用尽一切办法来制止这种香肠的制作，一年一度的慕尼黑啤酒节这个传统持续到今日，也证明了德国本地人和其移民继续享用着这种美食——即使偶尔会暴发肉毒中毒。可以说，最严重的香肠中毒事件1793年暴发于符腾堡的巴特维尔德巴德镇。这个小镇位于山区，隐藏在如今德国的西南角接近德法边界处，以香肠制造闻名。巴特维尔德巴德的地理位置使其成为法国大革命时期的动乱中心，边界线不断变化，民生不安。正如当今发生的情况一样，政治动乱和金融风暴携手并进，当地人不断寻找节约之法，包括越来越重视制作香肠。19世纪来临之前，镇上的13个居民食用了没有经过充分烹饪的血肠作为晚餐。[41]所有食用这顿晚餐的人都病倒了，其中6人最终死亡。尽管发生了如此不幸的事件，拿破仑时期的符腾堡州经济动荡不停，这仍然推动人们继续食用血肠，因此肉毒中毒这种流行病在这个地区盛行不衰。

这个地区的不幸事件带来了一个意外结果：当地大学成了食物中毒研究中心。图宾根大学的教授约翰·海因里希·费迪南德·冯·奥滕里特是法医学领域的早期奠基人之一（想象一下符腾堡州版的《罪案调查中心》）。[42]出生于相对富裕的公务员家庭，年轻的奥滕里特有幸接受了当时最重要的科学家的教导，包括乔治·居维叶（古生物学之父）、安东尼奥·斯卡帕（开创了耳鼻喉科与心脏病学研究），以及约翰·彼得·弗兰克（进一步发展了伊格纳兹·塞麦尔维斯使用的对产褥热和卫生习惯进行医疗统计记录的方法，我们在上文已见过）。[43]在符腾堡，奥滕里特因责骂那些没有将血肠彻底煮熟的家庭主妇而出名，大家普遍害怕他。其实故意不将血肠煮熟的做法很常见，因为将血肠煮得过熟会让包在外面的猪肚破裂，导致血肠内的东西全部流入水中。因此，许多主妇宁可冒着罕见的得病风险来煮肠，但结果往往是吃了就病倒。

当地的传统持续不断，1815年在符腾堡的魏斯贝格镇暴发的肉毒中毒事件被当地医生尤斯图斯·克尔纳记载下来。这位29岁的医生也是一位业余诗人，他撰写的关于事故的报告给其前教授奥滕里特留下了深刻的印象，这成为他第一部公开发表的作品——不是诗歌而是科学散文。[44, 45]在接下来的几年内，克尔纳收集了大量肉毒中毒受害者的历史病例，并且从未煮熟的血肠中提取物质开始实验。他在很多不同动物身上做了实验，从果蝇到猫咪，发现细菌分泌的毒素会改变从神经末梢到大脑的信号传递过程，从而毒害神经系统。为了确认这一发现，他把自己当成实验小白鼠，记录中毒的症状。他的这些鲁莽行为让奥滕里特得知之后，遭到了后者的严厉责备，老师脾气火爆，将自己曾经的学生大骂一通。尽管克尔纳后来成了蜚声国际的诗人和医学作家，他还是有一个未完成的愿望，那就是分离出导致肉毒中毒的毒素。这一遗憾让他离完美无缺的职业生涯只差一步。克尔纳想要解开食物中毒之谜，不仅是出于个人兴趣的美好愿望，还因为他相信这种毒素可能会有医学价值。要是克尔纳知道今天这种物质（肉毒杆菌）被刻意注射到上百万人的脸上，他应该会感到安慰，也许还有些困惑。

在发现导致肉毒中毒的毒素的征程中，还发生了更多的灾难。1895年12月14日，在一座比利时小镇埃勒泽勒举办了一场葬礼，死者是镇上的长者——87岁的安托万·克雷特尔。根据当时当地的习俗，镇上一支名为"朋友团聚"的铜管乐队受邀在葬礼上进行演奏。随后，他们在当地旅馆享用了庆祝晚餐。[46]那晚旅馆的菜单包括烟熏火腿。尽管烟熏肉已经风靡了好几年，但低温的烹饪过程不足以彻底杀死细菌、孢子和毒素。很不幸，不彻底的杀菌过程让乐队成员全部染病，其中3人最终死亡。虽然这种事情已经发生过无数次了，但这次可谓意义非凡，因为当时对细菌的科学认识刚刚出现，根特大学的病理学家皮埃尔-马里亚·范·埃尔门坚进行了尸检（还检查了剩余的火腿）。埃尔门坚在回到根特大学任职之前，曾在柏林受教于罗伯特·科赫。因此，他熟悉培养各类细菌的方法，包括感染火腿的厌氧细菌。这种细菌的名称（翻译自拉丁语"*anaerobic*"，意思是"没有空气的"）揭示了它们不需要氧气，不会在敞开的培养皿上生长。于是，埃尔门坚想出方法抽干培养物周围的空气，成功分离出一种完全满足科赫的所有理论假设的细菌。这种细菌在几度易名之后（随着细菌学理解的加深），最终被命名为肉毒杆菌（也称肉毒梭菌）。

又经过了30年的研究，由肉毒杆菌引起的，最终导致神经系统麻痹的毒素才被发现，最终发现者是加利福尼亚大学赫尔曼·萨默博士领导的研究团队。[47, 48]在两次世界大战的间隙，学术界和细菌战实验室的后续研究表明，提纯的肉毒毒素是人类已知最毒的物质（这一纪录一直保持到了今天）。

考虑到肉毒毒素的应用潜力，美国在马里兰州弗雷德里克市的德特里克营（后改称德特里克堡）创立了美国军事生物战实验室。"二战"高峰时期，该实验室致力于探索进攻性和防御性生物武器。[49]德特里克堡被保留到今日，仍是生物武器防御研究中心（不是进攻性生物武器研究中心）。它与美国疾病控制与预防中心一样，在对抗自然和人为的生物威胁方面一直扮演着先锋角色。

虽然没有证据表明美国在"二战"以及之后的战争中应用过什么攻击性生物武器，但有不少猜测认为他们的英国同盟者可能用过。具体来说，某一种生物因子据说被用来暗杀"二战"时期最邪恶的人物（除了希特勒之外）。此人就是莱因哈德·特里斯坦·欧根·海德里希，他是歌剧作家里夏德·布鲁诺·海德里希的后代（莱因哈德这个名字来自其父亲在自己的歌剧《阿门》中最喜爱的人物，而特里斯坦则是对瓦格纳《特里斯坦和伊索里德》的致敬）。[50] 海德里希成长为一名职业水手，也是受女性欢迎的英俊男性。他有着许多浪漫关系，在与莉娜·冯·奥斯滕短短两周的交往之后向其求婚，最终安定下来。莉娜很早就接受了纳粹主义。1931年4月莱因哈德突然被海军解职之后，丽娜鼓励他加入纳粹党。他随后协助海因里希·希姆莱建立了反情报部门——党卫军（另一个名称"SS"更广为人知）。海德里希是一个工作勤勉、组织严明的管理者，他对希姆莱以及后来的希特勒产生了越来越大的影响。一年之内，他成为保安局局长（保安局后来成了令人闻风丧胆的盖世太保），负责保护希特勒的安全。海德里希的恶行包括一系列间谍行动：破坏、逮捕和处死"危及德国安全的人"。鉴于其能力，海德里希还是反犹太大屠杀的重要煽动者，包括"水晶之夜"屠杀事件和建立特别行动队，目标是消灭占领地区内的犹太人。最后，他还被任命领导"最终解决"屠杀计划。

海德里希有着多种职责，他还是波西米亚和摩拉维亚（前捷克斯洛伐克）的帝国代理保护人。在以当时的德意志帝国元首命名的传记《阿道夫·希特勒》中，著名的"二战"历史学家约翰·托兰德表示：海德里希管理波西米亚和摩拉维亚的效果是，这些领土可能从被占领地转变为对第三帝国忠诚的国家。这样的担忧促使流亡在外、身居伦敦的捷克政府试图暗杀海德里希。[51]

1941年12月28日，英国启动了"类人猿行动"，包括让两名捷克士兵扬斯·库比斯和约瑟夫·贾比克空降到布拉格郊外被占领的捷克斯洛伐克地区。暗杀者用了半年的时间分析海德里希的日常生活。1941年5月27日，两名暗杀者手持经特别改装的手榴弹和司登冲锋枪。两人在海德里希每天通勤都路过的一个发卡弯路口等着他。当海德里希的梅赛德斯敞篷车在接近弯道处减速时，两名士兵试图开火，但是他们的冲锋枪卡住了。海德里希立刻掏出手枪，命令司机停车，而不是加速逃跑——他要开枪击毙暗杀者。当海德里希瞄准贾比克的时候，库比斯将改装过的手榴弹扔进了车里。爆炸让海德里希受伤了，但是肾上腺素的飙升促使他继续追着贾比克过了好几个街区，直到伤口让他体力崩溃，倒在了马路中央。[52, 53]

海德里希的意识仍然清醒，他相信自己是在从车里逃出来的时候受了伤。一名当地妇女救了他，拦下一辆卡车送他去了布洛科伐医院。医生从他的腹部和肺部检测到手榴弹碎片，还摘下了海德里希的脾脏。这个帝国保护人术后恢复正常，医生预计他能够完全康复。然而，海德里希的健康状况在一周后突然恶化，一天内就宣告死亡。德意志国防军资深病理学家的尸检表明，死亡原因是由炸弹碎片携带的细菌或者毒物。当时无人关注这一推测，直到1982年罗伯特·哈里斯和杰瑞米·帕克斯曼出版了《更高级形式的谋杀》（*A Higher Form of Killing*）一书。[54]听上去像好莱坞惊悚片情节一样，作者透露英国生物战项目的主管保罗·菲尔兹曾吹嘘自己改装过手榴弹，在里面加入了肉毒毒素，用来暗杀海德里希。菲尔兹炫耀的话还包括"（我）一手炮制了他的死亡"，"他是我枪口下的第一个牺牲者"。尽管行动的当事人早已过世了，但随着相关的英国档案在未来20年内解密，这些言论可能会最终被证实或推翻。

窒息年代

　　白喉的症状始于轻微的喉咙疼痛，很快随之而来的就是恼人的低烧。在接下来的几天内，症状就会恶化，不断长出灰白色物质组成的斑块（看着就像在口腔后部粘了一块现代人嚼过的口香糖），一开始包在扁桃体上，后来扩散至喉咙的其他部分。这些斑块的生长逐渐让输送氧气入肺部的重要通道变得越来越窄。随着受害者颈部皮肤周围的淋巴结剧烈肿胀，不断增多的障碍物让情形进一步恶化，虽然淋巴结试图将感染控制在一定范围内，但是一切都徒劳无功。接下来呼吸变得越发困难，因为病人整日不停发出咆哮般的咳嗽，声音就好像得了哮吼（急性喉炎）的婴儿那样。对无数父母来说，那是一种难忘的声音，那种特有的、像犬吠一样的空洞咳嗽声让他们无法入眠，甚至发狂。最后，与疾病的斗争终会得到解决，患者要么恢复健康，要么肺部和心脏受到致命打击而停止工作（一定程度上是由于伴随而来的心肌炎，会让心脏也成为被攻击的目标）。一项最近的评估表明，哪怕有现代的支持治疗，白喉的病死率（即感染疾病的个体中有多大比例会死亡）也至少有5%，即20人中1人死亡；也许会高达20%，即5人中有1人死亡（年龄超过40岁的成年人会受到这种悲剧性影响）。[55] 作为对比，即便是近期暴发的最具破坏性的流感（也称1918年西班牙大流感），其病死率也只有2.5%。[56]

　　第一次关于白喉的历史记述出现在1613年，正值其在西班牙的一段大流行时期，史称"窒息年代"（El Anos de los Garrotillos）。[57] 在此之后，白喉持续成为整个西方世界的公共卫生问题，出现间歇性的暴发，比如在新英格兰的一个殖民地，从1735年开始持续流行到1740年。在不同地方，白喉以不同的名称为人所熟悉：扼杀儿童的天使、布洛涅咳嗽、公牛脖子、溃疡病、恶性喉炎（或者恶性咽峡炎，又或者恶性扁桃体周炎），以及坏疽性（或者腐烂性，又或者瘟疫性）喉咙酸疼。直到1826年，法国医师皮埃尔·布雷托诺用了来自希腊语的 *"diphtheria"*（原意为皮革，译为白喉）这个词来命名这种疾病，并沿用至今。[58]

就在布雷托诺使用的名称出现过了半个世纪之后，这种疾病攻击了维多利亚女王的女儿爱丽丝公主一家。爱丽丝公主当时已经成为黑森大公国夫人。她尽力让自己的家人保持身体健康，以此维系住多个欧洲皇室家族的血脉。其实，爱丽丝公主是现任英国女王的配偶菲利普亲王的曾祖母。[59]在接下来的几年内，评估这个致命杀手的身份以及尽可能将其公诸于世的过程取得了重大进展。1883年，出生于普鲁士的病理学家特奥多尔·阿尔布雷希特·埃德温·克雷伯与另一位普鲁士同行费里德里希·奥古斯特·约翰内斯·勒夫勒一起研究，识别出导致白喉的细菌，该病原体在被发现时以两位发现者的名字共同命名为"克雷伯—勒夫勒致病菌"，但是现在被称为白喉棒状杆菌（不过，克雷伯发现的机会致病菌的一个重要的属沿用了他的姓氏，被称为"克雷伯氏菌属"）。[60]

人们使用新的过滤技术（这一主题会在之后详细讲述）来开展各种研究之后，对白喉这种疾病有了进一步的深入了解，新技术帮助人们识别出白喉杆菌制造的毒素，正是这种毒素使它具有致病性。这一成就是人类医学的另一大贡献，来自法国人埃米尔·鲁，他是巴斯德研究所的共同创始人。鲁与到处游学的瑞士微生物学家亚历山大·耶尔森一起研究，成功分离出白喉毒素，为最终控制（尽管没有完全消除）这种疾病迈出了关键的一步，详见第6章内容（耶尔森后来继续识别出一种被简称为"鼠疫"的古老疾病的致病原因，如今以发现者命名——鼠疫耶尔森菌）。

过犹不及

导致肉毒中毒和白喉的毒素统称为外毒素，指由细菌释放的毒素。这些毒素能够变得很狡猾，因为即使产生毒素分子的细菌被消灭了（比如用了抗生素），残余的毒素仍然能够传递致命毒性，除非被高温杀死或者被化学物质中和掉。还有一组细菌毒素，由德国科学家里夏德·弗里德里希·约翰内斯·普法伊费尔发现，它们能够一直存活在细菌中（无论细菌是死是活）。这些内毒素（意思就是来自内部的毒素）与宿主的免疫系统"合谋"，导致致命的结果。[61]作为大分子物质，内毒素通常有一个脂质（脂肪基的）内核。其脂质核会插入细菌的细胞膜内，与向外突出的大型糖基多糖结合在一起。这些组成部分构成了细菌细胞膜的完整结构。在免疫系统演化的过程中，细菌的这些结构特征也提供了一种早期警告信号，提醒宿主存在不受欢迎的细菌入侵者。

任何家里有那种高灵敏度警报系统的人都知道，强化的防御策略经常会跑偏。随着我们免疫系统的演化，针对细菌做了精细协调的系统变得过于精巧强大，一旦误伤往往是致命的。具体来说，攻击内毒素的免疫系统经过精心打磨，其防御后果往往比内毒素的致病性更糟。举例来说，一些内毒素（恰当地说叫作"超抗原"）能够触发相当激烈的响应，激活身体中多达20%的T淋巴细胞，使其进入狂热模式。[62]"行动起来"的召唤还促使先天或者后天免疫系统的其他细胞释放出对抗病原体的化学物质，这场细胞因子风暴的结果是使得全身毛细血管壁通透性急剧增加（但毫无必要）。

此举的目的是增加血管通透性，方便宿主的防御大军从血液进入组织，与外来入侵者大战一番。如果感染仅局限于身体某一部位，血管渗透性程度的增加会让重要的体液流入组织，造成局部性肿胀，就像长了痤疮、被纸割破或者其他伤害的表现一样。然而，如果这样的响应方式发生在全身各处，体液的流失就会让血压下降，造成被称作"感染性休克"的致命事件发生。根据美国疾病控制与预防中心的统计，感染性休克是美国第十三大杀手。最常见的诱因是基于超抗原的泌尿道、肺部或者导管插入部位的感染。[63]超过40%的感染性休克是致命的，远超过其他事件——比如心脏病（5%的死亡率）、脑卒中（19%的死亡率）或者乳腺癌（17%的死亡率）。

1978年发生的一起事件再次强烈地提醒人们感染性休克的致命性。众所周知，消费品的销售过程千篇一律，似乎很难成为一个戏剧性的猝死故事的背景。一般来说，消费者倾向于选择一种商品，然后在接下来的几年内成为忠实用户。这种认知在20世纪70年代中期给俄亥俄州辛辛那提市的宝洁公司（P&G）带来了问题。作为外来者，宝洁公司想尽办法进入竞争十分激烈也相当成熟的卫生棉条市场。在此之前，卫生棉条技术10多年来都没有什么太大的变化，因此宝洁公司的高管们相信新技术有潜力给这个领域带来新的商机。宝洁公司的研究人员发现，另一种消费品——羧甲基纤维素可能提供了这样一个突破口。

羧甲基纤维素是一种增稠剂，能够让布丁、牙膏、轻泻剂及许多其他消费品不垮型。[64]其增稠特性源于吸收大量水分的能力，而且已知这种化合物无毒无害。在宝洁的突破性卫生棉条研发阶段，研究人员估计单是一根棉条就能够吸收月经期间全部的血流，而且不会造成任何侧漏。实验性卫生棉条可以吸收相当于自身重量20倍的液体。因此，它会膨胀，稳稳卡在阴道内，从而提供防漏保护，避免尴尬事件的发生。[65]最终这种棉条被命名为"Rely"，它在市场上打的营销口号是"它甚至能吸走你的烦恼"。[66]

1974年宝洁公司开始测试性营销新卫生棉条，但是在1976年碰到了一个意想不到的障碍。当时美国食品药品监督管理局（FDA）宣布将卫生棉条作为医疗器械重新设计，因此增加了对客观数据的要求，以验证安全性和有效性。当公司高管读到新标准中小字打印的内容时，他们意识到新条款为已有的产品（包括"Rely"在内）提供了"祖父条款"①，因此原本沮丧的情绪瞬间变为欢欣雀跃，充满了宝洁公司的办公室。宝洁公司可谓吉星高照（就和其公司标识②一样），因为这意味着他们的创新型突破将在更长时间内保持不可挑战的地位，未来的竞争者则需要满足FDA设立的更高标准。1978年8月，宝洁公司正式启动"Rely"棉条的发售。作为营销策略的一部分，他们向全美消费者免费邮寄了4 500万份免费样品。

"Rely"棉条轰动一时，但是公司和产品为其成功所累。许多消费者对这种新卫生棉条的吸收能力印象深刻，她们用它的时长远远超过了使用传统卫生棉条的时长。有一份2011年的报告中记录了一位消费者的代表性意见，具体如下：

> 那是在1980年，史黛西正在奥克兰的牛宫体育馆表演。我们从圣何塞（或者说是我们居住地附近的菲蒙）买了盒卫生棉条，预期舞台上几乎很难等到卫生间，而卫生棉条给她提供了大便利，这样她就不用花时间排长队等着用女卫生间了。那是她第一次用"Rely"棉条，效果太好了。但是她说："我记得那天晚上回家后换下'Rely'的时候，我想知道我的处女膜还在不在，因为那玩意儿涨得那么大。后来我就再也不用了，因为它太粗暴了。"[67]

---

① 祖父条款（grandfather clause），即不溯既往条款，是指立法前既有的人或物不受该立法限制，允许其继续依照原有规定办事。——编者注

② 宝洁公司的标识初期由多颗星星和半月形人脸组成，后来改为纯字体商标。——编者注

在这之后没过多久，全美的流行病学家注意到有越来越多的女性出现高烧、低血压和极度疲劳现象。其他奇怪的症状包括手掌和脚底的皮肤脱落。这些症状很快地发展为昏迷、器官衰竭，然后患者在几天之内就死亡了。

到了1979年年底，美国疾病控制与预防中心的调查员面前堆满了一种新疾病的病例，之后这种疾病被命名为"中毒休克综合征"，受害者主要是女性。这些病例相互关联，它们的共通之处在于出现了一种常见的细菌——金黄色葡萄球菌。[68]这种特别的细菌在自然环境中很常见，也存在于人体内。任何人只要长过粉刺或者经历过轻微的食物中毒，就都有过和它相关的经历。大部分美国人在一年中至少会有一次轻微食物中毒，通常表现为胃部不适或者轻度腹泻。然而，在20世纪70年代后期暴发的、基于金黄色葡萄球菌中毒休克的疾病，其广泛程度和严重程度开始让调查员陷入困境。在三个月内，高强度的调查工作揭示了这种疾病与卫生棉条的普遍使用有着一定的关联，尤其是"Rely"卫生棉条的使用。回顾过去的研究，我们现在知道羧甲基纤维素的强大液体吸收能力无意中也使阴道内正常的湿润环境变得干燥。其中的组织突然变得异常干燥，在正常的微生物群落中造成了小溃疡，从而给外来病原体（比如金黄色葡萄球菌）提供了立足之地，让它在其中占据上风。让情况变得更加复杂的是，残留在干燥环境中的体液稠度增加为入侵的微生物提供了有利的生长条件。随着感染程度的加深，女性患者的身体觉察到了外来入侵者，而金黄色葡萄球菌细胞膜中的内毒素也触发了宿主的防御系统，让后者感觉到细菌的大规模感染。作为响应，这些免疫细胞反应过度，导致血管渗透性增加，降低了血压，也减弱了血管支持重要器官的能力。于是，这种高吸收性棉条——一种单纯出于创新理念而设计的产品，就这样意外地引发了毁灭性后果。这一切背后的机制虽然复杂，但并不新奇。

亦敌亦友

金黄色葡萄球菌和肉毒杆菌感染的案例似乎表明，细菌是一种可怕的威胁。然而，这种关于人类与细菌之间关系的观点可能无意中过于简化了。进一步的阐述将向我们揭示，我们的物种像许多其他物种一样，已经和微生物发展出一段错综复杂的关系，享受着非凡的益处。无法正确认识这些互动关系的复杂性，将会让我们目光短浅，造成灾难性后果。人类、动物、植物乃至微生物在更大的生态系统中共同协作，这样的认识伴随着对微生物世界的探索加深。

该领域的一位早期先锋人物是法国微生物学家和生态学家勒内·迪博，经济管理学中一句脍炙人口的名言"全球化思考，本土化执行"据说就是出自此君之口。[69]（据传那是迪博在1972年联合国环境大会上说的，当然也有可能其实是美国生态学家戴维·罗斯·布劳尔1969年为自己的公益组织"地球之友"所写下的口号。[70]除此之外，建筑师和设计师R. 巴克敏斯特·富勒也说过这句话。[71]但所有这些竞争者可能都敌不过比他们早半个世纪的苏格兰生物学家帕特里克·盖德斯，他曾暗示自己在1915年就曾提及类似的说法。[72]）尽管其具体来源不明，但这句话的先见之明不仅是对环境而言（想想我们现在的水污染或者气候变化），还针对我们到处所见的微环境。这一观点得到了勒内·迪博的支持，他的思考范围从微观（他是一名微生物学家）到宏观（他支持全球环境保护主义）。迪博和加拿大裔美籍科学家奥斯瓦尔德·埃弗里一起学习微生物学，后者后来发现了DNA，而且大家广泛认为埃弗里是诺贝尔奖最不应该错过的科学家。在研究污垢中无数的细菌和真菌时，迪博发现了一组能够杀死其他细菌的化合物。[73]这一研究的一部分后来为链霉素这种抗生素的发现做出了贡献。迪博和塞尔曼·亚伯拉罕·瓦克斯曼获得了1948年的拉斯克奖这一美国最高科学荣誉，用于表彰他们发现了这种关键抗生素（瓦克斯曼后来还因此项研究获得了1952年诺贝尔奖）。

　　这些研究中一个更加有影响力的发现就是认识到诸如链霉菌（从中发现了链霉素）此类细菌会产生抗生素，来阻止环境中其他微生物的生长。迪博意识到，在土壤样本中发生的动态变化同样地发生在人体表面，包括皮肤、口腔、鼻腔、喉咙以及肠道系统的黏膜上。另一个有先见之明的观点则是研究单个细菌不足以建立模型，用来解释不同物种间的非凡动力学。令人惊奇的是，在任何给定标本中（可以是土壤样本，或者是人颊拭子），很少有细菌能够在实验室中进行培养和研究。这与前面的理论相符，部分原因是生物学"不可饶恕地"具有复杂性这种缺省属性，远远超出了我们的掌握。比如说，一些生物变得非常依赖与其他生物的相互作用，以至于一旦将它们单独隔离，就会扰乱它们的正常功能或者使其最终不可逆转地死亡。

　　事实上，我们身体的每一平方微米处都与外界发生着相互作用，不折不扣地支撑着丰富的物种多样性。虽然数量会变化，但是来自魏茨曼科学研究所调查人员的最新评估表明，一个平均体重为150磅①的人由400 000亿个细菌细胞和300 000亿个人类细胞组成。[74]另一个事实也证明了共生的复杂性，那就是单单口腔一个部位就是上百种（甚至上千种）不同物种细菌的宿主。这些细菌分居在口腔的不同区域（比如，舌头、扁桃体、软腭和唾液中），每一个地方都容纳了不同密度、不同种类的微生物。总而言之，人类和自己的微生物兄弟结为一体，构成了被称作"超个体"（superorganism，也称"超有机体"）的新类别。[75]

　　这些细菌不仅仅是搭便车的乘客。随着我们对这种共生的了解更加深入，我们就会感激它们为每个人生活中所需的日益增多的正常功

———————————
① 1磅≈0.9斤。——编者注

能做出的必要贡献。一开始，招募良性微生物（尤其是如上所述的那些自带防御策略的微生物）的行为，为日后抵挡它们那些会释放毒素或者食肉的更加邪恶的"表亲"提供第一道防线。微生物组的变化与不少疾病相关联。[76]举例来说，强力的抗生素疗程能够破坏肠道中的正常菌群，让人容易受到特别凶猛和致命性的致病菌入侵，比如艰难梭菌。除此之外，肠道内的细菌中大概有超过1 000种已经被识别出来，它们帮助我们消化某些糖类、合成必需维生素和调节新陈代谢。[77]不出所料，功能不良的微生物组也与消化道的各种疾病有关，从营养不良到肥胖，还有肠道自身免疫病和肠道炎性疾病。[78]杰弗里·戈登是我在圣路易州华盛顿大学的同事，他的实验室做过一项特别有意思的研究，揭示了微生物组和肥胖之间的相互作用。[79]他们将正常体重或者体重超重的小鼠体内的肠道菌群分离出来，移植到无菌小鼠体内。值得注意的是，仅仅是移植肥胖小鼠体内的细菌就足够让无菌小鼠增加体重，尽管事实上后者的热量摄入被严格控制保持不变。换言之，体重的增加由"超个体"的细菌成分决定，与消耗热量的多少无关。戈登实验室进一步扩大了研究，他们从同卵双胞胎的粪便中分离出细菌（双胞胎其中一个是瘦子，另一个是胖子）。就跟之前看到的结果一样，虽然严格监控热量，接受胖子细菌的小鼠也长胖了。

只要知道细菌在消化过程中的位置和功能，就可以提前预计肠道微生物对生理过程（比如体重增加等）的影响，但是要将这些微生物组与其他多种人类疾病（从抑郁、精神分裂到糖尿病和类风湿关节炎）的易感性联系起来，目前还没有很多明显的证据。梅奥诊所的研究人员在2016年的一项研究中，发现了患者乳房（皮肤）或者口腔中的微生物组与乳腺癌诊断之间的联系。[80]

这些新发现与纽约大学医学院的马丁·J. 布莱泽医生的论点一致。布莱泽坚持认为抗生素的广泛使用在很大程度上改变了微生物组的构成，其改变方式让人们越来越容易变得肥胖，以及容易受到各种疾病侵袭。[81]众所周知，畜牧业生产中会在动物饲料里补充抗生素，让家畜长得更快、更壮。这些发现不仅限于家畜，因为抗生素能够改变几乎所有人类和非人类动物的微生物组。布莱泽的研究将幽门螺杆菌与各种疾病联系起来，缺乏幽门螺杆菌的小鼠或者人类更容易得肥胖症、胃食管反流、食道癌，还有各种炎症，甚至是神经系统疾病（比如孤独症）。虽然这一研究领域仅仅处在初步阶段，但2016年5月在孤独症研究国际大会上，由得克萨斯州儿童微生物中心研究人员陈述的一份报告指出，肠道微生物菌群和孤独症之间有着潜在的联系，尽管其因果关系（如果有）仍需要时间来检验。[82]

这些发现与下述观点相符合：极其复杂的超个体中人类组成部分的健康和幸福与我们的微生物组成唇齿相依。这一理解强调了不要将我们环境中的细菌视为劲敌而一味地消灭殆尽。恰恰相反，保持超个体的健康要求我们适当地分清敌友关系。请大家记住这一点，接下来我们会将视线转向另一组生物，它们在传统上被义正词严地视作人类的死敌，那就是病毒。

第 5 章

病毒
不断升级的强大敌人

　　许多孩子常问，谁是"山中大王"？谁又是地球的主人？如果一个外星人从远处（或者在社交媒体上）观察地球，它可能得出结论：统治地球的物种不是犬科就是猫科动物。毕竟，人们往往花大量时间努力工作，给他们的宠物提供衣食住行，照顾它们的健康，而宠物们的生活悠闲不已。通过这些，我们的外星朋友可能认为，作为人类伴侣的动物才是真正的统治物种。其他观察者可能坚持认为，地球的主人要么是蟑螂，要么是细菌。这一结论纯粹是基于种群的庞大数量得出的。偶尔可能会有偏执的家伙提名人这个物种。鉴于人类对地球的影响（虽然可能不完全是积极影响），当前的生态时代被许多人称为"人类世"。[1]

　　如果我们的外星朋友用更高分辨率的光学仪器来分析地球，更合乎情理的答案将会是病毒。即使是最难以接近的细菌，比如那些在地球海洋最深处的火山沟附近发现的细菌，仍然会被多种病毒感染并且为它们提供养分。当一个年幼的孩子到了能够问出本章开头这个问题的年纪时，他本人也早就成为一些病毒性病原体的"丰盛大餐"了。

为了评估一种感染原对公共卫生的危险程度，公共卫生专家会评估其致命性（比如感染个体的死亡比例）和传染性（感染者可能会传染的新增人数）。在这两项都获得高分的病原体能够引起真正意义上的物种灭绝，但幸运的是，这样的感染少之又少。尽管如此，令人震惊的是，10种传染性最强的感染中有7种是病毒引发的（轮状病毒，麻疹病毒，流行性腮腺炎病毒，水痘病毒，鼻病毒，天花病毒和脊髓灰质炎病毒），而5种最致命的感染中则有4种来自病毒（狂犬病毒、人类免疫缺陷病毒、埃博拉病毒和大流行性流感病毒）。让这些病毒病原体更危险的是，病毒感染是出了名的难治，其原因我们将很快揭晓。在阐述这些复杂问题之前，我们先回顾一下病毒的历史，以及我们是如何变得害怕和敬畏这些致命病原体的。

有一种关于病毒的过分简化的观点，认为病毒是经过高度演化且仍然在快速变化的有机体。此外，有个围绕病毒的永无止境的争议：病毒是不是生命体。[2] 比方说，我坚信它们是生命体，而同为科学家的我的配偶（毫无疑问还有其他同行）都觉得我是傻瓜，竟然会相信这种说法。无论对这个问题持何种立场，病毒的演化方式都让它们足以占据食物链顶端。有人可以很确定地争辩说，其实地球上任何活细胞都是至少一种（常常是多种）病毒的食物来源。病毒随着时间演化，利用它们所感染的宿主的机制，逐渐占据主导地位。诚然，最复杂的病毒往往是那些拥有最少基因数量的病毒，因为它们将重担留给了它们所感染的倒霉宿主。除此之外，病毒积极参与所有生命结构的演化过程。澳大利亚生物学家菲利普·约翰·利文斯通·贝尔的一篇具有重大影响的论文表明，细胞核（一种包含所有真核细胞DNA的亚细胞结构）就是互惠互利伙伴关系的实例，被称为内共生事件。细菌的吞噬作用导致了线粒体的出现，而真核细胞的细胞核也缘于吞噬作用，只是这次吞噬的是病毒。[3]

逃脱过滤器的毒素

我们上一次谈到19世纪的微生物学家查尔斯·钱伯兰，他忘了老板布置的炭疽研究。度假回来之后，他给小鸡注射了旧的细菌培养物，无意中发现接触死亡细菌的经历使小鸡在未来免受病毒感染（由此发挥了疫苗的作用）。不过，路易·巴斯德没有因为钱伯兰的失误而解雇他，反而满心欢喜地让钱伯兰继续研究，尤其是因为钱伯兰似乎在发明设备以简化实验研究上颇有心得。比如，在小鸡实验发生关键变化的前一年，钱伯兰主导的一个项目带来了现代高压灭菌器的诞生，现在几乎每个生物学家和临床医生都用这种设备给自己的工具消毒。这种创新能力也让钱伯兰无意中推进了病毒的发现。

1884年，钱伯兰自己做了一个长方形瓷盒来过滤水。[4]这一发明的根本原因在于，巴斯德团队发现有越来越多的证据证明，一些细菌会向自身所处的环境中释放毒素——正是这些毒素造成了它们的致命毒性（比如我们观察到的肉毒中毒现象）。钱伯兰和巴斯德实现了一种过滤机制，得以将相对大一些的细菌与小得多的有毒蛋白质分离开来。由此产生的钱伯兰–巴斯德过滤器在微生物学家中轰动一时（至今仍为人所知），有助于微生物学家理解毒素如何发挥作用，但其真正的价值更具变革性。

就在钱伯兰苦苦研发高压灭菌器的时候，德国农业化学家阿道夫·迈尔正在荷兰的瓦赫宁恩管理农业实验站。[5]迈尔可能天生对化学感兴趣，因为他是伟大化学家利奥波德·格麦林的外孙。尽管格麦林如今早已默默无闻，他的科学贡献之一便是发现铁氰化钾——任何看过建筑设计蓝图的人都非常熟悉其独特的色调。[6]

阿道夫·迈尔在瓦赫宁恩农业站任职期间，烟农们向他抱怨一种新型疾病正在破坏他们的作物。这种奇怪疾病的特征是烟草叶片上呈现斑驳的图案，这种图案并不丑陋，看着像马赛克。对烟草花叶病的早期研究表明，这种病可以通过汁液传播，证明其具有天然的传染性。迈尔假设这是一种尚未被发现的细菌造成的结果。迈尔急于发现新的微生物，他用显微镜分析样本，因为大部分细菌早已能在光学放大仪器的协助下用肉眼看到了。然而，迈尔在受感染的培养物中什么细菌都没看到。另一种可能是疾病通过汁液中的毒素，而不是通过细菌传播。1886年夏天，迈尔发表了这一猜测，开始用钱伯兰的过滤器来寻找致病的毒素。[7]结果跟他的理论一致，迈尔激动地看到在过滤后的液体中有些东西能够致病。但是，随着调查继续进行，激动变成了困惑。具体来讲，感染毒素的植物能够自己将疾病传给其他植物。这没有道理，因为毒素不会自我复制，毒素的传染能力应该具有自限性。但是迈尔的发现表明，这种病原体可以无限繁殖。在排除了这一奇怪发现仅反映了某种污染的可能性之后，迈尔意识到，他看到的是之前从未看到过的东西（或者更准确地说，是之前无法被看到的东西）。

就在迈尔进行后续研究的时候，烟草花叶病的快速传播引起了全世界科学家的关注。1892年，俄国植物学家德米特里·约瑟福维奇·伊万诺夫斯基正在研究克里米亚地区的烟草病，同样描述了病因可能是一种能够通过钱伯兰–巴斯德过滤器的感染原。[8]与迈尔不同的是，直到自己生命的最后一刻，伊万诺夫斯基始终坚信烟草花叶病的感染原是细菌，只是它太小了，无法被过滤器捕捉到。这种想法遭到了荷兰微生物学家马丁努斯·拜耶林克的反驳。拜耶林克在1896年得到了同样的实验结果，但他相信这是一种新形态的生命体导致的。[9]拜耶林克将这一致病因子命名为"virus"（病毒，来自拉丁语中的"毒物"），以此区分于细菌及其毒素的活动。此时，命名这些新的病毒性生命体仍然近乎一种盲目的信仰，因为它们实在太小了，不但无法用肉眼看到，就连用当时最强大的显微镜也看不到。1934年，美国人温德尔·梅雷迪思·斯坦利使用了最新的电子显微镜技术，其分辨率远超传统显微镜。在斯坦利一生的研究中，他描述了对该种病毒的分离和提纯。这种病毒由一个空心的管状蛋白质结构组成——称为衣壳，里面装满了基于RNA的遗传物质（RNA即核糖核酸，这与我们熟悉的控制人类遗传性的基于DNA的遗传物质密切相关，却有所不同）。[10]

19世纪与20世纪之交的科学界对此一无所知，用"病毒"这个名词命名的奇怪生物集群对感染原的传统定义来说完全是外来物，而且对生命本身而言确实如此。因为病毒在结构上和生理上都与任何已知的生物体（包括细菌）完全不同，所以破解它们的发现所带来的谜题，以及解答它们如何繁殖和致病的疑问，在很长时间内一直属于细菌学研究范畴。这种归属权不仅基于微生物学家是病毒学研究的最早探索者这一事实，也是因为该领域一系列偶然的研究发现刚好促成了病毒的发现。

从恒河水到噬菌体疗法

病毒无处不在，它们能够吞噬几乎所有的活物。科学家只发现了我们星球上一小部分的常见生物。当用这些有限的知识来认识病毒的多样性时，我们的无知更加凸显。目前，大家达成的共识是：不同病毒（病毒组）在数量和多样性方面，远远超过了所有已知和未知的原核与真核生物。[11]虽然由于我们自身物种的偏见，我们假定病毒主要的威胁集中在人类身上，比如埃博拉病毒、艾滋病毒或者流感病毒给我们带来的灾难就是很好的证明，但是总体来说，它们同样祸害着细菌，也困扰着其他哺乳动物。

目前我们迎来了新病毒大发现的新热潮，结果表明大部分人类（实际上可能是所有的脊椎动物）和无数病毒同生共死。这些病毒往往不会致病，要么是非致病性病毒，要么甚至还对人体有益，这与我们在细菌中看到的情况很相似。人体病毒组包括数百种最近才发现的病毒，称为指环病毒科。[12]这些环状小病毒遍布全身，但是目前大部分跟疾病尚无关联。要想象它们可能有益于日常生活，并非牵强之事。举一个病毒有益的例子，有一组病毒在最初被发现后，帮助科学家理解了病毒的运作机制；不仅如此，后来它们还贡献了难以想象的益处。了解这种通常被称作噬菌体的细菌病毒，为了解人体内的病毒性病原体提供了途径，所以我们从这里开始讲起。

就在马丁努斯·拜耶林克一门心思验证针对烟草植物的微小病原体的同一年，英国细菌学家厄内斯特·汉伯里·汉金做出了影响深远的科学突破，足以完全改变我们对疾病的看法。[13]这一科学发现建立在混浊的背景之上。对于印度人在恒河的脏臭水中洗澡这一臭名昭著的举动，厄内斯特似乎颇感兴趣，因为这是让自己患病最直接的方式之一。"臭气致病"理论很大程度上仍然主导着大众对传染病的看法，而汉金试图证明直接与恒河水接触时里面的细菌才是导致肠道和其他疾病的罪魁祸首，从而推翻上述古老理论。[14]汉金本人在伦敦接受过细菌学家的训练，也是早期用苯胺染色剂在显微镜下观察细菌的人之一。在与罗伯特·科赫和路易·巴斯德一起接受训练之后，这位年轻的英国科学家获得独立研究所需资质，开始在印度展开自己的科研事业，在那里他被授予化学检测官、政府分析师和细菌学家的头衔，为联合省、旁遮普邦和中央省工作。[15]尽管这确实是他学生生涯结束后的晋升，在英国汉金的批评者们还是将他的离开描述成在家乡饱受辱骂之后的一次绝望逃离。针对汉金的恶言恶语不是因为他对传染病的进步观点，而是由于他支持并倡导利用动物解剖来促进科学发现和科学教育，这也是他出名的原因之一。然而，当时许多人认为这是一种恶毒的行为，因此汉金引起了动物权利保护者的愤慨。他们经常在报纸上发表敌对性文章，给编辑写信，其中一些人还威胁要对像汉金这样的"活体解剖者"发动人身攻击。

印度的河流当时是经水传播疾病的重要病源（很可惜其中一些到现在都是）。汉金对新居住地早期的贡献之一，就是证明煮沸河水足以预防霍乱和其他经水传播疾病的蔓延。在越来越多人实践此法之后，霍乱的患病率相应地有所下降，汉金挽救生命的贡献继续受到远在英国的边缘性动物权利保护者的嘲弄，他们在1896年6月26日的《动物保护者》（*The Zoophilist*）杂志上发表了下面一段话：

> 特别声明，一位活体解剖支持者做出了一项有益的科学发现，此发现纯属常识。此次发现者正是我们的"旧敌"汉金先生，我们之前在剑桥辩论中见过一面，之后他就坐船离开，去印度当上了细菌学家，一直到现在。[16]

就在同年，汉金在巴斯德学院的年刊上发表了一篇文章，将他与病毒史永远联系在一起，尽管当时他本人并没有意识到这一点。[17]汉金在一篇不甚详尽的研究论文中，记录了恒河和亚穆纳河受污染的河水中存在着某些物质，能阻碍霍乱病菌的存活。这篇论文埋没在学院的论文集中。后来，汉金又为门类众多的科学思想（包括动物学、微生物学、人类学、政治科学和建筑学）做出贡献，一直到他1939年逝世。尽管如此，他对后世最持久的影响终究还属1896年对恒河神圣却腐败的河水的观测。

在汉金的恒河水检测过去20年之后，另一位英国细菌学家正在全神贯注地展开研究，借助汉金在印度的发现，试图改良天花疫苗的生产。1915年，英国细菌学家弗雷德里克·特沃特报告了一种能够通过钱伯兰-巴斯德过滤器并足以杀死葡萄球菌的微小因子。[18]特沃特猜想这可能是一种针对细菌的病毒或者酶，但是他更倾向于这是一种酶，因此失去了自己在一项重大发现上的决定性贡献。这一关键性突破由法裔加拿大微生物学家费利克斯·德赫雷尔取得，而酒精的刺激功不可没。

1873年，一名巴黎的新生婴儿接受了洗礼，被取名为赫伯特·奥古斯丁·费利克斯·爱亨斯，但是他后来改姓德赫雷尔，可能是他随父母移民蒙特利尔后海关人员变更的。德赫雷尔6岁丧父之后回到了巴黎，在完成高中学业之后自学科学。一场算不上宏大的欧洲骑行之旅开启了他一生的漂泊，驱动着他在20岁的时候去南美和土耳其大探险——大部分时候都是骑自行车旅行。[19]费利克斯在安纳托利亚遇到自己未来的妻子玛丽之后，他对旅行的执着暂时告一段落。他们在那里定居了几年。德赫雷尔躁动不安的能量引导着他，不管是在个人生活还是职业生涯方面，都让他开始沉迷于一种新的科学：发酵科学。他通过书本研究发酵，并在家里建了个实验室（其实是在酿酒）。他的目标是理解并改良发酵过程，最终这一追求让德赫雷尔回到了加拿大，在那里他受委托研究如何将枫糖浆发酵并蒸馏成杜松子酒。尽管枫糖杜松子酒能卖个好价钱，但是纯枫糖浆的昂贵成本（与小麦、大麦、马铃薯及其他廉价的供细菌和酵母菌发酵的糖和淀粉来源相比）很快就让这种酿造方式过时了。

尽管未能推出枫糖浆发酵的酒精饮料，但德赫雷尔并未受此困扰，他一边继续环游世界，一边进一步研究蒸馏（因为他糟糕的投资技巧让他不得不常常寻找各种经济收入）。他接受了危地马拉政府提供的一项工作，于1901年在综合医院建立一个细菌实验室。他的主要目标是找到方法预防破坏当地咖啡作物的真菌感染（最终通过酸化土壤完成了这一任务）。另一方面，德赫雷尔还找到机会用香蕉发酵制造威士忌，这种酒品可以与加拿大俱乐部威士忌[①]一较高下。[20]后来，德赫雷尔搬去了墨西哥，这次全家搬到了墨西哥尤卡坦半岛，当地政府委托他研发一种用剑麻酿造杜松子酒的方法。剑麻这种植物主要是为了获取它的纤维而种植的，但是它与用来酿造龙舌兰酒的蓝色龙舌兰是同一个属的植物。德赫雷尔用这种对制作绳索毫无用处的一次性材料，成功酿出一款新颖且充满异国情调的杜松子酒，类似于地中海盆地和中东地区特有的带有茴香味的酒（如茴香酒）。

最终，剑麻杜松子酒没有取代龙舌兰酒成为墨西哥的主要酒精饮料，倒是在德赫雷尔的故乡法国流行起来（虽然他很少回去）。这件事让德赫雷尔返回了巴黎，他帮忙监督酿造，同时干些副业，既为了挣钱，也为了对科学的热爱。其中一项副业就是应墨西哥政府的请求，想办法对抗蝗灾暴发。在准备过程中，费利克斯自愿在巴斯德学院无偿工作，在那里他苦思冥想，研发并应用细菌来杀死蝗虫。最终他发现的苏云金杆菌在墨西哥和阿根廷都进行了试验，这种细菌还真帮助消除了蝗虫带来的毁灭性破坏。

德赫雷尔扩展了使用一种生物有机体去杀死另一种生物的想法，

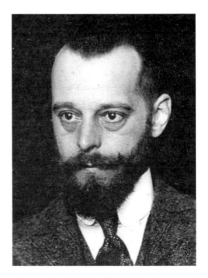

图6　费利克斯·德赫雷尔（1905）

---

① 加拿大高端威士忌品牌，加拿大也是德赫雷尔居住过的国家之一。

他开始对抗痢疾产生了兴趣。战争和疾病长久以来就不可分离。正如我们之前所见，雅典大瘟疫和伯罗奔尼撒战争同时发生并非巧合，而安东尼大瘟疫也和镇压帕提亚人的起义联系在一起。最近如19世纪中叶，丧命于内战的62万美国人中有2/3死于疾病，而不是枪伤。第一次世界大战则有着明显的区别，是第一场有更多人死于他人之手而非微生物的战争。这一变化有很大一部分原因在于人们普遍对传染性细菌和病毒有所认识，还有研究人员的种种努力——包括费利克斯·德赫雷尔在内。[21]

20世纪早期电影的出现，让现代观众看到了堑壕战所特有的阴暗泥泞的条件。有一个大家都不太熟悉的事实是，西欧的战壕从比利时海岸延伸至瑞士，蜿蜒如迷宫，共同形成了超过2.5万英里长的网络。[22]在这种广泛分布的糟糕环境中，德赫雷尔开始寻找可以杀死志贺菌的天然因子，志贺菌是日本科学家志贺洁于1897年（就在几年前）发现的。[23]志贺菌感染会引发剧烈的腹泻，通常称为痢疾。长久以来，这种疾病一直和战争连在一起，甚至吞噬了不少历史名人的生命，包括英国的约翰王（《大宪章》的签署者）、海军上将弗朗西斯·德雷克爵士，还有人道主义者伊拉斯谟以及探险家戴维·利文斯顿（和那句闻名遐迩的"您就是利文斯顿博士？"有关）。鉴于第一次世界大战期间战壕内潮湿、狭窄、极不卫生的环境，对痢疾的恐惧也极为普遍。

1917年9月，在艰苦卓绝的堑壕战打得正酣之时，德赫雷尔宣布发现了"一种肉眼看不见，但能够对抗痢疾杆菌的微生物"。具体来讲，他描述的是一种生物（而非化学）物质，能够以志贺菌为食。[24]虽然这种看似神奇的物质能展现灭菌活性，但其确切属性在当时尚不清楚。德赫雷尔开创了新业务，他为法军提供了1 200万支能救人性命的药剂来对抗痢疾。[25]我们现在知道，这种物质能够选择性地有效杀死痢疾的致病因子，其能力来自噬菌体。

　　德赫雷尔在大战之外继续识别其他噬菌体的研究，又重新开始全球流浪之旅，一边找出新的噬菌体，一边推销他早已开拓的噬菌体产品。从第一次世界大战中期到结束之后没多久，他分离出噬菌体并一路推销对抗霍乱、斑疹伤寒及其他脓毒症的噬菌体疗法。这些产品广受欢迎，德赫雷尔的名声越来越显赫，最终他成为耶鲁大学的教授，收获了著名的列文虎克奖以及诺贝尔奖的8次提名。[26, 27]同样地，德赫雷尔本人也给辛克莱·刘易斯创造小说《阿罗史密斯》的主人公提供了灵感，作家还因此获得了1926年的普利策奖。[28]尽管德赫雷尔缺乏正规的专业资质，而且他对自己兜售的有效药剂的组成和新疗法的作用机制都一无所知，他还是获得了许多应得的认同。我们现在明白，这种神奇的物质由噬菌体组成，噬菌体是一类专门寻找并杀死有害细菌的病毒。

　　使用噬菌体杀死细菌，作为治疗感染的手段，其效果也在另一场大战中得到了印证。我们看到，苏联领导人欣然接受噬菌体疗法，在1939—1940年与芬兰展开的短暂却猛烈的冬季战争中，广泛地用它来处理士兵的伤口。同样地，德意志国防军的领导层中有噬菌体疗法的有力支持者，他们向德意志北非军团与其他德国军队发放包含小瓶噬菌体的医用包。[29]一些历史学家确实曾有过一个疯狂的猜想：德国决定分兵占领格鲁吉亚作为1941年巴巴罗萨行动的一个早期目标，很大一部分原因是期望得到第比利斯郊外的噬菌体研究和制造工厂。德意志国防军盯上了苏联的研发制造能力，这又直接与费利克斯·德赫雷尔联系到了一起，因此让我们再回去看看他的非凡故事。

　　虽然德赫雷尔在20世纪20年代的"爵士时代"获得了显赫的声誉和无数的财富，但他和他了不起的产品在10年内就统统被遗忘了。随着磺胺类药物最先出现，以及后来像青霉素这样的抗生素发展起来（这些创新大部分集中于"二战"期间的英语国家，噬菌体疗法注定会失去自己的光芒）。噬菌体类药物快速削减的原因包括其行为的未知机制。因此，几乎不可能评估某一特定批次的噬菌体药物的有效性（如果有效）。毫不意外，这一漏洞被无良或劣质的生产商所利用，他们从劣质产品中快速获得暴利。20世纪三四十年代，在引人瞩目的新磺胺类药物和抗生素分别被发现并制造出来后，上述的种种不规范加重了消费者对噬菌体药物的质疑。

与两场世界大战之间科学革命的趋势不同，噬菌体疗法在苏联保留了下来，出于费利克斯·德赫雷尔本人的缘故，应用规模还不小。1934年，德赫雷尔收到约瑟夫·斯大林的邀请，斯大林想让他加入第比利斯噬菌体研究所。来自巴斯德研究所的乔治·埃利亚瓦是苏联噬菌体医学的先锋人物，也是斯大林的老友，斯大林在他的引荐下，开始注意到德赫雷尔的研究。有一阵，似乎德赫雷尔终于要安定下来了。然而，命运再一次介入其中，德赫雷尔获悉埃利亚瓦越过拉夫连季·贝利亚建立了自己的研究所。[30]埃利亚瓦还越过贝利亚，直接向斯大林发出请求邀请德赫雷尔。鉴于贝利亚这个人对像德赫雷尔这样的外国人抱有偏执的仇恨，这一系列相当莽撞的行为变得特别危险。更加复杂的是，贝利亚的主要职责并不是格鲁吉亚苏维埃的监督人，而是国家安全部门——臭名昭著的内务人民委员部（NKVD）的负责人。

因此，当贝利亚和NKVD开始清除涉嫌受外国影响而腐败的知识分子时，埃利亚瓦和他的家人毫不意外地成了第一批受打击的人。1937年1月22日傍晚，在敲门声之后很快到来的就是被指控叛国罪名和乔治·埃利亚瓦被处决。虽然德赫雷尔已经开始在第比利斯建造自己的永久安居之家，但埃利亚瓦被捕的时候他正好在法国，从此他就再也没有返回苏联。尽管他成就斐然，但也许是因为噬菌体疗法减少，德赫雷尔确实安定下来，他的声名和事业也随之败落了。他于1949年几乎无人知晓地去世了。然而，随着新一轮噬菌体技术浪潮的兴起，他的遗产可能复兴，成为解决抗生素耐药性细菌出现的潜力性方案。[31]

非凡的噬菌体

尽管应用噬菌体技术的治疗有所衰退，但是对噬菌体越来越深入的了解极大地加速了病毒学这门新科学的出现。[32]可以说，最著名的噬菌体是T4。这种特殊的噬菌体一直是多位诺贝尔奖得主的实验模型首选，包括弗兰克·麦克法兰·伯内特、安德列·利沃夫、马克斯·德尔布吕克、萨尔瓦多·卢瑞亚、阿尔弗雷德·赫尔希、詹姆斯·杜威·沃森和弗朗西斯·克里克。[33, 34]尽管有上述这些杰出的荣誉资质证明，T4的发现还是在很大程度上被时间遗忘了。T4最早被提及是在一篇1943年的论文中，由来自范德堡大学的萨尔瓦多·卢瑞亚、马克斯·德尔布吕克和托马斯·F.安德森所撰写，他们给出了噬菌体的电子显微镜分析结果，揭示了这是一种精子形的病毒颗粒。[35]随着技术进步而来的是更高的分辨率，我们现在知道，T4噬菌体的长相介于阿波罗登月舱和蚊子之间。它有一个空心的、数学上精准无比的二十面体头部，里面包含着遗传物质（在这里就是指DNA）；头的下面是环状颈部，还会长出颈丝，而其尾部长尾丝排列的方式让它看上去像是异世界的虫子一般。这些尾丝不是用来移动的，而是像触手一样，它们的任务是探索周边的环境，不停地搜索新的猎物。当噬菌体靠近即将到手的细菌受害者时，两者之间的互动会触发登陆程序（再次让人联想到阿波罗登月舱）。一旦牢牢附着在细菌上，噬菌体就会入侵细菌表面，用足够的力量来打破细胞壁。这样能够让它将自己的遗传物质注射入细菌体内。只要DNA能够进入细菌内部，它就能够有效地劫持细菌机制，强行繁殖出成千上万的新后代，然后从细菌受害者体内爆裂而出，这情景就像雷德利·斯科特1979年导演的经典科幻电影《异形》一样震慑人心。这一系列完整的事件仅仅发生在短短的30分钟内。爆裂而出的噬菌体后代成倍地感染细菌，因此得以让噬菌体在极其短促的时间内快速摧毁大批量的细菌。

德赫雷尔正是用这种非凡效率来治疗细菌感染的，它展示了一种重要的技巧，即占用宿主本身的机体，而不是携带大量自身的装备。病毒利用宿主细胞来完成主要的繁殖工作，这种方式极为高效，因为它只需要少量的编码基因——通常仅限于那些编码病毒颗粒结构的基因、复制病毒遗传物质所需的关键酶，当然还有促进劫持过程的必要机制。从遗传学角度来看，有人可能认为病毒是地球上演化到最高级的生物，因为它们大量采用外来劳力和宿主的生理机制来保障自身的存活和繁殖。

接下来，我会讲一个听上去不靠谱却是我博士后时期亲眼见证过的故事，来结束关于噬菌体的小插曲。这段经历证明了病毒确确实实支配着我们的世界，甚至包括我们周围最干净卫生的环境。这个故事还与科学研究的透明度和可重复性有关，这些都是现代科研实践的关键特征。考虑到那些不熟悉学术研究过程的读者，我在这里介绍下普遍的实践方式：一份科研手稿一经发表，作者就有责任与更加广大的科研界共享自己的独特工具，这样研究就能够被重复，经得起他人的核实（假定如此）。很明显，这种行为可能不适合那些喜欢保密的研究人员，因为这样做会将他们的优势暴露给竞争对手。

我这个听起来可疑的故事发生在20世纪80年代早期，当时科学家常常用一种被称为信件的方式相互交流（这里需要向年轻读者解释一下，这种方法通常指送达速度很慢的"蜗牛邮件"）。根据这一传统，故事的起源是杜克大学一位研究噬菌体的教授给在著名的东岸研究所工作的同行寄了一封信，请求后者寄送一份在其最新发表的论文中提到的样品材料。这位同行以保密闻名，在几周以后很礼貌地回信说，他无法回应这个请求。然而，猎物已被捕获，因为噬菌体早已到了杜克大学，被握在了教授手中。原因正是噬菌体无处不在的自然属性，它们通常附着在其侵蚀的细菌上面随风飘荡,这也就意味着婉拒请求的回信的信纸和信封上沾满了噬菌体(和细菌)。杜克大学的研究人员很容易地提取出想要的噬菌体(以及那位东岸研究所的同行使用的其他研究材料,当然还有那些自然飘浮在波士顿和达勒姆的空气中的),然后毫不费力地提纯噬菌体,开始自己做研究,这一切都发生在短短的一周之内。这样的机遇曾经到处可见,但是如今因为电子邮件的出现已经统统消失了。而在更加现代的通信形式中,能够被分离出来的唯一病毒类型只有人造病毒,而非自然病毒。

普通却不平凡

这种接管宿主身体并重新编程的过程最初和感染细菌的病毒(噬菌体)一并被发现,主要是因为细菌已被充分研究,而且不像真核细胞那么复杂。同样的绑架和复制过程也在许多其他病毒类型中被重复,因此可以大胆地推测,地球上的每一个物种都有一系列专门以它们为食的病毒。而且,我们还可以推测人体内几乎每一种类型的细胞都可能是自身病毒的宿主,这种推测应该站得住脚。举例来说,感染毛囊的病毒和感染肝脏或者循环细胞的病毒并不相同。更糟糕的是,为了自身利益,许多病毒会利用那些与它们一起演化的免疫系统,这些免疫机制原本是专门防御和限制病毒的。比如,导致艾滋病的HIV偏爱享用一部分正好能够控制免疫系统的T淋巴细胞。这种聪明的策略会渐渐削弱宿主抵抗感染的能力,但最终更大的宿主注定屈服于其他感染。当蜗牛、昆虫或者其他动物蜕皮或者脱落不需要的、不能再用的身体部位时,病毒就常常会在第一宿主之外寻求扩散,然后在接下来的受害者中继续传播。

本章开头就已声明,许多最具传染性和最致命的疾病来源于病毒。在最具传染性的疾病中,有一系列被称为"儿童病"(包括麻疹、风疹、流行性腮腺炎和水痘)。下一章我们会详细介绍这些疾病,以证明20世纪后半叶研发的疫苗成就多么非凡。现在,我们将聚焦普通感冒病毒,这是科学界已知的最具传染性的病毒之一。

根据美国疾病控制与预防中心的说法,成年人平均每年会感冒2~3次。更糟糕的是,普通感冒的传染性相当高,一个感染了感冒病毒的病人转身就能将疾病传给6个人。[36]每一场感冒会持续一周或者更久的时间,许多成人会请一周的病假,以防感冒传给其他人。因此,虽然死亡率不高,但是普通感冒对经济的影响可能是价值数十亿美元的劳动力损失。考虑到发病率、影响和传染性,很多研究人员很早就致力于找出普通感冒的致病因素。

早期研究表明,感冒的致病因子不会被钱伯兰-巴斯德过滤器捕获,所以它被准确地怀疑是某种病毒。1956年,约翰斯·霍普金斯大学传出消息,声称发现了致病因子。[37]发现者是一名巴尔的摩的科学家,名叫温斯顿·哈维·普赖斯,他十分渴望出名。[38]普赖斯是纽约当地人,他的父亲是一名富裕的医师。普赖斯受到辛克莱·刘易斯的小说《阿罗史密斯》(以费利克斯·德赫雷尔的故事为原型)的启发。他追随几位著名的科学家,在知名研究所(包括普林斯顿大学和洛克菲勒研究所)开始自己的科研生涯,之后在约翰斯·霍普金斯大学谋得职位。不管有意还是无意,普赖斯走上了一条介于德赫雷尔的真实生活和阿罗史密斯的虚构生活之间的道路。比如,普赖斯的早期科研工作沿袭了德赫雷尔开创的噬菌体发现,但普赖斯是出了名的"三分钟热度",这意味着在20世纪40年代后期噬菌体研究发展阶段,他并没有做出什么实质性的贡献。

在个人生活方面,普赖斯同样模仿文学作品《阿罗史密斯》的主人公。与阿罗史密斯一样，他一开始与一个平凡的女人结了婚，但后来还是找了一位精英阶层的伴侣（不同的是，在现实生活中，普赖斯和他的妻子离了婚，而在小说中阿罗史密斯的妻子中毒而亡）。[39]第二任妻子是他热衷于抽象艺术的结果。普赖斯是一位狂热的收藏家，曾经花巨款买下了纽约艺术家格雷丝·哈蒂根的一幅画作。哈蒂根是第二代美国抽象表现主义画家群体中的领军人物，与杰克逊·波洛克、威廉·德·库宁、伊莱恩·德·库宁还有马克·罗斯科属于同一个圈子。1959年，新婚宴尔的哈蒂根邀请普赖斯参观自己的画廊。不出意料，两人开始了热烈的婚外恋情，后来双双与各自的配偶离婚，在几个月内走在了一起。

到了1960年，普赖斯在科学界和艺术界都拥有了自己的名声。在科学界，普赖斯支持这样的信念：感染原正常存在于大部分人体内，由此引发的疾病受环境因素触发（比如受凉）。在一项据报道涉及数千名志愿者的研究中，普赖斯声称生理应激源足以触发免疫系统的崩溃（证据是循环于血液中的抗体数量减少），因此释放出潜伏病毒，让个体容易遭受感染。这些观点被一些人认为是开创性的，并成为头条新闻。1955年1月8日的《科学新闻》（Science News Letter）就将此作为证据兜售："奶奶似乎是对的。你若是湿了脚又坐在风口，就会感冒。"[40]实际上，这篇文章还接着提到普赖斯已经收获名望和丰厚的奖励，比如礼来公司颁发的提奥巴尔德·史密斯奖（Theobald Smith award）。

尽管普赖斯成了各方瞩目的焦点，他在约翰斯·霍普金斯大学的同事还是觉得他的观点浅薄，而且对数据的解释过分随意。[41]类似的指控从普赖斯最早的求学生涯起就一直困扰着他。虽然普赖斯因为将脚部受凉与容易得感冒联系在一起而广受赞誉，但是他本人一直努力研究，希望发现普通感冒的病因。普赖斯报告，他使用感冒患者洗鼻后的液体，分离出了一种新病毒，他称之为JH病毒（取自约翰斯·霍普金斯的两个首字母）。[42]就跟他的其他研究一样，这些结果都显得有些浅薄，值得质疑。JH病毒（后来改名为鼻病毒——rhinovirus，其中"*rhino*"是拉丁语，意思是"鼻子"）的发现招来了更大的恶名，以及伴随而来的对普赖斯的方法和解释更加严格的审查。事实上，他的论点同时遭到了他在约翰斯·霍普金斯的导师以及著名的疫苗狂热研制者莫里斯·希勒曼（我们稍后会在故事中碰到这个人物）的驳斥，后者声称普赖斯的研究是一场"彻头彻尾的骗局"。[43]普赖斯平静地离开了这一领域，继续研究医学的其他领域。如今被称为鼻病毒的发现，最终代表了普赖斯科研贡献的最高成就。

治疗病毒感染的挑战

当年作为一名从事教育事业的年轻学者，我被要求在我就职教授的学年第一天做了一次讲座，讲座的内容是医学院的药理学课程中的抗病毒药物。我被这个领域的前景鼓舞，做了很多研究。虽然就在这次讲座的前几年，很多抗病毒疗法得到了发展，但是我首次讲座的第一句话一直让我记忆犹新："通过现代医药能够确切治疗的病毒感染种类，可以准确地说仍旧是零。"

我们对普通感冒病毒的介绍，为理解一些与治疗病毒感染相关的挑战提供了起点。一个明显的障碍就是，我们需要知道人们可以成功干预病毒感染的时机。遭受细菌感染时，临床表征（发烧、寒战和乏力）往往反映出身体试图攻击并清除感染，尽管相对温和（为了避免更加持续性的伤害或死亡）。我们在上一章中就已经看到，人类的免疫应答历经演化，能够识别并且对一些触发做出积极响应，比如与许多细菌的细胞壁相关联的"超抗原"。结果，哪怕是细菌病原体的一丝残留物，也有可能足以使免疫系统全面警惕并开始采取纠正行动。与细菌感染相关的身体不适包括发红、肿胀和发烧，往往既要归因于病原体本身造成的身体损害，也要归因于身体对此进行的防御性反击。我们已经知道，会演化出这样的策略是因为由一些细菌产生的毒素位列人类已知的最致命毒物。随着时间的推移，是允许细菌在体内获得立足之地，还是发生过度反应而对正常细胞造成潜在的附带伤害，这两者之间的平衡往往更倾向于长期生存而非短期动荡。

病毒的情况可能非常不同。总体来说，触发宿主防御细菌的早期警告信号并不适用于病毒。病毒感染症状主要出现在感染后期，常常反映由病原体介导的对身体的伤害，而不是与之相应的强烈的免疫应答。因此，在感染早已根深蒂固之后，病毒感染的最早期症状才会显现。如果感染特别凶猛或者特别急性，要成功干预就太晚了。近年来，通过对 Zicam 牌鼻喷剂和感冒药物 Cold-Eeze 等的营销，公众已经对这种限制有了更多的了解。前面这些药物是锌基产品，能够缓解普通感冒症状的严重程度和持续时间。这类药物对减缓病情和缩短持续时间有一定疗效，但是需要在第一次出现明显症状的几小时内立刻服用。对带状疱疹的治疗也是如此，如果在出现起疱这种最初症状的头 48 小时内服用诸如阿昔洛韦之类的药物，治疗就会有效果。还有一个明显的问题会加重这一时间限制，那就是大部分人都没有及时意识到自己感染了，或者直到干预有效的"紧急窗口"关闭之后才做出相应的应答。

抗病毒药物的治疗干预假定人们能够获得有效的药物。对于大部分病毒而言，情况并非如此。由此产生了一个重要问题：既然像青霉素这样的抗菌药物有作用，为什么抗病毒药物相对较少呢？一部分的答案是，被病毒绑架细胞的蛋白质被病毒招募，或者更准确地说是被病毒奴役来构建新的病毒。因此，如果用药物靶向处理这些蛋白质，就很可能会对正常人类细胞造成无法忍受的附带伤害。相比之下，促进细菌生长的大多数分子都是外来物，因为大量的演化变异让我们的原核生物表亲与我们并不相同。这些差异给新药物提供了靶点。因此，研发安全有效的抗病毒药物的关键（也是限制），就是要识别并区分病毒特有的少量分子。

对抗"爱虫"病毒

关于成功锁定病毒特有分子的观点，或许最好的例证是最恶名昭彰的病毒性疾病之一（虽然并不是恶性的）。我从20世纪80年代初开始上高中，在那里接受了必要的健康教育课程，其中最重要的是关于性传播疾病的讨论。性传播疾病中的"三大杀手"分别是疱疹、梅毒和淋病。所有其他疾病与之相比，都简直是相形见绌。（关于"同性恋癌症"的报道在美国中西部的媒体上很少见，后来这个具有贬义的绰号被代之以获得性免疫缺陷综合征，英文缩写是AIDS。）即使是在艾滋病的风险级别曝光之后，20世纪80年代后期让大部分人最恐惧的还是患上疱疹的风险。造成如此恐惧的原因是疱疹经常被提起，尤其是在喜剧中（毕竟，相比一听就不吉利的梅毒和淋病，疱疹这个词从嘴里发出来的时候感觉更滑稽）。

尽管声名狼藉，生殖器疱疹往往是良性疾病。导致疱疹的病毒家族被统称为疱疹病毒科。该病毒家族成员包括HSV-1（单纯疱疹病毒1型），这是口腔内或口腔附近小溃疡的主要病因，比如唇疱疹和口疮（或者北美人所说的口部溃疡——canker sores）。个体在与感染者接触后就被传染HSV-1，感染者会积极排出病毒。病毒倾向于感染口腔的皮肤和神经细胞。在活跃的感染期间，病毒会绑架并且接管遭感染的细胞，破坏细胞机制的正常功能，重新指挥细胞制造更多病毒。正如本章开始所描述的那样，病毒的所作所为就是生物版的《辨声识曲》（*Name That Tune*）节目，在节目中，参加者要从尽可能少的几个音符中猜出歌曲名。同样地，病毒尽可能减少传递的核酸和基因，以保持效率。对一些高效的病毒来说，有限的基因只编码一些病毒的衣壳材料和用来复制遗传物质的关键酶。对于更加平凡的工作来说，许多病毒仅仅是破坏细胞原有的机制来完成自己的使命。

一旦宿主细胞被 HSV-1 成功感染，接下来就有三种可能。第一，病毒保持潜伏状态，只是在感染细胞内"闲逛"，尽量躲过免疫系统，不引起明显的症状。第二，病毒接管细胞，慢悠悠地自我繁殖，然后像水龙头滴水一样，从感染细胞中一点点流出来。这样，细胞始终活着，但是会喷出恒定低剂量的传染微粒，不停传播，感染新的细胞和宿主（比如，两个人的口腔有了亲密接触时就会这样）。最后，当病毒特别有攻击性时，HSV-1 会完全控制细胞。在新的病毒完全充满感染细胞之后，这些病毒会在被称为裂解周期的过程中让细胞破裂。如果新的病毒感染周边细胞，继续这种猛烈的操作方式，破坏就会不断累积，直到足以有效地破坏皮肤表面，形成让人痛苦的溃疡，称为口部溃疡或者唇疱疹（这取决于溃疡的位置）。尽管裂解周期的发生与一些刺激相关，比如特定的酸性食物、心理压力以及免疫抑制，但是病毒在这三条路中如何选择，对研究人员来说仍旧是一大谜团。幸运的是，HSV-1 造成的伤害虽然让人相当不舒服，但往往仅限于一两周内就能治愈的溃疡。

尽管名声很可怕，疱疹病毒科感染的生殖形式病毒 HSV-2（单纯疱疹病毒 2 型）和它的"表亲"HSV-1 非常相似，基本也是良性的。与传统观念相反，HSV-2 的暴发常常限于生殖器官及其附近的令人不适的局部溃疡。跟HSV-1一样，这些溃疡会愈合，然后不知不觉地彻底消失，1997年美国疾病控制与预防中心的报告可以作证。这项研究揭示出每五个美国成年人中就有一人感染过HSV-2，而其中80%的人甚至没有注意到这一事实。[44]生殖器疱疹相对良性这一观点有一个值得注意的例外，与非常年幼的婴儿有关。当感染HSV-2的母亲顺产分娩婴儿时，婴儿可能会在阴道生产过程中接触到溃疡。新生儿相对脆弱的免疫系统可能会让病毒越发猖獗，造成不可逆转的大脑损伤、呼吸或肝脏功能衰竭，甚至死亡。幸运的是，即使是最严重的疱疹病毒感染也无法抵挡20世纪70年代早期研发的一系列药物，这些药物是来自深海的遗赠。

加勒比海海绵（*Tectitethya crypta*）是一种在加勒比海浅水区发现的多孔动物。[45]这种海绵是地球上最古老的多细胞生物之一，起源于紧接着7.5亿年前成冰纪之后的时期。成冰纪被称作"雪球地球"时期（用"泥球地球"来称呼也许更加准确，但是从科普角度来看不那么迷人），当时整个地球被冰雪和大量脏兮兮的泥污包裹住（就像波士顿的一月那样）。最近在1950年，这些早期海绵的后代在佛罗里达的埃利奥特岛的海水退潮后出现在岸上。这些样本被装船送往康涅狄格州的纽黑文，在那里耶鲁大学的沃纳·伯格曼教授将海绵样本溶解在丙酮中（常见的指甲油去除剂）。[46]这样做不是出于对水生动物的兴趣，而是因为当时耶鲁大学正处在研发新型抗癌药物的狂热科研之中。正如我在《改变的良方》一书中详述的大量细节所示，耶鲁是战后研发抑制致命疾病的化合物的中心。[47]耶鲁的研究获得了巨大的成功，因为研究人员识别出一系列能够彻底改变癌症治疗的分子，包括抗代谢物阿糖胞苷、阿糖腺苷和吉西他滨。抗代谢物通常是天然分子，有点儿类似于普通细胞生长和存活的必要代谢物（或者食物）。因此，人们能够将代谢物视作特洛伊木马的生物版本（特洛伊木马由奥德修斯发明，3 000年前的古希腊诗人荷马为此写诗四处吟唱）。

　　癌症细胞的特征通常是疯狂地进食，因为它们吞噬一切能够支持它们快速生长和代谢的营养物质。因此，喂食所谓的抗代谢物，足以模拟潜在的食物，但其差异会引发致命的消化不良，从而提供靶向消除癌细胞的方法。这种选择性让这些药物对癌细胞极其有害，而较为"挑食"的良性细胞则往往会忽略抗代谢物。从20世纪40年代末到整个50年代，发现并应用抗代谢物的策略被广泛采用，以识别新的药物。对更多新药物的需求推动了全球新物种的大发现（包括海面之下的物种），其中大部分被捕来对其抗代谢物活性进行采样。

新药研发黄金二人组

　　自从最早的植物性治疗药物被发现以来，比如柳树和罂粟——最后分别指明了制备阿司匹林和吗啡的途径，基于自然衍生物（或者自然产物）研发新型药物是药物发现史上里程碑式的概念。迄今为止，在开发自然以寻找靶向治疗药物的科研中，最多产的二人组大概是人们不看好的格特鲁德·伊莱昂和乔治·希钦斯。根据伊莱昂为1988年获得诺贝尔医学奖所撰写的自传叙述（这可算是有史以来为这种场合而写的自传中最有趣的之一了），格特鲁德·贝尔·伊莱昂出生于纽约市，"那是（1918年）一个寒冷的一月夜晚，当时我们家的水管都冻裂了"。[48]格特鲁德是这个东欧移民家庭中早熟的女儿（全家的财富就跟当年许多其他家庭一样，在1929年的股市崩溃中全打了水漂儿），她活跃的头脑对去遥远之地旅行的想法格外向往，虽然家庭有限的财力无疑否决了这种消遣活动。她的父亲罗伯特在12岁的时候离开立陶宛，抵达了美国。他不仅很快学会了新语言，融入了接纳他的这个国家的文化，

而且成为成功的牙医。[49]同样地，格特鲁德的母亲贝尔塔·科恩14岁时
离开波兰来到了美国，进入夜校学习，既学会了英语，也获得了在纺
织业谋生的技能。1924年，随着格特鲁德的弟弟赫伯特出生，以及贝
尔塔全家移民到美国，这户年轻又工作勤勉的家庭更加人丁兴旺。格
特鲁德学习优异，两次跳级，因此在15岁的时候就顺利从高中毕业。
正当格特鲁德考虑是上大学还是去工作时，她的祖父饱受胃癌的痛苦
折磨而亡。格特鲁德沉浸在悲伤的情绪中，她宣布"没人应该遭受这
么多的痛苦"，后来她才意识到这是她人生的转折点，从此踏上了研究
抗癌新药物的科研道路。[50]尽管拮据的家庭财务情况可能会阻碍她的
求学之路，家人还是敦促格特鲁德尽快入学。优异的成绩让她获得了
纽约城市大学亨特女子学院的全额奖学金。既着迷于科学，又有感于
自己目睹祖父漫长且痛苦的死亡过程，格特鲁德萌发了缓解这种痛苦
的念头，她选择了化学专业而不是生物学，因为她排斥在动物身上做
研究。

　　1937年格特鲁德走上亨特女子学院的毕业舞台，她不仅有优异的
成绩，还是美国大学优等生荣誉学会（Phi Beta Kappa）的成员。在获
得了化学学士学位后，这个年轻的毕业生多次试图运用自己的新知识，
却处处碰壁。[51]尽管她有着来之不易的学历证书，同时还是有前途的年
轻知识分子，但是大萧条带来的持续经济压力和当时流行的厌女风潮
并驾齐驱，阻碍着格特鲁德从事实验室研究的就业机会——这一目标
从她祖父过世后就一直激励着她。当时（以及接下来几年内）女性的
主要职业道路只有三条：秘书、学校教师和护士。由于没有护士资历，
格特鲁德进入了秘书学校，但是她很快就意识到这并非自己理想的职
业道路。她在一系列兼职中跳来跳去（大部分是秘书和老师），也在实
验室志愿做夜班实验，这一切都是为了能从微薄的工资中省出一点点
儿钱，来支付获得化学硕士学位需要的教育费。虽然对化学的兴趣

在亨特女子学院中很常见，而且她们班有 75 名选择了化学专业的学生，但是格特鲁德是唯一被纽约大学研究生项目录取的女性。在攻读学位的两年时间内，格特鲁德过着双重生活，白天她循规蹈矩地做着秘书或者高中代课老师的工作，而晚上则全身心地投入高等化学硕士论文的写作。

就在格特鲁德专注于自己的专业研究的时候，她的个人生活倒是首次开了花，但是很快就枯萎了。就在她从亨特女子学院毕业之后的几周内，她爱上了一个会改变她一生的男人，尽管方式可能不同寻常。她恋爱的对象是纽约城市大学的校友伦纳德·坎特，主修统计学。两人满心计划着未来的共同生活，考虑到格特鲁德繁忙的时间表，这个选择堪称壮举。1941 年的春天，伦纳德开始打寒战，经历体重的骤降，夜晚盗汗。几天之内，他呼吸急促并伴有胸口疼痛，这一切反映出细菌感染已经控制了他虚弱的心脏。由此导致的细菌性心内膜炎在 1941 年 6 月 23 日夺走了年仅 21 岁的伦纳德的生命，也彻底伤了格特鲁德的心。这一悲剧让格特鲁德重拾通过新药研发减轻患者痛苦折磨的承诺。她将永远放弃其他的浪漫关系，全心全意地爱着死去的伦纳德和科学。（在个人生活方面，格特鲁德照顾着她弟弟的孩子们，偶尔会称他们为"我的孩子"，而不是称其为侄子或者侄女。）

就在伦纳德心脏停止跳动的同一天，广播电台里充斥着德国坦克纷纷涌入苏联边境的新闻，把战争从西欧冲突扩大到全面的第二次世界大战。正如我们事后所知的那样，随着美国和日本的加入，这场战争将进一步全球化：实际上早在 1941 年夏天，华盛顿已经开始准备迎接这场迫在眉睫的战争了。1940 年 9 月，富兰克林·罗斯福总统签署的《兵役、军事训练登记法》(*Selective Training and Service Act*) 扰乱了许多美国男性的职业规划，倒是无意中给格特鲁德提供了机遇。作为化学家，她的首份工作可以说是相当卑微的。格特鲁德受雇于桂格公司，为食物做质量检测，比如检测用来制作蛋黄酱的蛋黄颜色。[52]尽管她已经在实验室有了一席之地，但想要展开原创实验的念头占了上风，她四处申请，最后在1944年获得了强生公司化学研究员的职位。然而，兴奋再一次转变为失望，因为公司在同年晚些时候解散了她所在的特别研究小组。

在被强生公司解雇后的几天内，格特鲁德正好去了一趟她父亲的牙医诊所，在那里她注意到父亲经常使用的麻醉剂由纽约图卡霍区的一家距离诊所不远的公司制造。同一周的周末，格特鲁德接受了宝来威康公司的面试，并且获得了乔治·希钦斯提供的职位。原来宝来威康不是当地公司，而是一家以研发新药闻名的英美制药企业。

乔治·希钦斯和格特鲁德一样，也是因为个人生活中遭遇的悲剧而致力于新药研发：乔治12岁的时候父亲就去世了。[53]年轻的希钦斯也被路易·巴斯德的生活和研究吸引。在获得华盛顿大学的学士和硕士学位之后，他在哈佛取得了博士学位，主攻的课题是嘌呤的化学性质——DNA"字母表"的四个字母中有两个字母代表的是嘌呤。后来，他在图卡霍的威康研究实验室展开研究工作。一开始，大部分研究都是希钦斯一个人在做，后来他雇用了格特鲁德·伊莱昂，原因是她在面试中表现出热情和聪慧。从此，这两人建立起持续了几十年的专业纽带和合作伙伴关系。

希钦斯正在积极探索药物研发思路，后来这成为二人研发抗代谢物以对抗癌症的基础。格特鲁德的早期研究确认了相似但不同于DNA组分的分子，尤其是希钦斯在博士研究阶段关注的嘌呤分子。如要客观评估他们的研究，就需要注意到：伊莱昂和希钦斯的研究要比詹姆斯·沃森和弗朗西斯·克里克开创性地发现DNA结构早上三年，也比沃纳·伯格曼在耶鲁大学展开的相对基础的研究早开始一年。尽管耶鲁大学的团队因为发现令人印象深刻的海绵而名声大噪，为癌症治疗提供了美妙的新选择，但伊莱昂和希钦斯继续探索范围更加广阔的新型抗代谢物，以治疗更多的疾病。这一组研究人员还意识到，同样的方法还能用来选择性地靶向对抗病毒。令人害怕的疱疹病毒（也许不是那么可怕）为这些理念提供了早期证明。

病毒能够避免药物的灭杀，其狡猾之处在于它们能够绑架宿主（比如人类）的细胞机制，让后者完成大部分供病毒复制和进一步传播的工作。宝来威康团队认识到，前面这句话中的关键词是"大部分"，也就是说，病毒本身携带的小部分必需蛋白质（而不是从宿主体内偷来的）可能成为新药的靶点。在疱疹病毒的案例中，伊莱昂和希钦斯探究发现，病毒家族使用自己的酶（被称作胸苷激酶）来执行一种对病毒继续自己的破坏之路至关重要的功能。人类自己也有这种类型的分子，但是对这个物种来说幸运的是，病毒倾向于使用自己的胸苷激酶。通过研发选择性靶向攻击病毒的胸苷激酶的化合物，理论上来说能够预防疱疹感染。

随着伊莱昂和希钦斯在20世纪70年代中期向世界推出阿昔洛韦（其商品名称为"舒维疗"），这一理论成为现实。这种革命性的药物为治疗一系列疱疹病毒提供了有效手段，不仅包括口腔和生殖器疱疹，还有其他众所周知的疾病，例如水痘（和带状疱疹），以及巨细胞病毒感染（能够引起眼部剧烈疼痛）和EB病毒（人类疱疹病毒4型，会引发单核细胞增多症）感染。

在这些前沿性研究中，伊莱昂和希钦斯开创了一种沿用至今的方法：利用人类和病毒之间的差异来制定有效的对策。1967—1976年，希钦斯继续领导宝来威康公司所有的研究，而伊莱昂则从20世纪80年代早期开始领导实验疗法部门的研究。两位研究人员使用自己的创新手段，研发出一系列前所未有的新型药物，一直到伊莱昂1983年从宝来威康公司退休——甚至在她退休以后还在继续。回想起来，考虑到伊莱昂在一场将要暴发的瘟疫中扮演的角色，用"退休"这个词似乎有些言过其实。就在她卸任部门主管之际，这场瘟疫已经初现端倪。

正当格特鲁德举着香槟酒杯接受宝来威康的同事们真挚的退休祝福时，巴斯德学院的一个法国实验室报告识别出一种病毒，其导致的一种新疾病正在美国的东、西海岸（虽然主要集中在纽约和旧金山）快速传播，迅速成为流行病，甚至发展到大流行病的程度；除此之外，这种疾病还在美国其他地方、西欧和非洲零星传播。[54]这种所谓的"同性恋癌症"，或者"同性恋相关免疫缺陷"（GRID），几度易名，最终得到了一个不那么具有侮辱性、大家都很熟悉的名字——艾滋病（AIDS，获得性免疫缺陷综合征）。一旦病毒被识别出来，美国公众也认识到了不断加重的危机的严重性，人们就群策群力，努力找到可以选择性消灭病毒，同时将对正常细胞的附带损害降到最小的药物分子。虽然从那时到现在，有许多优秀的新闻报道揭露了官方反应的迟缓，但是，从1983年HIV被鉴定出起4年内，就有第一批靶向对抗致命病毒的新型药物获得了美国食品药品监督管理局的批准。[55]

虽然严格来说格特鲁德退休了，但她始终在宝来威康的实验室工作。艾滋病的早期治疗突破来自发现该病毒用于复制其遗传物质的酶。这种分子被称作逆转录酶，是特别诱人的靶点，因为它和人体内的酶差异相当大，由此提供了研发安全地靶向消除这种生死攸关的病毒分子的药物的机会。格特鲁德迅速动员自己的同事来筛选可能干扰对新入侵者至关重要的逆转录酶的抗代谢物。在4年的时间内，她的团队率先开展一系列科学和临床研究，加速另一种叫作"齐多夫定"（AZT）的抗代谢物的研发，并获得了美国食品药品监督管理局的批准。齐多夫定是抗代谢物版本的特洛伊木马，由逆转录酶携带，整合进病毒遗传物质，在那里药物会发挥毒性，破坏病毒核酸的进一步合成，从而预防病毒继续传播。

在接下来的几年内，人们越来越深入地了解病毒如何感染宿主细胞并绑架它们的功能，以及向其他受害者传播。这一切帮助研究人员识别出更多的病毒靶点。一个实例就是 HIV-1 蛋白酶，这是一种由病毒编码的蛋白质，能够像剪刀一样发挥作用。它剪切出致病的病毒分子，就好像时尚设计师的灵巧双手握着剪刀，用没有固定形状的布料制作出复杂的设计作品。[56]

与此同时，瑞典的一个科学家委员会正要秘密地授予格特鲁德和乔治诺贝尔奖。格特鲁德从没有以常规的途径获得过博士学位，但是她被授予不少于25个荣誉博士头衔（这些都是实至名归）。况且，格特鲁德受邀做全球演讲，也算实现了她旅行的梦想。从更加实际的角度来说，尽管阿昔洛韦和齐多夫定的发现具有里程碑意义，但是药物所传递的价值在过去、现在以及将来都受限于病毒与人类之间的演化斗争。很遗憾，即使我们偶然赢得胜利（比如之前提到的各种疗法的发现），也无法使用诸如齐多夫定之类的传统武器战胜 HIV。

附带损伤、潜伏和叛乱

这部分的小标题听上去颇有军国主义色彩，其实反映了这样一个事实：那些用于对抗病毒引起的疾病的药物和疫苗，其研发在许多方面可被视作两个超级大国之间的军备竞赛。进攻方和防守方不断采用各种措施，修改各种策略。双方都需要不停地改变战术，因为随着演化或者技术的进步，防守方很容易部署相应对策。病毒因其天然能够快速且频繁地突变和演化，在这场战役中具有特别的优势。如我们所见，复制自己的遗传物质（一般是DNA或者RNA）是病毒依赖于自身机制而持续展开的少数活动之一。为此，病毒编码了一种被称为聚合酶的分子，其作用就是制造病毒的遗传物质（DNA或者RNA，这取决于病毒本身）。齐多夫定靶向消除的逆转录酶就是其中的一个例子，而齐多夫定也成为第一代对抗HIV的抗逆转录药物。"抗逆转录"这个相当尴尬的名称恰恰反映了HIV的遗传物质是RNA这一事实。大部分普通人类（以及所有的真核生物）通过转录过程使用DNA来制造RNA，但是HIV正好相反。为了复制其RNA，HIV使用逆转录过程来创造DNA（与人类体内的过程正好相反），然后逆转录酶运用这种DNA中间体，进一步将DNA转录为RNA。因此，才有了"逆（向）"和"转录"两个词合起来的过程。人类对抗这种病毒的优势在于：逆转录酶倾向于具有一系列不同于人类DNA聚合酶的制约因素，因此会使用诸如齐多夫定这样的特洛伊木马型分子；而人类DNA聚合酶不会这么做。

上面没有提到的是，齐多夫定作为一种独立的药物，在对抗HIV的战争中，只能取得暂时的胜利。逆转录酶和演化为HIV开辟了一条规避齐多夫定的逃生通道。具体来讲，病毒能够发生非常微小的突变，直到偶然出现了对齐多夫定具有耐药性的突变。尽管对齐多夫定敏感的病毒被大量处决，但是自然界也允许突变的耐药个体持续存在。这种机制已众所周知，正如我们已经看到突变产生的各种耐药菌不断增多，比如耐甲氧西林金黄色葡萄球菌（MRSA）或多重耐药结核病（MDR-TB）等。然而，自然赋予了一些病毒（比如HIV）特别强大的能力。

更准确地讲，病毒的演化常常通过容易出错的遗传物质复制方式实现。也就是说，让我们来回想一下最早的出版业，常见的形象就是秃头的僧侣手工复制经典文稿。这个过程中偶尔会出现重大错误，比如丢掉了关键词，导致所谓的"邪典"误人子弟："你要去奸淫他人。"[57]但是，人类、细菌和其他生物体内像这样的严重错误会经过严格的核查，从而被有效识别出，最后被移除。

但在病毒中发生的情况完全不同。演化在很大程度上排除了对错误核查的限制。因此，作为一种应对不断变化的环境和免疫系统的手段，错误事实上是被鼓励存在的。人类聚合酶发生错误的概率大约为每合成100亿个碱基出现一次，而HIV的错误率接近1/2 000。[58]有些突变会带来微小的变化，但是大部分对病毒来说都是致命的。结果就是许多HIV病毒颗粒的制造过程从一开始就注定要失败。乍看之下，这似乎是非常没有效率的策略，因为从感染细胞中进出的大部分病毒后代不是早就死亡了，就是没有感染力。然而，让我们回想一下，每个受感染细胞能产生几千个病毒。于是，破壁而出的每一个病毒与自家兄弟姐妹在本质上有着细微的差异。这种额外的遗传多样性在它们残酷的现实生活中相当有用，因为全世界都要打败它们。不论怎样，这些改变经过演化，让病毒得以自我调整来对抗免疫系统的不断攻击，同时能与其他病毒一较高下，感染下一波受害者，同样的系统对抵抗人类研发的抗病毒药物也非常有效。因此毫不意外地，齐多夫定和其他逆转录酶抑制剂自20世纪80年代中期诞生以来很快占据了上风，但是到了80年代末，这些药物很快面临惨遭淘汰的风险。

认识到自己在对抗HIV（和其他病毒）的战斗中不断落于下风之后，人们需要依赖科技的力量和对病毒如何攻击与防御的深入了解。在第一次齐多夫定临床研究之后的几周内，科学家承认耐药性HIV正在通过简单的达尔文式选择逐渐出现。那该怎么办？洛克菲勒大学的调查人员和默克集团的科学家合作研究，应用多种不同的药物，实现针对HIV的组合式攻击——每一种药物攻击HIV生命周期内的不同阶段，多重攻击并发可能会让病毒无力招架。[59]这种方法在许多癌症的靶向治疗中被证明相当有效，癌症也是一种高突变性/高演化性的疾病。该方法是由何大一推广和推进的。何大一是在中国台湾出生的美国研究者，也是第一批接触HIV感染者和艾滋病患者的医务人员，当时（1981年）他正在西达赛奈医学中心担任内科医生。到了1996年，多种不同的抗逆转录药物的结合使用展示了惊人的疗效，何大一因此被《时代周刊》杂志评选为年度人物。[60]组合式疗法的效果令人印象深刻，也被称为"鸡尾酒疗法"。这个昵称给人留下了愉悦的印象，但事实并非如此，它让感染HIV从死刑判决转变为长期的医学疾病，在某些方面可类比高胆固醇或者高血压的诊疗。

综合使用不同药物来对抗HIV引领我们进入下一个军事类比——附带损伤。像齐多夫定这类药物的一个基本优势就是，它们更容易被病毒聚合酶（逆转录酶）吸收和利用，而非被参与宿主（人类）DNA复制的酶吸收利用。然而，有些药物也确实会被人体细胞利用，因此这种所谓的药物泄露常常会杀死周边的无辜细胞。这些事实可以用军事上类似的附带损伤来解释，因为许多正常细胞被抗病毒药物杀死或遭受损伤，后果可能是很严重的。比如说，诸如阿昔洛韦和齐多夫定之类的抗代谢物的副作用，常常更接近癌症化疗相关的副作用：肠胃不适，骨髓抑制（比如，贫血和血细胞计数降低），以及在某些情况下的致癌性。[61]因此，虽然在日常治疗过程中能够通过减少一些成分的剂量改善一些问题，但多种不同药物的组合始终无法解决其长期使用的问题。尽管有所改进，抗病毒治疗的副作用仍然会减少患者服用药物的依从性。一个例子就是药物假期，即停药一段时间，也许正是在病人度假的时候，也可能是在病人想要摆脱副作用，恢复自己的最佳状态的时候。就在何大一成为《时代周刊》年度人物的前几天，斯坦福大学团队发表了一篇文章，揭露了药物假期的危险性。[62]药物假期减缓了对HIV的压力；随着药物量减少（同时没有得到补充），病毒有机会测试避开药物的新方法。当假期结束，患者重新开始服药时，短短几日可能就足以让一些病毒颗粒对药物不那么敏感了。达尔文式竞赛重新开始，不可避免的情况就是会有足够多的病毒变得越来越具耐药性，从而能够破坏新药的效果，继续自己的毁灭之路。除非药物假期能被取缔（这似乎不太可能），否则我们能够治愈艾滋病的想法将不可避免地被证伪。

如果我们的故事还不够耸人听闻，那么另一个雪上加霜的问题将会让人们更加沮丧：一些病毒还有"潜伏"的习惯。一个实例就是逆转录病毒，比如HIV。这些病毒（HIV只是其中一员）有个令人讨厌的习惯，它们将自己融入宿主（比如你我）的DNA中，在里面潜藏几个月、几年甚至数十年。[63]这些内源性病毒（内源性的英文"endogenous"来自希腊语，意思是"在基因之内"）留存在我们的遗传物质内，一停留就是好几天、好几年甚至好几代。最近的一项评估表明，有多达5%~8%的人类DNA由前病毒组成，也称为内源逆转录病毒（ERVs）。[64]无须因此过度恐慌，因为这些病毒不太可能自发性地暴发。实际上，大部分内源逆转录病毒很古老，不再具有传染性。与此正好相反，随着我们对内源逆转录病毒理解的深入和这些病毒数量的增加，我们逐渐认识到，人类（以及其他物种）的演化受到了内源逆转录病毒的大量协助，其中有一些能够在个体之间转移基因，还有一些能在某些情况下在不同物种间传递。

另一种形式的病毒潜伏特点可见于诸如生殖器和非生殖器疱疹这样的疾病，比如带状疱疹。在这些情况下，病毒的DNA不会掺入我们的染色体中，但是像蛇咬尾巴一样互相缠绕，形成被称为附加体的结构。这些附加体可以安静地待在细胞内部（也就是细胞质），时不时地放出一些后代来检验条件是否适合病毒大规模重现。正如本章前面所述，病毒重现与生殖器和非生殖器疱疹相关的间歇期（处于潜伏期和活跃传染期之间）有关联，这些病毒喜欢藏身于神经系统的组织中。一个更加具有戏剧性的例子就是带状疱疹，这种疾病由带状疱疹病毒引发，同样的病原体还会导致儿科病——水痘。带状疱疹病毒隐藏在脊椎附近的背根神经节中,其持久的"叛乱分子"经常性地测试身体对病毒的免疫应答能力。病毒重出江湖的尝试不断失败,而对身体展开的重新攻击也不断发生,但是很快就被免疫系统击败,很少引发明显的症状。在免疫系统虚弱的条件下,病毒能够躲过检测,长期潜伏直至最终暴发(的确如此)。早期的攻击部队可能由相对少量的病毒颗粒组成,会在皮肤表面形成小肿块,几乎不引人注意,也不会产生什么特别的问题。随着疾病恶化,肿块变成水疱,里面充满脓液,最终破裂后大面积感染皮肤,引发持续数周的痛苦暴发。幸运的是,这些暴发往往被限制在一个神经节内(一组从脊柱辐射生长出来的神经束)。因此,带状疱疹常常呈线性暴发,沿着主要的神经出现在身体的一侧或另一侧。鉴于感染发生在主要神经末梢内部或附近,带状疱疹的暴发尤其痛苦,对患者来说是最让人烦恼的疾病之一,而对护理这些免疫抑制疾病患者(比如老年人)的人来说也是一个棘手的问题。

幸运的是,对那些拥有完好免疫系统的人来说,使用相对新的疫苗可以提高对疱疹病毒的响应能力。由此,我们讨论的话题可以从免疫系统及其各种微生物敌人转换到疫苗。虽然药物无法治愈病毒性传染病,而且很遗憾的是至今这个结论依然成立,但是我们确实掌握一种已被证明具有预防或治疗疾病的非凡能力的武器:疫苗。我们现在会将视线转向这些重要的治疗手段,重启我们对疫苗的讨论。首先我们会检视一些被动疫苗接种,然后是主动疫苗接种。

第 6 章

抗体
体液中的"神奇子弹"

在前两章中，我们介绍了一系列能够致病甚至致命的微生物病原体。这份名单永无止境，因为新的病原体以越来越快的速度被发现，而演化则确保永远会有新病原体困扰着我们。诸如耐甲氧西林金黄色葡萄球菌、基孔肯亚病毒、埃博拉病毒、寨卡病毒和马尔堡病毒等外来病原体形成的新老威胁，已经占据了全世界新闻的头版头条，也引发了许多焦虑情绪。世界变得越来越小、越来越热、越来越拥挤，为人们遭遇更多病原体创设了条件。我们还看到，研发针对微生物威胁的新型治疗干预措施尤其具备挑战性，因为细菌会获得耐药性，所以往往只能提供短暂的缓解方法。从20世纪30年代起，抗菌治疗的火速研发成功创造了一种虚假的安全感，仿佛我们已经战胜了微生物世界，但是随着对抗生素具有抵抗性的"超级细菌"出现，这股自鸣得意也被打得粉碎。更糟糕的是，我们与病毒性疾病对抗的能力从未达到预期水平，而且根据前一章陈述的理由，可能永远也无法达到。

与目前笼罩着抗感染药物的厄运形成鲜明对比的是，人类和微生物之间的战争通过疫苗取得了罕见、非凡且持久的胜利。大部分疫苗的发现都与小鼠或人类的免疫系统激活时识别外来入侵者的过程有关。我们现在返回到免疫系统这一主题上。

你可能还记得，第3章关于免疫学的话题异常复杂。前面的讨论没有涉及的一个主题是我们体内防御系统的关键因素：抗体。"抗体"这个词在流行文化中广为流传，但是没有多少人能真正地理解这个词的含义。这些重要的蛋白质是保障大部分人日常健康和活力的生物环境的关键组分。本章会集中讨论这些神奇的物质，它们会向身体发出受到威胁的警报，然后像刽子手一样发挥功能。这一系列触发免疫功能的非凡蛋白能够识别自然界中几乎所有曾经存在、现存或者将来会出现的分子（以及许多其他不存在于自然界中的分子）。

抗体实现了最初由保罗·埃尔利希设想的"神奇子弹"这一概念。1878年，这位杰出的德国科学家在自己的博士论文中设想出一种假想的化学物质，它能够选择性地靶向治疗疾病，具有高精确度和强功效。[1]这一梦想早已在很大程度上被免疫系统实现。直到最近，随着这些抗体的分离和制造，它被转化为现代医学手段。[2]

为了理解抗体和疫苗如何运作以及为何有效，我们将会简要地回顾一下抗体的历史，弄清楚它们的分离及用作药物是如何创造出一种全新类型的疫苗的——不同于爱德华·詹纳（也不是本杰明·杰斯提）所设想的那样。我们每一个人都有能力制造出数量惊人的不同抗体（请想象一下卡尔·萨根说过的"亿亿万万"）。在我们的一生中，我们会遭遇许多危及健康的潜在威胁，包括细菌、病毒、真菌和癌细胞。抗体是免疫系统提供的一种手段，来帮助区分并消灭这些潜在威胁（包括上面讨论过的基于细胞的疗法）。和T细胞面对的任务一样，侦察真实存在的和想象中的入侵者（细菌、病毒、癌细胞等）是异常复杂的。因此，抗体具备复杂的识别能力才能应对这样的多重挑战。

单一抗体的最大优势和局限在于，它只能识别出一种化学物质、细胞或者蛋白质的一小块局部。靶点与抗体结合的位置被称为"表位"。人们可以想象在自然界中存在着无数表位。这就好比存在着数以万亿计的锁，而我们每个人产生的抗体可以视作打开每把锁的钥匙，但并不只是打开锁这么简单。[3,4]我们每个人都有潜力识别所有可能的外来入侵者，可以是真实的，也可以是想象中的。前面这句话的关键词是"外来"。正如前文所描述的，人体防御系统异常强悍。如果免疫系统的攻击直接指向人体本身，结果可能是"秒杀"（比如过敏性蜜蜂蜇伤），也可能是长期折磨（比如多发性硬化）。因此，必须识别并消除那些与"自身分子"（即构成我们身体的细胞、蛋白质和化学物质）结合的抗体，以避免自体损伤。需要保持识别"外来"威胁者的非凡能力，同时要注意不造成附带损伤，这就是身体免疫系统面临的挑战。这种平衡通过演化过程得以实现，演化过程为抗体的设计和运作提供了大量的能量和资源。

抗体由B细胞制造（详见下文）。体内的每一个B细胞能够创造不同类型的抗体，从而创造出非凡的多样性。这是怎么实现的呢？在最基本的层面上，抗体具有复杂的结构，包含四个单独的蛋白质分子，以恰好正确的方式相互结合在一起，形成字母"Y"型结构。Y型结构的每半边由两个蛋白质分子组成，包括一条"重链"和一条较小的"轻链"。重链和轻链结合形成一个二聚体（科学术语，指代两个分子的结合体）。两个相同的二聚体便组装成全尺寸的抗体。因此，Y型结构两条向上斜伸的臂一模一样，是抗体结合抗原或者靶点的位置。而Y型结构向下的第三条臂会在下文得到详细叙述，但是有必要先指明抗体结合靶点的部分是如何产生的，又为何能够识别出那么多种类繁多的不同分子。

蛋白质分子构成的重链和轻链顶端称为高变区，这个名称反映了这些蛋白质分子的显著特征。尽管几乎所有其他蛋白质的化学结构在个体DNA中的编码都是固定不变的，但高变区被刻意设计成变化多端的样子。几乎与我们之前所解释的T细胞受体多样性产生机制一模一样，制造抗体的细胞（称作B细胞，因为这些细胞最初被发现于英文名为"bursa"的禽类器官中）的基因发生重排和突变，这样才能产生针对海量潜在结合靶点的抗体。简要回顾一下，之所以会出现这样的特征，是因为顶端高变区的蛋白质分子链可以是自然界中存在的20种不同氨基酸的任意组合。通过相对较少数量的高变位点，自然就创造了非凡的多样性。通过将随机突变和有意重组结合在一起，体内的每一个B细胞都有了与其B细胞"兄弟姐妹"稍有差异的可变区——重链和轻链都是。比如，单是一个抗体分子，每个人估计能制造出将近1兆（1后面有12个0）的不同版本。[5]

通过这样的抗体多样性设计策略，自然还让抗体的特异性和可变性更加精细。[6]非凡的多样性能够让抗体识别出在自然中发现的任何分子，并与之发生相互作用。实际上，识别外来分子的能力已经远超出发现自然界中存在的分子的能力。比如，当接触到像石棉这样的人造化学物质时，体内的一些抗体也会做出响应。

一旦抗体找到感兴趣的分子，它就可以利用各种不同手段来消灭目标或者让它失效。在某些情况下，单纯的结合行为就能破坏靶向分子。从细胞的角度来看，抗体相当大。我们可以用道尔顿这个单位（纪念19世纪的化学家约翰·道尔顿）衡量非常小的粒子尺寸。我们通过下面的例子来理解一下：一个典型的氢原子的相对质量为1道尔顿，一个阿司匹林药物分子为180道尔顿。将这些相对小的分子与15万道尔顿的大分子量抗体相比（有些抗体分子量可达90万道尔顿），我们就能明白，为什么将一大堆抗体突然附着到蛋白质或者糖分子上，就足以干扰其正常功能。

在其他情况下，结合外来靶点的抗体能够招募免疫系统的其他成员。我们已经讨论过，Y型结构抗体的两条高变区臂能够结合抗原，而第三条臂（称为恒定区，或者Fc片段）则能够结合宿主防御系统的其他成分。一个例子就是，被称作Fc受体的结构很容易在许多免疫系统的杀手细胞的表面找到。如果抗体与细菌上的抗原结合，然后与巨噬细胞（细胞杀手）上的Fc受体接触，就会触发巨噬细胞吞噬掉抗体–抗原复合物。如果那个复合物恰好是活的细菌——巨噬细胞的完美猎物，那么巨噬细胞中的一些特定酶会得到警报，然后大开杀戒，将入侵者撕得粉碎。之后，巨噬细胞收集好碎片，交给另一种免疫细胞（T细胞），让它们向免疫系统的其他细胞发出警告，提醒大家存在外来入侵者。

抗体结合外来靶点还会触发一系列化学反应，涉及一些早在第一个抗体之前出现并演化了数千年的蛋白质。这一系列蛋白质叫作补体系统，可以被看作第3章中所描述的毒素–抗毒素系统的另一个版本（不要与本章使用的术语"抗毒素"相混淆）。让我们回到抗体与细菌表面结合的例子，这种结合可能会触发一系列蛋白质结构的组装。这些蛋白质会在外来入侵一出现时就向免疫系统发出警报，与此同时在细菌包膜上制造孔洞。这些洞让细菌的内部物质泄漏，因而能消除有害的细菌。鉴于具备如此强效的灭菌力量，Fc介导的吞噬作用和补体系统都拥有多种精巧的保护机制（类似于第3章中描述的抗毒素系统），将潜在的附带损伤程度降到最低，因为我们人类的细胞在与不守规矩的抗体相互作用时会不可避免地产生附带损伤。

贡献非凡的贝林医生

如我们所见，罗伯特·科赫是科学史上一位罕见的人物。他研究的重点是了解身体的整体机能，并将自己的知识运用到新药的创新研发中。除了自己具有非凡的见解和庄严的举止，科赫身边还围绕着和他一样有影响力的知识分子，包括尽人皆知的保罗·埃尔利希。让埃尔利希变得卓越的一个性格特征可以用一句现代俗语来描述："他满腔热情之火。"埃尔利希勤奋、高效、不知疲倦，他从不放弃任何获得有关健康与疾病的新见解的机会。他的健康也面临被焚毁的危险。尽管早年间与结核病的搏斗给他留下了终身后遗症，他还是不停地抽烟，据说总是随身带着一盒烟（这可能最后导致他在1915年8月脑卒中发作）。[7]尽管埃尔利希周围总是烟雾缭绕，他还是吸引并培养了一大批杰出人才，包括他的一位同事。埃尔利希的这位同事于1888年进入科赫的柏林研究所，他所做出的贡献和埃尔利希一样重大，甚至比肩科赫。

阿道夫·埃米尔·贝林于1854年3月15日出生在普鲁士小镇汉斯多尔夫（如今更名为劳尼斯，位于波兰中北部）。[8]他是家中第五个孩子，父亲在这毫不起眼的普鲁士小镇上当小学老师。除了学会基本的读写和数学，埃米尔并未指望进一步接受高等教育。然而，小镇的牧师帮助早熟的埃米尔在海恩斯坦附近的省高中获得了上学的机会（他停用了小时候的名字）。普鲁士的这片地区有着浓厚的服军役传统，而建于14世纪的海恩斯坦也是许多战役的发生地。这里发生过许多战斗冲突，包括条顿战争期间的格伦瓦尔德战役，后来这里还遭受立陶宛、条顿骑士团、瑞典、波兰和俄国入侵者的攻击，再后来有过1914年的坦能堡会战。坦能堡会战发生在贝林出生的半个世纪之前，在第一次世界大战初期的东线战场起到了扭转局面的作用，由冯·兴登堡将军和鲁登道夫将军指挥的德国军队在这场战役中挫败了俄国军队。[9, 10]浓厚的军事传统加上严峻的家庭经济限制，使得年轻的贝林选择进入军队服役，在知名的柏林陆军医学院学习，争取获得更高的医学学位。正如现代美国的情况一样，"免费"的教育还是需要代价的：贝林于1878年毕业后，就进入军队服役了。[11]

这位刚获得行医资质的医生对传染病的机制尤其感兴趣，他在早期发表的论文中就研究过碘仿的防腐性能，当时这种消毒剂才刚刚开始被用作清洁伤口的"抗生素"。[12]这里的"抗生素"取其字面意义，泛指能够杀死一切活物的化合物（不仅仅是细菌）。这个词用来定义碘仿恰如其分，因为它能够杀死几乎所有碰到的细胞。因此，碘仿不仅被用来消毒伤口，还在几十年内被用作杀死癌细胞的手段（虽然听上去相当残忍）。比如，1907年碘仿就被用于治疗奥地利林兹地区的一个致命乳腺癌患者，但未能治愈。碘仿非但没能治好病人克拉拉·波尔茨尔·希特勒，还让她痛苦地遭受碘仿中毒的折磨而死。这场悲剧永远地改变了那个一直在病人身旁照顾她的人的一生，那就是病人的儿子。这个不那么仁善的年轻人与贝林同名，也叫阿道夫。[13]（照顾自己深爱的母亲，看着母亲慢慢受到碘仿的毒害，人们猜测这段可怕的经历与希特勒的反犹主义思想相关。因为克拉拉的医生爱德华·布洛赫确实是犹太人。不过，布洛赫的余生和希特勒有着亲密的关系。与前面所讲述的情况相反，希特勒给了布洛赫特殊的保护，让他免受盖世太保的迫害，一直到他1940年移居美国。）

普鲁士军方对碘仿的防腐性能极其感兴趣，因为他们明白传染病能比机关枪和炮弹杀死更多的敌人。柏林军事当局认识到有改善这一方法的机会，于是他们指派贝林结交波恩的卡尔·宾茨。1867年，宾茨发现了奎宁的抗微生物特性，这种药物能够有效限制疟疾的影响。[14]英国的官员们抓住了这一机遇，很快声名鹊起。特别是英属印度的英裔印度精英人士普遍接受了将杜松子酒和奎宁水混着喝（奎宁水就是含有奎宁的水，英文为"tonic water"，"tonic"意思是"有保健滋补作用"）。尽管这种做法的真实目的存有争议，但他们的借口是奎宁能够保护他们免受疟疾侵扰。

在与宾茨一起工作期间，贝林深化了对传染病的认识。他于1888年再一次受命参军服役，这次他回到了柏林，要在罗伯特·科赫的领导下工作。[15]贝林跟着科赫一直工作到1895年，在这期间他大展拳脚，成就斐然。科赫的实验室毫无疑问成了当时最前沿的传染病生物医学研究中心，至少在一段时间内甚至超越了声名显赫的巴斯德研究所。关于这段时期对贝林的个人生活和职业生涯的影响，诺贝尔基金会（同时负责监督与其同名的奖项）编纂的资料提供了有趣的视角。贝林和他的妻子埃尔泽总共育有6名子女，而孩子们的教父如今位列伟大的生物医学研究者名人堂。贝林长子弗里兹的教父是弗里德里希·勒夫勒，他发现了白喉的病因并且致力于消除这种疾病（我们很快就会看到）。同样地，贝林三子汉斯的教父弗里德里希·阿尔特霍夫在普鲁士（后来变成德国）重新建立了生物医学的研究体系，创建了一些最早的研究所，并且聘用了杰出的科学家，比如马克斯·普朗克、保罗·埃尔利希、罗伯特·科赫，当然还有埃米尔·贝林。还要提一下小埃米尔·贝林的两位教父：一位是埃米尔·鲁，巴斯德研究所的联合创始人，也是研发药物阻止白喉进一步发展的关键人物；另一位是埃黎耶·梅契尼科夫，他与保罗·埃尔利希共享了1908年的诺贝尔医学奖，获奖原因是两人"在免疫学领域的成就"。[16]

除了身边这些同处科赫实验室的、有影响力、有成就的朋友们，埃米尔·贝林也在医学研究领域做出了非凡的贡献。当然，他不是一个人单打独斗。1888年，34岁的贝林（数年之后他在自己的姓名中加上代表荣誉的"冯"）在罗伯特·科赫的实验室开始做研究。当时，早已有一位日本科学家北里柴三郎与科赫一起努力研究，致力于分离出导致破伤风的病原体，也就是一种如今称为破伤风梭菌的细菌。北里柴三郎在贝林加入后的几个月内就获得了成功。[17]同年，刚刚毕业的瑞士科学家亚历山大·耶尔森正要结束在巴黎高等师范学校的博士研究（他

和埃米尔·鲁一起展开研究），然后他花了几个月的时间和科赫、北里
以及贝林在柏林工作，再后来在1889年年初加入巴斯德研究所。这些
短暂的合作对我们的故事至关重要，因为耶尔森与鲁的博士研究课题
是研发抗狂犬病血清，而巴斯德研究所的研究人员刚刚发现了导致致
命性白喉的毒素。因此，耶尔森的柏林访问相当及时，显然与科赫的
团队产生了共鸣。

1889年对科赫、贝林和北里三人来说也是转折性的一年。团队组
成后着手一系列研究，他们将亚致死剂量的破伤风毒素注入兔子体内。
这些兔子的免疫系统正确地识别出作为外来物质的破伤风毒素，开始
产生抗体来对付它，在其血清中可以发现高水平的抗体（血清是全血
在凝结或者通过离心法去除血液中细胞成分后剩下的物质，富含蛋白
质）。接下来，贝林和北里检测了这些兔子的血清，发现这种血清足以
保护其他的兔子，使其免受破伤风的致命伤害。[18]这里的关键点在于
受保护的动物本身没有时间产生自己的抗体（主动免疫），而是使用在
先前已经受免疫保护的动物血清中发现的抗体。这一提供保护的过程
后来被称作"被动免疫"。在发现被动免疫这一概念的几天之内，保
罗·埃尔利希加入贝林团队，队伍一经扩大，就开始进一步调查用白喉
毒素是否会产生类似的结果。

柏林团队成功分离出白喉毒素（耶尔森提供了指导），使用这种物
质来让动物产生免疫。他们的目的是探寻被动免疫是否也适用于治疗
白喉，而白喉在当时是全世界主要的儿童杀手之一。在此过程中（其
中有一个让人意外的争议之处，有一小群人对此争执不休），有人开始
称这些免疫血清是"抗毒素"，因为它们能够对抗细菌毒素产生的影
响。到了1890年，北里和贝林用这个词来描述免疫动物血清中的物质，
它们能够给其他动物提供同样的保护。[19]既然可以用类似的方法制造能
够识别其他类型分子的血清，这种能够传递免疫性的血清物质就被赋

予一个更加通用的名称：抗体。

到了1891年年底，贝林团队分离出了足够多的白喉抗体，开始在人类身上进行测试。当时，白喉的可怕破坏力无处不在，他们没有花很长时间就找到了潜在的病患。在圣诞前夜，柏林医院内一个病情严重的8岁男孩成功地接受了抗毒素治疗，躲过了致命一击。[20]在接下来的几个月内，其他11个儿童患者中有9个获救。在这12个儿童患者中有10人被治愈，而同一家医院内有2/3未经治疗的儿童死于这种疾病，两者之间形成了戏剧性的反差。[21]

根据前面的详细讲述，贝林被认为是白喉抗毒素的发现者，之后收获了无数荣誉。与此形成对比的则是北里和埃尔利希的贡献被降到最小，尤其是贝林自己在他们合作的重要研究论文中没有提及这两位的工作，还有后来在获得第一届诺贝尔医学奖时也没有提到他们。同样地，尽管贝林的研究很大程度上建立在他们的法国竞争对手——巴斯德研究所同行研究的基础上，人们还是给予了他过多的赞誉。柏林团队其实已经注意到埃米尔·鲁在同一时间研发出一种与贝林的发现极其相似的抗血清，而且德国人的研究可能就是建立在其经验的基础上。这些事实让许多科学家感到不满，他们清楚地认识到同事们的贡献，并且认为这样的研究不会凭空发生，也不会只有一个人获得殊荣。[22]最终还是达成了某种程度上的公平，埃尔利希稍后因其免疫学研究荣获诺贝尔奖，尽管北里和鲁始终没有得到科学家应有的赞誉。

几个月之内，通过被动免疫来保护儿童免受白喉侵害的想法获得了全世界的关注。但一个关键限制是抗血清的可获得性。每年有上千名儿童感染白喉，用小兔子的血清来治疗显然不可行。在受人敬重的罗伯特·科赫的鼓励下，贝林与德国赫斯特的Lucius & Bruening公司（后来经历合并，最终改名为赫斯特公司）达成一项协议，贝林帮助他们使用马而不是兔子，扩大白喉和破伤风药物的生产制造。[23]

1895年，贝林离开了柏林的科赫团队，成为位于马尔堡的菲利普大学的教授。从科学角度来看，共同发现白喉和破伤风抗毒素是贝林科研的顶峰。[24]他在马尔堡的后期研究曾专注于结核病，还宣布了一项重大突破，声称发现了抗肺结核血清，可以满足该疾病的大量治疗需求。这一声明最终被证明有些过于乐观，贝林之后放弃了这个项目，原因是缺乏足够的治疗效果。然而，有些不太严谨的其他制造商确实出售过此类产品，这助长

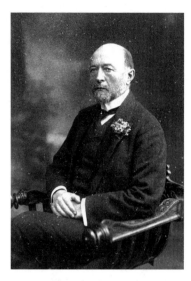

图7 获得第一届诺贝尔医学奖时期的埃米尔·冯·贝林

了20世纪初抗血清产品市场的非理性繁荣（对于这一新兴行业的不规范属性，稍后我们会再讨论）。

1901年，贝林获得了第一届诺贝尔医学奖（过后不久，他的名字中间还加上了代表荣誉的"冯"），他将获得的奖金投资到了其他事业中。1904年，贝林成立了贝林威克公司，专门生产对抗各种传染病的疫苗和抗血清（包括失败的抗肺结核血清）。[25]公司一直独立运营到1953年，后来被更大型的赫斯特公司收购（贝林曾在赫斯特公司工作过，研发第一批商用白喉抗毒素）。虽然经历各种公司合并和拆分事件，但是这家公司始终以杰特贝林（CSL Behring）公司的形式存在，这家拥有数十亿美元的跨国公司在贝林的老家马尔堡设有生产设施。然而，鉴于其创始人有普鲁士血统，这家国际公司总部已经迁移到一个叫作普鲁士王国的小镇（位于宾夕法尼亚郊区），而不是留在欧洲中部。

在一次意想不到的转折中，贝林的名字再一次被提起，与一项在

他逝世半个世纪之后展开的传染病研究间接联系到了一起。1967年8月初，几名研究人员在马尔堡的贝林威克公司研究所研发脊髓灰质炎疫苗，他们报告自己感到虚弱，昏昏欲睡，还伴有头疼和高烧。[26]这些雇员被送回家中，但是没人表示极大的担忧，即使后来他们向公司的医生反馈自己出现严重的胃肠道紊乱也是如此。到了周末，生病的雇员症状并没有减轻，人们认为他们患有痢疾或者可能是伤寒，将他们送往当地医院。诊断测试没能检测出导致上述疾病的已知微生物，但是揭示了这些患者的肝脏正在被一步步破坏。很快，一些病患开始出血，大约在初期症状出现一周之后，第一批病人开始死亡。更糟的是，感染并不局限于马尔堡。从法兰克福到贝尔格莱德，都报告了同样的症状群。总计有32人受到感染，7人死亡。

几天之内，医疗和科研机构意识到这是一种病因学上未知的新型疾病。[27]各种可能的致病细菌和病毒被一一排除。因为感染病人的血液被注射入小白鼠体内后会让小白鼠生病，所以这很明显是一种新的传染病。然而，无论是传统显微镜还是高精度显微镜都无法看到病原体，而如今进行DNA常规分离和测序来协助检测疾病的技术是在该疾病之后才出现的。来自德国和全世界的专家被找来协助调查。最终，通过由迪特里希·彼得斯博士和格哈德·穆勒博士联合研发的实验性电子显微镜，人们看到了一种奇怪的、前所未见的、扭曲的病毒结构。

在人们尝试将这种新病毒（被称作马尔堡病毒，根据第一批病例报告所在地命名）可视化的同时，科学家还试图弄清楚这种病毒是如何进入德国和南斯拉夫的。据了解，应该是一只感染了马尔堡病毒的猴子触发了病毒危机。经过一些卓有成效的流行病学检测研究之后，人们确认了受害者都参与过疫苗研究，而且每个人在症状出现前的几天或几个小时内都接触过猴子。[28]奇怪的是，导致贝尔格莱德、法兰克福和马尔堡疫情暴发的猴子各有自己的不同来源，因此单一污染源看来极为不可能。正如在侦探工作中常出现的情况那样，回溯发现是一系列非常不幸、情节离奇的小概率事件导致疾病暴发，这些情节哪怕是放到最离谱的好莱坞 B 级片中也让人难以置信。

1967 年 6 月 5 日，以色列这个弹丸小国遭到了其东、南、北方强大邻国的大举进攻。[29] 虽然进攻方人数众多，但是以色列国防军（IDF）先发制人，迅速发动一系列空袭，以迅雷不及掩耳之势彻底摧毁了埃及、约旦和叙利亚的空中势力。在埃及上空进行的战斗尤为激烈，以色列的战斗机给予了对方沉重的致命打击。

西奈和埃及中心的空战让大部分航空公司不得不改变航线，或者取消从非洲飞往欧洲的航班。其中深受影响的是几架装有非洲绿猴（*Cercopithecus aethiops*）的货机，这种猴子是研究人员和疫苗研发者的心头好。由于无法按照常规路线直接前往德国和南斯拉夫，飞机不得不往西继续飞进，转道伦敦。[30] 另一个因素让事情变得更加复杂：伦敦机场大罢工，货运和客运都停止了。结果，好几笼猴子在机场的飞机库困了两天。更糟糕的是，至少有两只猴子逃出笼子，在仓库内自由玩耍了一段时间后又被重新抓起来。在英国这段意外又多事的停留期间，猴子们显然有了足够的亲密接触，因此携带马尔堡病毒的猴子就很容易将病毒传给其他猴子。当时，人们推测病毒只是通过直接接触传播的。因此，两只一时获得解放的猴子就是主犯，将病毒从一只笼子传到另一只笼子，然后导致这种疾病在两个国家的三个城市同时"开花"。多年后，弗吉尼亚州雷斯顿发生的意外事故，以及由苏联、美国和英国生物战专家蓄意炮制的事件，揭示了该病毒的更多信息。我们现在知道了马尔堡病毒和它的近亲埃博拉病毒，同样可能具有通过空气传播疾病的能力。[31-33] 因此，这种疾病在暴发时的具体传播方式始终是一个谜。

让我们回到白喉的故事，抗血清生产的改进很大程度上得益于保罗·埃尔利希的出手协助（尽管他的贡献被贝林极大地抹杀了），这也促进了其可获得性。公众健康方面的成效引人注目。巴黎儿童病院见证了儿童因患白喉死亡率下降了50%。[34]欧洲其他国家也有同样的报道。到了20世纪与21世纪之交，美国大部分城市采用了这一治疗方案。作为医学史上的一大成功，广受欢迎的抗血清疗法被用于造福其他患者，但是一出悲剧很快拉开了序幕。

圣路易斯市事故

对马这种动物来说，20世纪初的日子并不好过。这是一段伟大的转型期，千年以来，我们所依赖的四足帮手被汽油驱动的机械装置所取代。多出来的动物怎么办呢？柏林和巴黎之外的发现提供了一个解决方案。就在有关贝林的研究结果的消息传开后两年之内，世界上的主要城市纷纷行动起来，制造抗白喉血清。纽约市就是一个典型的例子。为了研发救命的抗血清，公共卫生官员启动了一系列研究，他们几乎对所有四条腿的动物都进行了免疫试验。人们在狗、山羊、马和绵羊身上做实验，但是正如贝林所观察到的那样，马是制造急需的抗白喉血清最有效的动物。[35, 36]因此，城市里圈养了一大堆马（主要是退休的服役马），人们定期从经免疫处理后的动物体内抽血，以保持稳定的药物储备。媒体大肆赞美这些动物，公众视其为救命英雄，饲料和马圈则由心怀感激的民众捐赠。

说出来可能会让美国东西海岸的人感到惊讶，位于美国中部的圣路易斯市作为改良创新者，算是历史悠久了。位于这座现代城市东部几英里之处曾是密西西比原始文化的中心，这一文化传播甚广，向北远至佛罗里达州与加拿大的交界，从大西洋横跨至红河谷地区。法国移民于 17 世纪中期在此地建立了皮毛交易站，由此建立了现代圣路易斯城。1848 年欧洲革命失败之后，这座城市人口激增，许多德国社会主义者移居圣路易斯市。1840—1860 年，这座城市人口翻了 8 倍，达到了 16 万人（超过了新奥尔良）。到了 1900 年它的人口超过了除纽约、芝加哥和费城之外的其他所有美国城市。社会主义人士领导的移民浪潮驱动着其他创新，比如创建了城市公园博物馆——所有的博物馆都免费对公众开放。举例来说，圣路易斯中心城区西边的森林公园面积是纽约中央公园面积的两倍。这里还成了 1904 年世界博览会、第三届现代奥运会的举办地，是第一座也是唯一一座同时举办这两大重要活动的城市。

圣路易斯市的缔造者们不仅兴奋地筹划着即将举办的各种活动，也对新兴的抗血清技术充满热情。就在纽约启动马源抗血清免疫项目的同一时间，圣路易斯卫生委员会于 1894 年在森林公园修建了工厂和农场。这座城市忠实于其社会主义根基，禁止私营公司生产或者经销抗毒素，因为城市打算向贫困人口免费发放。[37] 政府还招募了一名叫阿曼德·拉沃德的医生来领导城市的白喉抗血清项目，此人曾在巴黎接受过医疗培训，而且正是由路易·巴斯德亲自指导的。5 年多以来，拉沃德医生的项目一直是城中大家讨论的话题，让家长们不再担心"西班牙大窒息"会夺走他们的孩子。

1899 年 1 月 8 日，当地报纸《（圣路易斯）邮报》刊登了一篇文章，报道了群马在森林公园的稳定生活，其中一些动物专门被养来制造白喉抗毒素。[38]《邮报》其实在当地日子过得较为挣扎，在 1878 年曾被拍卖过，后来被匈牙利移民约瑟夫·普利策收购（并且由普利策家族的另外一名成员领导，直到 1995 年）。约瑟夫是一名有进取心的出版商，他后来还买下了《纽约世界》（也是通过拍卖），设立了以自己名字命名的新闻报道奖项，并率先采用耸动的新闻头条风格——如今更为人所熟知的名字是黄色新闻①。³⁹其中一篇头条新闻就高调宣扬了一匹名为吉姆的疫苗用马的故事。

当时的照片显示，吉姆是一匹品行温良、体形硕大、强健有力的马。年轻时，吉姆拉着救护车在城中呼啸而过，但是随着年龄的增长，吉姆奔跑的速度越来越慢，退休后改拉牛奶车（不要求速度，对耐力的要求也不高）。⁴⁰,⁴¹最后，连牛奶车对它来说也变得过于沉重，1898年吉姆被卖到圣路易斯市卫生委员会，在它的余生中成为制造白喉抗毒素的活体喘气工厂。⁴²

吉姆曾经是一名机警的"员工"，它很可靠，出产质量很高，在几年内贡献了超过30夸脱②的血清。⁴³拉沃德医生在1901年9月30日给吉姆放血取血清，这成了它对公众健康的最后贡献。两天之后，负责处理吉姆的工作人员注意到了吉姆脸上焦虑的表情。它尾巴僵硬，表现出破伤风的征兆。讽刺的是，当地的兽医没有抗破伤风血清，不得不对这位可靠的老员工进行安乐死。消息传了出去以后，拉沃德医生就让一名老看门人亨利·泰勒去扔掉两天前取得的血清，因为当时他正好在附近。接下来发生了什么并不能完全弄清楚，因为亨利后来在法庭上的证词似乎是受到胁迫做出的。然而，血清似乎非但没有被丢弃，还被卫生委员会指派的某人接手了，这很有可能是因为前一周收集的血清都用完了，也有可能是因为当地的白喉暴发开始加速传播。⁴⁴罪魁祸首不太可能是亨利，他只是一个看门人，不可能有权力做出这样的决定。尽管如此，这个年迈的非裔美国老看门人还是成了替罪羊。同样地，这样的决定也不太可能是拉沃德医生做出的，他坚定地为亨利

---

① 这里的"黄色"并非色情，黄色新闻/黄色新闻学（yellow journalism）是新闻报道和媒体编辑的一种取向，以大量的图片和煽情报道吸引读者，常用夸张、捏造情节的手法渲染新闻事件。——编者注

② 1夸脱（英）≈1.41升，1夸脱（美）≈0.95升。——编者注

辩护到最后一刻，但是他本人也要承担一定责任。

使用吉姆最后批次的血清这一决定带来了灾难性的后果。根据《圣路易斯共和党报》（普利策的死对头的报纸）上登载的新闻故事，就在拉沃德医生给吉姆最后一次放血的两周前，北加里森大道130S号的R. C.哈里斯医生在"北部度假胜地"度过了一段期待已久的假期后，回到了圣路易斯市。[45]但是假期的放松效果没有持续多久，10月19日晚上，一通电话把哈里斯叫到了贝西·贝克家里，她正受到晚期白喉的折磨（很久以前，打电话把医生叫到家里是很常规的操作）。[46]根据他近期接受的医生培训，哈里斯医生给贝西注射了抗毒素。为了安全起见，他也给她的两个兄弟进行了注射。

4天之后，惊恐万分的贝西父母又打电话把哈里斯医生叫到了他们家里。女孩的白喉症状消失，恢复得很好，但是表现出破伤风的典型症状，而且严重程度已经回天乏术了。[47]她第二天就死了，也就是1901年10月24日。更让她的父母悲伤的是，贝西的两个兄弟也生病了，出现了同样的症状，在几天内相继死去。

同样的事情在圣路易斯市到处发生。最后总共有13名儿童死亡，每一个都表现出背部和颈部强直的极端痛苦症状，还会间或出现痉挛以及吞咽困难的症状。随着破伤风毒素的伤害增加，患者血压很高，在缓慢又痛苦的折磨中慢慢走向死亡。尽管这样的故事在任何情况下都会成为抓人眼球的头条，但对于贪婪的约瑟夫·普利策来说，这不过是区区一块生肉而已。他的《邮报》发布了头条新闻，大肆渲染悲剧，然后借助他旗下的《纽约世界》将故事进一步在美国全国范围内传播。

就在哈里斯医生给贝西和她的兄弟注射白喉抗毒素进行治疗的同一时间，新泽西的肯顿正经历一场天花暴发。1901年10月初，一名8岁的女孩死于天花，促使当地教育委员会强制执行要求对所有学生接种疫苗的法律。该市匆忙间签署了一份天花疫苗合同，并且将其给予一家费城的疫苗制造公司——相对较新且雄心勃勃的 H. K. 穆尔福特公司。这个合同给了穆尔福特的一个原因是：这家公司经营着一家在宾夕法尼亚州的格兰诺尔顿附近的新型抗毒素制造工厂，距离肯顿只有15英里。[48]然而，在马身上制造抗血清和在母牛身上制造天花疫苗是完全不同的两回事。由于人们越来越担心出现天花大暴发，抓紧时间变得至关重要，穆尔福特公司被告知赶紧停下马血抗毒素的制造，转而用母牛生产天花疫苗。[49]一周之内，该公司的天花疫苗流传开来，学生们纷纷开始接种疫苗。

就在第一批新泽西附近的学生诊断出天花之后没过多久，天花扩散到费城的宾夕法尼亚医院。恐慌随之而来。由于穆尔福特公司已经在给肯顿制造疫苗了，一些疫苗被转运到费城，协助抑制当地天花的暴发。

11月1日，一名16岁的肯顿学生威廉·布劳尔死于破伤风。就在三个礼拜之前，威廉接种了天花疫苗。几天之内，宾夕法尼亚医院内的10名肯顿学生或家长纷纷病倒，死于同样的症状。[50]随后展开的调查显示，穆尔福特公司的格兰诺尔顿工厂中生产的马血抗毒素和母牛天花疫苗发生了交叉污染。公司采取了一种极其类似于今天常用的"假新闻"的控诉方式，他们非常激烈地为自己辩护，指责竞争对手恶意欺诈和诽谤。指控和反指控在穆尔福特公司和它的竞争对手帕克-戴维斯公司以及 H. M. 亚历山大公司之间反复来回。约瑟夫·普利策再一次挖到了新闻，各种指责进一步煽动了大众情绪。公众暴怒不已。同时，《美国医学会杂志》和《纽约时报》等主流媒体纷纷发表强有力的社论，强烈要求政府监督疫苗生产。[51]

随着圣路易斯市和新泽西的故事在全美越来越轰动，一股意想不到的力量促成了变革的发生。哥伦比亚特区医学会（成立于1871年）从过去到现在一直是关注公共卫生的倡导性组织。由于它接近美国国会大厦，其成员引用了密苏里和新泽西的两出悲剧，来证明为什么联邦政府干预是必要的。医学会向哥伦比亚区地方健康委员会的委员发起挑战，起草立法文件，要求规范疫苗制造（包括主动疫苗和被动疫苗）。受到公众愤怒情绪的推动，草案被要求扩展应用到全国，在国会也传播了一圈。1902年7月1日，美国总统西奥多·罗斯福签署了《生物制品管制法》。[52]

鉴于疫苗和抗血清产业迅速崛起，这项立法尤具影响力。从白喉和破伤风抗毒素被发现到这部法案通过的短短几年内，由北里和贝林研发的白喉和破伤风抗毒素早已让位给大量不同的抗血清产品。对于一个不受规范的行业而言，往往可以预见一些生产商所声称的常常远超过能够做到的。其中许多人是彻头彻尾的"老油条"。他们出售的产品包括对抗一系列适应证（包括肺结核）的抗血清，但是这些产品都是靠生产商拍脑袋想出来的，甚至更糟（想想贝林自己都放弃了抗肺结核血清的研究）。[53]新的法律要求所有生物血清产品的制造过程必须得到联邦政府的批准并由政府授予营业执照，同时政府要进行质量监管。鉴于圣路易斯和新泽西的双重影响，1902年实施的干预法案受到了医学界和良心厂商的欢迎。许多地方性和家庭作坊式的生产操作由于不合新条例规范，终被取缔。

对血清衍生疗法资格的监督被委托给一支规模相对较小的团队——卫生实验所。我在另外一本书《改变的良方》中已经做过详细的描述了，这个联邦服务机构源自位于纽约市斯塔顿岛海军医院服务部（MHS）的一个偏僻角落里的一人实验室。[54]接受新的监管职能后，卫生实验所承担了越来越多的责任，后来搬到了华盛顿，重新改名为（美国）国立卫生研究所。随着其影响力的加深，1930年在兰斯德尔法案通过之后，它正式成为如今的美国国立卫生研究院，简称为NIH，名下包括多个研究所。[55]从此，NIH（并非FDA）在其大部分历史中继续监管疫苗和抗血清。1948年，NIH的疫苗监督职责从其生物制品管理部转移给了新成立的国家微生物研究所（现在更名为国家过敏和传染病研究所，简称为NIAID）。[56]

1972年，生物制品监管职能从NIH转交给FDA后，发生了一系列更为重大的变化，后者专门成立了药物和生物制品中心。1987年该中心再次重组，分成两个部门：生物制品评估和研究中心（CBER）与药物评估和研究中心（CDER）。最后一次变更发生在2002年，重组单克隆抗体和其他一些生物制品的监管权从CBER转移到CDER，这些技术产品与该机构历来监管的更传统的药物并列。

血清与抗体

监管的必要性不仅来自伪劣生产过程所带来的风险，还在于新药的天然属性。抗血清来自非人类物种（马和母牛），对于傲慢自大的人类免疫系统，它们不可避免被视作外来入侵物。就在柏林团队研发的抗毒素开始被世界各地的儿科医生所采用时，在奥地利的世界顶尖儿科医学中心工作的两位研究人员认识到了这一事实。

1874年，克莱门斯·冯·皮尔凯（与贝林不同的是，克莱门斯姓名中的"冯"来源于其家族的贵族身份）出生于维也纳附近。和其出身高贵的父母一样，克莱门斯进入当时奥匈帝国最好的学校读书。[57]他进入大学时希望从此走上神职人员的事业道路，但是最终皮尔凯改变了想法，决定去格拉茨大学接受医学培训。[58]这位心怀抱负的年轻医生在大学的儿科诊所受训期间，喜爱上了细菌学和免疫学（这是当时刚刚起步的新学科）。这个维也纳诊所是由传奇人物特奥多尔·埃舍里希领导的。[59]埃舍里希的名字对当代人来说可能有些耳熟，这是因为他在研究生涯早期发现的一种细菌正是以他的名字命名的：大肠埃希（氏）菌①。这种小东西正是我们肠道微生物菌群的主要组成部分，帮助我们消化食物。这种细菌偶尔还会因为一些罪行登上新闻头条。它会导致一种特别讨厌的食物中毒，在1993年祸害了连锁快餐"杰克盒子"。它的一个变体（O157:H7）让至少700名食客病倒，许多人留下终身后遗症，还导致4人死亡。[60]

在接受埃舍里希的培训之后，皮尔凯于1900年毕业，开始担任军队的外科医生。后来，他回到了家乡维也纳，在儿童诊所就职。到了1902年，皮尔凯开始指导一名前途无量的匈牙利医学新生，他的名字叫作贝拉·希克。这段经历彻底改变了两人的一生，两人从此开始长达一生的友谊和专业合作（两人在年龄上只相差三岁），最终极大地推进了我们对免疫系统的理解。皮尔凯和希克早期的合作研究专注于一小部分儿童在接受第一次抗白喉血清注射后的头三周内，会出现的一系列症状。[61]这些儿童常常伴有高烧、乏力、荨麻疹、瘙痒以及严重的关节疼痛，同时全身淋巴结肿大。两位研究人员将这些临床症状和动物研究结果相比较，发现从动物身上提取的血清会触发过度的免疫应答。更糟的是，每次接触抗血清（任何抗血清）之后，免疫应答就会越发强烈，直至最终致人死亡。这种"血清病"的突出病例震惊了德国医学界：著名研究人员保罗·朗格汉斯两岁的儿子在接受白喉抗毒素注射后几分钟内就死亡了（朗格汉斯在早些时候识别出胰腺的关键组织，后来它们被证实能够产生胰岛素）。[62]

随着时间推移，希克和皮尔凯对这种疾病的认识越发深入，他们发现人类免疫系统（以及其他动物的免疫系统）在攻击被其识别为外来入侵物的分子时会反应过度。之所以会演化出这样的防御系统，一

---

① 大肠埃希（氏）菌：即 *E. coli*，俗称大肠杆菌。——审校注

部分原因是病毒有一种狡猾的能力，它会攫取部分宿主DNA，将其嵌合入自己的基因中。这个过程的作用就是将病毒隐藏起来，迷惑住宿主的免疫系统。因此，免疫系统才会演化出一套对策来识别外来物种身上的材料（比如，来自母牛和马的），甚至是来自其他人身上的材料——也就是移植排异反应。我们之前已经见过，这些反应本身也会导致许多疾病的产生。当他们搞清楚这个过程之后，希克和皮尔凯两人明白了这些过度防御措施不仅会导致血清疾病，还包括了更多普遍的问题（也会引起麻烦），比如对动植物产品的过敏反应。因此，两人的团队第一次将这些疾病定义为"变态反应"（过敏），并且找出各种不同的刺激源，比如季节性花粉、食物、昆虫毒素甚至是人造化学制品，这些会触发像我们在血清病中观察到的那样的反应。

　　找出血清病的前因后果鼓励人们采取一系列措施来降低可能的伤害。最早的办法包括从马（或其他物种）的血清抗毒素中将有效的蛋白质提纯，与其他蛋白质分离。这一想法促使研究人员评估血清中发挥有益作用的蛋白质。我们现在知道这种大型蛋白质结构其实就是抗体，但是这要在希克和皮尔凯未来的研究生涯中才会被发现。

　　大约过了半个世纪之后，就在德国入侵波兰从而点燃第二次世界大战战火的几个月之内，美国教授埃德温·约瑟夫·科恩开始研究治疗战场上士兵休克的方法。[63] 在这里我们稍微转变一下话题，来简要介绍一下休克这个概念，因为它对我们的故事至关重要。更准确地说，这种病是循环性休克，其实是由于身体出血导致血量降低（更精确地说是体内存在的血红蛋白减少）时的一种生理反应。身体做出的反应是血压和心率骤降，这会让重要的器官（比如肾脏）开始迅速衰竭，如果没有快速有效的干预手段（比如输血），就终将导致死亡。

　　有一种治疗循环性休克的方法是静脉输血。然而，这样的资源在战场上或前线救助站内极其珍贵。科恩知道仅仅使用输液（比如生理盐水）增加血容量不足以对抗休克，因为这些液体没有包含对身体组织而言重要的蛋白质。在分析血液的不同成分的时候，科恩使用乙醇（酒精）分离出重要的蛋白质，再使用自创的实验室机器将其分门别类。他对自己的这项成就相当自豪。在他的科学演讲中，他经常在一开始取用自己的血液并放到机器中。然后在做总结的时候（大约一个小时以后）向听众展示机器在演讲过程中分离出的不同血液成分。1951年在里斯本技术研究院的一场研讨会中，这个方法无意间制造了一点儿小意外：血液堵在一个关键阀门处，导致管道破裂，管道中科恩的血溅到了听众身上。[64]

科恩的这种物理分离方法（称作血浆蛋白分离）揭示了五个不同群组的蛋白质，其中许多血浆成分蛋白无论在战时还是战后都发挥了必要的治疗作用。比如说，分离后的第五层主要由白蛋白（又称清蛋白）组成，这种重要的血清蛋白能够与溶液混合，在注入士兵体内后可以防止休克。其他蛋白成分包括纤维蛋白、凝血酶和其他涉及血液凝固的蛋白质。后来，这些提纯的蛋白质被用来止血，既用在战场上，也用在极罕见的凝血障碍患者身上，比如血友病患者。在我们的故事中，最让人感兴趣的则是在血液分离后的第二层和第三层中发现的一系列蛋白质。这些蛋白质被统称为丙种球蛋白，包含我们今天熟知的抗体。

从一开始，美国现代医学学术领域就深受一位家族姓氏为詹韦的杰出科学家影响。詹韦家族在16世纪首先来到新英格兰是因为在法国受到了宗教迫害，他们很快在英国殖民地开枝散叶。[65]牧师大人雅各布·琼斯·詹韦是新不伦瑞克的罗格斯大学的副校长，他的儿子乔治·雅各布·詹韦则是新泽西州出名的医生。乔治的儿子爱德华·加梅利尔·詹韦在19世纪后期担任过纽约卫生委员会的委员，而他的儿子西奥多·卡德韦尔·詹韦是巴尔的摩新建立的约翰斯·霍普金斯医学院的首位全职教授。20世纪70年代以后免疫学发展到鼎盛时期，西奥多的孙子小查尔斯·詹韦是当时世界上最杰出、最具创造力的免疫学家。[66]而小查尔斯的父亲、西奥多的儿子——老查尔斯，也是现代免疫学的奠基人之一。

就在埃德温·科恩证明能够从血液中分离出不同蛋白质组成成分之后的几个月内，老查尔斯·詹韦开始了自己的科研事业。他的血清病研究确认，使用马血清白蛋白是不可行的，这在一定程度上是因为其导致的病症。然而在1941年年初，他的研究很快转变为对人类捐献的血液使用同样的技术。查尔斯的研究有助于优化能够防止休克的血液产品数量和种类，在三年后的诺曼底登陆日，盟军登陆部队装备上了基于白蛋白的血液产品。

就在詹韦研究白蛋白的同一时间，他评估了第二层和第三层血液组分中的蛋白质，分离出前文提到的丙种球蛋白。[67]詹韦与一名叫作弗雷德·罗森的医科实习生一起研究，证明丙种球蛋白能够保护缺乏稳定免疫系统的儿童免受感染。这一发现的受益者包括早产儿和遭受慢性感染折磨的儿童，他们的宿主防御机制都发育不良。随着时间的推移，这些丙种球蛋白被认为与北里和贝林多年前制造的保护性抗体相同。

发现了这些抗体之后，接下来的问题就是这些有趣的分子在身体的哪个部位产生，又是如何被制造出来的。我们回到贯穿本书的一句至理名言，就是巴斯德说过的"机会只青睐有准备的头脑"，即使现在听上去有点儿陈腔滥调。一个突出的例子有关抗体是如何在体内产生的。在20世纪50年代中期，俄亥俄州立大学的家禽科学家布鲁斯·格利克正在研究小鸡肛门附近叫作"法氏囊"的器官。这个器官最早是由17世纪的意大利解剖学家法布里斯·阿夸潘邓特所描述的。但是，这一小团组织的功能一直不明确。[68]格利克注意到，法氏囊在小鸡孵化后的三周内快速生长，随后就萎缩了，这跟我们前文看到的胸腺的情况相同。为了弄清楚这个解剖部位的功能，他通过手术摘除了成年家禽身上的法氏囊，但是没有发现任何特别有趣的现象。[69]数月之后，一个名叫提摩太·张（Timothy Chang）的研究生问格利克要一些鸡来制备能杀死沙门氏菌的抗体。格利克能给的全都是成年鸡，而且它们的法氏囊已经在几个月前被摘除了。

尽管试了很多次，提摩太·张还是怎么都无法从这些没有法氏囊的鸡身上提取出抗体。[70]而且，这些鸡在被注射沙门氏菌后经常死去，哪怕用的是那种毒性减弱的、不应该杀死鸡的菌株也是如此。提摩太·张和格利克的后续研究表明，法氏囊对于培养能制造抗体的细胞发挥着关键作用。此外，就跟胸腺一样，法氏囊只在生命的头几周内发挥这一功能。移除成年鸡体内的法氏囊不会影响它制造抗体的能力，因为法氏囊的任务早就完成了。[①]鉴于这些细胞原产于囊（bursa）中，制造抗体的细胞因此被称为B细胞（人类体内功能等同于法氏囊的并不是一个独特器官，而是在骨髓中）。

随着时间的推移，人们越来越担心许多从马血清中提取的抗毒素和抗血清成分会导致血清病以及其他免疫应答，由此推动了替代性药物的新研究。只要有可能，人们就尽量获取来自人类的B细胞源抗血清（丙种球蛋白）。一个显著的例子就是静脉注射免疫球蛋白，从健康人身上获得免疫球蛋白，来保护免疫系统有缺陷的人（比如骨髓移植或者化疗）。其他更有针对性的此类制品包括从巨细胞病毒或者呼吸道合胞病毒感染者（已康复）身上提取的抗体。然而，分离制备这些药物受到供体选择范围的限制。在考虑制造急需的抗体来中和细菌毒素时，通过制造人源抗血清来对抗强效毒素，比如肉毒毒素或者各种蛇和蜘蛛的毒液，这种做法显然既不道德又不实际。因此，对抗上述许

[①]　由于研究中用的是沙门氏菌O抗原，而沙门氏菌抗体产生的时间晚于其他抗体，因此他们观察到鸡容易受切除法氏囊影响。如果换一种抗原，鸡可能不会受影响。——审校注

多毒素的抗血清至今仍通过非人类物种（比如马）来制造。

　　将第一代抗血清和新一代抗血清区分开的重要特征就是，这些人源或者动物源血清本质上是多克隆抗体。该术语指的是在典型的免疫应答期间会产生大量不同的抗体，而任意一批产品的血清都来自成百上千不同的供体，所以抗体的复杂性会进一步增加。因此，这些血清中的抗体会靶向结合外来分子上的大量不同位点。根据这种特性，这一方法的优势在于，靶点（表位）的数量越多，某一特异性抗体结合外来物的可能性就越大；缺点则是特定靶向的抗体数量会被其他靶向的抗体所稀释。即使是最有用的抗体，也会不可避免地在某种程度上被稀释。既然不是所有的抗体都能产生同等的效果，人们就把更多的精力花费在最有效的抗体上。更理想的情况下，识别出某种比其他抗体都有效的单一抗体，然后只制造这种最优异的抗体，这才是有用的方法。但是，这样的梦想始终是梦想，直到最近出现了一项强大的新技术。

　　20世纪下半叶，生物技术的进步彻底改变了高度选择性且安全的抗体治疗的前景。在70年代早期，两名剑桥大学的科学家研发出一套技术，能够允许研究人员给动物免疫，然后单独分离出他们感兴趣的抗体。乔治斯·科勒和西泽·米尔斯坦发明了一种巧妙的方法，他们使用通常防止汽车散热器过热的防冻剂的衍生物来融合正常的B细胞和癌细胞。最终产生的细胞让人们想起一种古希腊神兽——喀迈拉（一种嵌合体动物，由不同动物的身体部分组合而成，比如带翼的狮身女怪斯芬克斯），这些融合而成的细胞如今被称作杂交瘤。杂交瘤的优点在于单个细胞（称为克隆体）能够产生单一抗体，不受改变正常B细胞中影响抗体形成的基因突变和重排的影响。与常规免疫细胞不同的是，这些杂交瘤还能够继续无限期生长（表明它们部分来源于癌细胞）。[71] 如此一来，它们就能制造出只识别一种表位的单一抗体。这项突破如今被称作单克隆抗体（意思就是所有的抗体来自单一克隆体）。

除了避免产品的一致性因供体差异而受到影响，这项技术还有其他优势：来自这些单克隆抗体的基因能够被分离和编辑，从而对抗体进行调整，包括改良其功能，必要时提高其安全性和进入人体后的可控性，甚至提高其制造效率。

在过去的30年内，单克隆抗体研究领域经历了快速发展。其中最重要的贡献之一是包括格雷格·温特（同样来自剑桥）在内的研究人员证明，可以对从小鼠体内分离出的抗体进行基因操作，比如用人类序列替代其中大部分源于小鼠的结构。这样一来，免疫系统会将这些产品看作人类本身的部分，因此不会排斥它们。同时也不会触发不良反应（比如血清病）。[72]这一研究的另一个方向就是创造出拥有人类免疫球蛋白的实验小鼠，因此能够避免排异反应。[73]格雷格·温特还因为改良了转基因噬菌体的使用而再次进入我们的故事线。[74]这次他很聪明地将免疫球蛋白基因中某些特定的片段插入噬菌体中，用来感染大肠杆菌，从而在几小时之内促进抗体的产生（不需要花几个月的时间等小鼠免疫，再分离出抗体）。单克隆抗体这种生物技术的进步改变了许多医学领域，尤其是肿瘤学，同时在与传染病的战役中带来了同样的改变。现在，作为本章的尾声，我们来简要回顾一下希克和皮尔凯的工作，看看他们在最初描述血清病之后所做的研究。

诊断和预防

与识别并揭示血清病的病因相比，希克和皮尔凯的最大贡献在于认识到导致过敏反应的基本原理也可以用来测试个体是否接触过肺结核或其他疾病的病原体。长久以来，肺结核一直困扰着人类，它能够长期潜伏，处于休眠状态，感染者可能没有明显症状。等到症状出现时，有可能治疗已经很棘手了，甚至无可挽回。希克和皮尔凯研发出一套皮试方法，来评估一个人是否携带结核杆菌。法国研究人员夏尔·芒图在1908年优化了这套测试。[75]

后来，希克和皮尔凯分别移民美国。皮尔凯于1909年接受了约翰斯·霍普金斯大学的一个职位，但是他突然改变了想法，放弃了这个职位，在一年内坐船返回欧洲。[76, 77]这个时机相当巧合，因为1911年埃舍里希突然离世，而皮尔凯正好回来接手了维也纳儿科诊所所长一职。但是从另一方面来看，这个相当匆忙的决定可能是皮尔凯余生悲剧的前奏曲，随着年龄的增长，他做出了一系列古怪行为，而且精神每况愈下。在接下来的几年中，皮尔凯开始出现妄想和暴力行为，比如：在一次公务会议中，他突然从二楼会议室一跃而下。他的个人生活也受到了婚姻的影响，这桩婚事让他与他富有的亲戚们逐渐疏远，倍感压力——包括个人压力和财务压力。更糟糕的是，他的妻子也开始出现精神困扰的迹象。悲剧发生在1929年2月28日，人们在皮尔凯家中发现了夫妇二人的尸体，两人均属自杀身亡。

希克的故事则要欢乐得多。这个匈牙利人于1923年移民美国，随后积极开展消除白喉的运动，为美国的公共卫生做出积极的贡献。希克使用与他早年和皮尔凯（还有芒图）研发的肺结核测试法同样的方法，研发出一套评估白喉感染的测试方法。在消灭白喉的过程中，这套方法广为流传。[78]1927年美国白喉感染人数有10万人，但是在几年之内，这种疾病几乎消灭殆尽。该重大成果很大程度上要感谢希克的贡献，不仅是因为他的测试方法，还因为他领导了一项广告宣传运动（与大都会人寿保险公司合作），该活动分发了超过8 500万份小册子，向家长宣传免疫接种以及其他能够保护孩子们不受白喉侵害的方法。[79]

现在，让我们在记住这段历史的同时，将视线转向主动免疫治疗，或者更为人熟知的名称：疫苗。

第 7 章

疫苗问世
抵御炭疽、霍乱、狂犬病和鼠疫

众所周知，欧洲的皇室都喜欢近亲联姻，时不时出现的血友病和卟啉病便是最好的证据，由此编织出的精彩纷呈的故事流传了好几个世纪。有关皇位继承的重大问题经常扰乱欧洲的和平，偶尔就是源自这层关系。其中发生的一宗继承风波彻底改变了历史的进程。

随着1870年的新年降临欧洲，麻烦找上了刚刚诞生的普鲁士（这个地区曾经由条顿骑士统治，直到17世纪还是一只"纸狮子"）。就在4年前，德意志帝国皇帝威廉一世任命奥托·冯·俾斯麦为首相。这位才华横溢但冷酷无情的战略家开始四处征服，将一个弹丸小国变成了强大的军事帝国。[1] 1866年，在结束了一场与日益衰落的奥地利-哈布斯堡帝国激烈又有决定性意义的战争之后，德意志帝国的势力不断增强，这为普鲁士王国提供了额外的土地，在其后院仍然独立的领地上插上了飘扬的旗帜。

1868年，西班牙的"光荣革命"废除并放逐了皇后伊丽莎白二世，这是自由化进程的第一步，也为下个世纪利比亚半岛的动荡和政治不确定性埋下了伏笔。[2]西班牙临时政府缺乏领导能力，很快就开始寻找与西班牙皇室有遗传关系的新君主。一位候选人就是霍亨索伦王子——利奥波德，他的妻子是葡萄牙公主。然而，利奥波德对西班牙皇位的潜在优势反而成了他遭到反对的理由。法国皇帝拿破仑三世不仅强烈反对这一人选，还威胁要发动战争，因为他害怕同时面对来自欧洲东部（普鲁士）和西部（西班牙）的霍亨索伦家族。

就在西班牙议会在各个候选君主间争论不休的时候，法国继续向普鲁士施加压力，要求他们不再考虑争夺西班牙王位，最终导致1870年7月13日一场看似单纯的邂逅。当时威廉皇帝正漫步在巴特埃姆斯度假区内，悠然消夏，他遇到了法国驻普鲁士大使贝内代蒂伯爵——文森特。[3]贝内代蒂代表安托万·阿尔弗雷德·阿热诺（也就是格拉蒙公爵、拿破仑三世的法国外交部长）向皇帝发难，要求他们对外宣布现在以及将来都不会觊觎西班牙皇位。在两人散步的过程中，公爵暗示普鲁士如果不放下对西班牙皇位的野心，就要付出触发两国战争的代价。皇帝礼貌地拒绝做出回答，之后他把这件事告诉了自己的秘书海因里希·阿贝肯，秘书转身就告诉了俾斯麦。

狡诈的现实政治家俾斯麦当下明白了这次度假区会谈的宣传价值，随即精心起草了一份电文，他没有扭曲埃姆斯事件，但措辞强硬，然后发送给了外事部，对全世界公布了此事。在传达众所周知的"埃姆斯电报"事件中，俾斯麦对用词精挑细选，这样一来法语译文就会表达出德国皇帝侮辱法国人民的意思。这不是历史上唯一一次法德翻译造成乱局的故事。法国皇帝上钩了，他对翻译错误极度不满，引发了议会公投，调动军队准备发动战争。愤怒的法国民众也要求议会宣战，他们的愿望在7月16日得到了满足。

这场战争让法国一败涂地，遭到了彻底的羞辱。普鲁士围攻梅斯是其中的决定性战役，因为法国人解除围困的尝试失败了。在9月的色当战役中，法国援军全军覆没（在后来的世界大战中，同一地点悲剧重演）。实际上，色当战败还让拿破仑三世沦为阶下囚，进一步加剧了羞辱感，促使法兰西第三共和国出现。法国人民的第三次民主尝试后来被另一个德意志帝国所终结，那就是1940年入侵法国的希特勒统治下的第三帝国。

1871年1月，普鲁士围攻巴黎，法国最终投降。一时之间，政府陷入混乱，还引发了被称为"巴黎公社"的事件。[4]这一短暂时期的特色是激进分子走上街头，设置路障，引发了随后的一系列事件，包括激发了卡尔·马克思的创作灵感。马克思称巴黎公社为首例"无产阶级专政"，算是一种颇具深意的恭维（尽管现在看来，他用的"专政"一词还有独裁的意义）。[5]在与政府正规军展开了一周的街头喋血巷战之后，巴黎公社造成的动荡平息了。尽管如此，其短暂的存在对年轻的弗拉基米尔·伊利奇·乌里扬诺夫（更让人熟悉的名字是列宁）产生了不小的影响，让他形成了一套理论：如果公社政府更强硬、更加集权，可能已经成功了。[6]

另一方面，普鲁士人成功统一了许多德语区，逐渐形成一个统一的国家。他们占领了阿尔萨斯和洛林的关键地区（为接下来的两场世界大战提供了滋养的温床）。德国之星冉冉升起，同样地，德国科学界开始挑战传奇人物路易·巴斯德统领的法国科学界。

棋逢对手

就在西欧两大军事强国打得如火如荼之际，骄傲的民族主义者巴斯德正在法国南部进行着蚕病研究（考虑到丝绸业的经济价值，这一研究任务并没有看上去那么不值一提）。[7]在研究中，巴斯德的妻子玛丽是他的科研助理，她常常担任这一职务。玛丽负责养蚕虫，并把发现结果制成表格。尽管地处偏远，路易仍然非常关注政治局势，尤其是在他的儿子应召入伍之后。就跟当时的其他法国人民一样，他深感于法国落入普鲁士人手中遭到羞辱，内心抑制不住不可磨灭的痛苦，以至于在余生中对德国人始终抱有偏见。同时，罗伯特·科赫距离提出自己的理论还有10多年的路要走，他本人当时正在普鲁士军队服役（尽管远离前线），担任外科医生。与巴斯德深深的羞辱感相对的是，科赫沐浴在民族自豪感中，为自己的普鲁士同胞战胜被鄙视的法国人而高兴。

巴斯德领导的法国科学家与更加年轻的科赫带领的德国科学团队之间迫在眉睫的竞争，并非一场纯粹出于民族主义的对抗。性格古板的科赫（这点恰好反映出普鲁士人的典型性格特征）坚持认为，传染性生物——比如细菌和病毒——在所有环境中都会保持自身的特色和行为。从1877年到1906年的30年间，科赫将这一想法应用到他自己或者他的团队发现的所有细菌上面。在这些年间，他们所发现的微生物包括导致炭疽、金黄色葡萄球菌和链球菌感染、性病（梅毒和淋病）、伤寒、肺结核、霍乱、白喉、破伤风、肺炎、脑膜炎、食物中毒（包括沙门氏菌、肉毒杆菌和大肠杆菌导致的中毒）、坏疽、痢疾和副伤寒等的病原体。[8]

和许多科学家一样，科赫最引以为豪的成就是他的第一个科学发现：炭疽致病菌的发现。在普法战争结束几年之后，科赫被任命为沃尔斯泰因市（如今波兰境内的沃尔什滕）的上等医官——这座死气沉沉的城市距离科赫在战争期间的服役地不远。[9]当地主要以农业为生，尤其依赖畜牧业，这让科赫着手研究长久以来一直威胁当地家畜健康的疾病病因。该疾病的名称"炭疽"一词来自希腊语中的"煤"，抓住了疾病导致皮肤变黑这一病变特征。尽管许多有关炭疽史的现代文献将发现这一致病菌归功于科赫1875年的发现，但这一伟大发现其实发生在1850年，发现人是两位法国医生——卡西米尔·达韦纳和皮埃尔·弗朗索瓦·奥利弗·拉耶。[10]这两个法国人同样为农业微生物学做出了贡献，他们发现了鼻疽的致病细菌，这是一种对马和驴来说致命的疾病（偶尔也会感染人）。达韦纳和拉耶的研究受到了路易·巴斯德深远的影响，后者直接支持了两人的研究。毫无悬念，科赫肯定推广了这种致病细菌的发现，极大地增加了对炭疽的了解，包括其致命的传播过程。尤其是，他帮助阐明了该细菌会狡猾地使用孢子。孢子是一种外壳坚硬的颗粒，将细菌包裹其中，保护细菌免受恶劣环境条件的影响，因为外在环境对暴露其中的细菌往往是致命的。不仅如此，这些孢子具有更佳的空气动力学特性，能够方便感染原在动物之间传播。炭疽孢子既为细菌提供防御之所，又提供疾病传播的推进系统，结果让炭疽杆菌成了最致命的农业杀手之一（还有美国民众在2002年的亲身经历为证，炭疽杆菌是生物恐怖主义者的有力武器）。

在法国这一边，巴斯德和他的团队（后来的巴斯德研究所）正在努力识别一些重要疾病的成因，比如百日咳和狂犬病。[11]然而，科赫的法国对手更倾向于研究出将这些疾病一网打尽的新型治疗和预防方法。为了实现这一目标，巴斯德专注于利用免疫系统，让它们来识别并记住外来病原体（或者是对身体造成严重破坏的毒素）。科赫和贝林领导下的德国科研团队率先使用抗毒素和被动免疫疗法，而法国人则致力于研发新一代的主动免疫疗法——用我们更加熟悉的词来说就是疫苗。最后，国家民族感情上的对立加上不同的语言、各异的科学理念，反而促使双方都为全世界和后世的福祉做出了各自的贡献。实际上，如今世界各地使用的方法正是结合了德国人识别出的病原体与法国人改进的疫苗技术。虽然这场竞争背后的故事未免令人生畏，但是科赫和巴斯德两人之间的个人竞争堪称科学史上最卓有成效的科学竞争。

科赫和巴斯德之间的竞争真正开始于1878年，当时年纪更长、颇受人尊敬的巴斯德开始研究炭疽。科赫对炭疽研究有着强烈的激情，因此这位普鲁士科学家特别愤慨，觉得受到了冒犯。他相信那个法国人正在采用一种漏洞百出、极其粗暴的方法来研究他的细菌。[12]具体来讲，巴斯德认为，在减毒的过程中病原体的威力不断减弱，从而变得不具传染性，但仍有能力触发免疫应答。微生物特性中潜存的可塑性，无疑反驳了科赫关于微生物在任何情况下都不会变化的观点。科赫认为巴斯德将用这种耸人听闻的方法玷污他钟爱的炭疽杆菌。这显然引起了他的强烈不满。

巴斯德后来确实"玷污"了它。他用各种不同的化学试剂来浸染炭疽杆菌和其孢子，来验证其中哪些能够破坏它的致病能力。巴斯德确实成功了，虽然他是通过公然窃取另一位法国科学家的想法做到的。

让·约瑟夫·亨利·图桑是木匠和裁缝的儿子，1869年在里昂的国家兽医学院取得了兽医学学位。[13]随后图桑在法国南部的图卢兹和里昂两座城市之间不停奔走，展开炭疽课题的研究，并获得了博士学位。他于1879年毕业，并且因为自己的研究课题荣获了布雷昂奖（Breant Prize），收到了10万法郎的奖金。

1880年，图桑开始好奇炭疽杆菌是否能被削弱（减毒）到无法产生危害的程度，但仍具有触发机体防御以阻止未来感染的能力。[14]一年之内，他成功研发出一种相当复杂的方法，包括处理受感染动物的血液，移除其中的凝血因子，然后加入少量的苯酚（你可能会想起美国"Chloraseptic"公司生产的喉咙疼痛喷雾中的活性成分），让血样在55摄氏度的高温下加热10分钟。到了同年的7月12日，图桑巨细无遗地写下了自己的方法，封装在信封中，将这个秘密保存在庄严的法国科学院内。这看起来似乎有些偏执——对一个开始遭受神经退行性疾病影响的人来讲，但是事后证明这一步具有先见之明。到了8月，图桑组织了一场独特的公开演讲来展示自己的发现，他给一只接种过疫苗的绵羊注射了致命剂量的炭疽杆菌。[15]绵羊活了下来，而封存的信封中解释了这一切是如何做到的。这一系列事实在8月晚些时候被提交给位于兰斯的地区性科学促进会。图桑进一步改良了自己基于苯酚的方法，来提升炭疽疫苗的效能（用于大型家畜和家禽）。然后，他转而用同样的策略来研发肺结核疫苗。

可悲的是，接下来的几年命运并没有善待图桑。他的病越来越严重，智力严重衰退。1890年，年仅43岁的图桑离开人世。同一时间，巴斯德正在偷偷摸摸地染指图桑的研究。1881年5月，轮到巴斯德向公众展示自己的炭疽疫苗实验。[16, 17]他宣称自己的疫苗包含炭疽杆菌，只是在露天的环境中放置了一段稍长的时间。随后他向围观的科学界同行们解释说疫苗暴露在空气中的时间已经足够长了，能够消除细菌的致病性，但同时保留了触发保护性免疫应答的能力。[18]这个结果来自另一个巴斯德偶然发现的意外事件。1880年年初，巴斯德的助理埃米尔·鲁在使用病毒引发疾病之前，将一些炭疽杆菌露天放置了好几天。结果细菌威力减弱了，从而促成了最初的"减毒"这一概念出现。在法国科学院的监督下，巴斯德在巴黎附近的塞纳–马恩省一家农场内展开了研究。[19]他邀请对此质疑的同行们来观察免疫过程，然后让绵羊感染上炭疽，研究计划顺利展开。所有接受免疫的绵羊都活了下来，而没有免疫的绵羊们都没能活成。这一结果超越了炭疽范畴，给人类疾病创造了新的免疫药物，其影响让公众一时着迷，也让巴斯德愈加名声显赫。

就在巴斯德农场实验大获成功之后几天内发生的事情，巴斯德并没有对外公布，过了半个世纪之后，在1938年出版的由他的其中一位助手撰写的回忆录中揭示出来。[20]这些文字揭露了这位法国科学界偶像人物（实际上在国际科学界也是如此）的欺诈行为。事实上，巴斯德的刻意欺骗更加让人震惊，他的侄子亲自披露此事，给科学传奇添上了额外的阴谋论色彩。阿德里安·卢尔是玛丽·巴斯德姐姐的儿子，在巴斯德研究所展开重要的炭疽疫苗研究时谋得了一个职位。在他的回忆中，卢尔讲到巴斯德的实验中使用的起始炭疽杆菌不只是露天放置过这么简单。巴斯德对图桑的方法做了细微的改动，用上了重铬酸钾而不是苯酚。[21]他的方法借鉴了查尔斯·钱伯兰和埃米尔·鲁的研究，这两人都相信化学减毒效果要比时间猛烈得多。鉴于巴斯德在研究所的地位，这些优秀的科学家都被告知不要对外声张，除非一种更加有效的基于空气或时间的毒力弱化方式被研发出来（巴斯德本人相信这是一种更加优越的方法）。巴斯德显然意识到了这种欺骗意味着什么，因而他最后的遗嘱要求钱伯兰和鲁保持沉默。两位科学家继续为这种欺骗行为保密，尽管后来年老的钱伯兰在撰写最后的个人回忆录的时候，承认了自己的口是心非。

虽然科赫一直没有注意到贯穿整个事件的重铬酸钾问题，但他一如既往地批判巴斯德和他的研究。在某一层面上，科赫对巴斯德的炭疽研究事实发起了人身攻击，批评他们将这种微生物称为"杆状体"（bacteridia），这个谜之名称可以追溯到达韦纳；科赫取的名字则具体多了——炭疽杆菌（*Bacillus anthracis*）。[22, 23]如我们所见，科赫旗帜鲜明地反对减毒的概念，专注于杀死细菌或者消除其独特的毒素。事实上，这是后来贝林在制造抗毒素时常用的方法，用来中和炭疽杆菌、白喉棒状杆菌和其他病原体中的毒素。就在巴斯德1881年高调宣扬实验后的几个月之内，科赫与他的两位柏林学生——格奥尔格·加夫基和弗里德里希·勒夫勒——发表了一系列批判性文章，与巴斯德针锋相对，指控巴斯德技术蹩脚和数据草率。[24] 1882年9月，在日内瓦召开的国际卫生和人口统计学大会上，巴斯德发表了演讲，对此做出了回应。

这让人回忆起那封挑起1870年普法战争的"埃姆斯电报"背后隐藏的翻译问题。巴斯德的讲话被翻译给了科赫（科赫并不懂法语），译者听错了巴斯德所用的"recueil allemande"，意思是"德国人的文章"（指的是科赫、加夫基和勒夫勒的批评）。[25]他听成了"orgeuil allemande"，翻译成德语就是"德国人的傲慢"。这激怒了科赫，尤其是巴斯德在无意中抛出诬蔑之词后，还表现得冷静镇定（这被解读为傲慢）。接下来发生了什么，我们并不清楚，但是这次误译显然并没有得到纠正。我们知道这些是因为科赫在1882年对巴斯德发起了猛烈的炮轰，声称他的数据"毫无用处"，并且质疑他的资历。[26]同时，科赫还表明他将巴斯德在日内瓦的演讲视作后者对他人格和事业的个人攻击。而巴斯德可能对这位日耳曼同行的满腔怒火莫名其妙，也做出了回击，在一系列文章中捍卫自己。

巴斯德和科赫的专业竞争在1883年8月达到了白热化程度，两大阵营分别派出自己的调研团队去了埃及的亚历山大省，当地正暴发霍乱，这是一种广为人知的传染病，但当时人们尚不清楚其起因。法国团队由埃米尔·鲁领导，包括伊西多尔·斯特劳、埃德蒙·诺卡尔和路易·蒂利耶。[27]最后一位是巴斯德研究所冉冉升起的学术新星之一，虽然年仅27岁，但他已经协助研发并测试了炭疽疫苗。尽管法国团队先于德国人抵达埃及，但是他们没能识别出霍乱的致病原因。然而，他们在分离病原体方面比预期中成功，因为蒂利耶被传染病击倒，并且死于1883年9月19日。遭受悲痛打击的法国团队收拾行装，离开了亚历山大省，将蒂利耶的遗体带回了巴黎。

与此同时，由科赫、格奥尔格·加夫基和伯恩哈德·菲舍尔组成的德国团队在许多死于霍乱的病患身上做了尸体解剖，最终成功分离出致病微生物。[28]已经走在成功路上的他们随后前往加尔各答，并在那里成功分离出另外的霍乱致病微生物样本。到了1884年1月初，仍然身在印度的科赫宣布分离出了一种新的细菌——霍乱弧菌，这种细菌形状奇怪，"略呈弧形，像个逗号"。[29]德国媒体密切关注科赫在埃及和印度的研究进展，对他的发现赞誉有加。讽刺的是，关于科赫分离出的微生物是不是导致霍乱的元凶，其结论性证据并不符合科赫自己提出的科赫法则（出于与微生物传播方式有关的原因）。因此，尽管科赫最终被证明是正确的，国际上的质疑声（主要来自法国对手和其英国盟友）始终占上风，直到科学思想的主流最终偏向科赫。[30]

巴黎的巴斯德研究所有一位研究人员继续研究科赫发现的霍乱致病菌，使用巴斯德的减毒技术来研发疫苗。瓦尔德马·莫迪凯·哈夫金出生于俄罗斯帝国（今为乌克兰）的一个犹太教师家庭。他师从埃黎耶·梅契尼科夫。梅契尼科夫是一位俄罗斯免疫学家，后来与保罗·埃尔利希共享了1908年的诺贝尔医学奖。[31]1881年，就在沙皇亚历山大二世遭暗杀之后，紧随而来的就是追捕大量犹太知识分子的大屠杀，哈夫金加入了抵抗者的行列，但是很快就受伤入狱，直到在德高望重的梅契尼科夫的担保下被放了出来。[32]1888年，哈夫金移民到了瑞士，然后跟随自己的导师梅契尼科夫来到了巴黎的巴斯德研究所。两人最终都没有返回俄罗斯帝国，哈夫金只在巴斯德研究所找到了一份图书管理员的工作。

哈夫金的才华很快就从书本堆里解放出来，他开始了一项化学减毒研究，目标是研发霍乱疫苗。[33]就像疫苗研发早期发生过很多次的情形一样，1892年7月18日哈夫金先在自己身上接种了疫苗。他从这次致命实验中幸存仅仅12天之后，就向英国林奈学会报告了自己的发现。[34]当时大家仍然在质疑科赫发现的细菌是不是霍乱的真正元凶，因此巴斯德和梅契尼科夫都无法相信这一发现。哈夫金没有因此受打击，他始终确信自己的新疫苗有治疗前景，决定进行人体试验。

当时，或许是因为哈夫金研究的关系，英国生物医学界开始接受霍乱弧菌是导致霍乱的病菌，并认可哈夫金的发现或许确实有价值。还有一部分诱因是，毕竟霍乱是印度殖民地的一个特殊问题，因此英国高度重视潜在疫苗的研究。就像经常发生的那样，机遇给哈夫金的未来创造了重要条件。英国驻法国大使弗雷德里克·达弗林侯爵正巧曾是印度总督，他对哈夫金的研究格外感兴趣（尽管当时大部分法国科学家仍然质疑霍乱弧菌和它与霍乱的关系）。[35]

抵达英国之后，哈夫金遇到了厄内斯特·汉伯里·汉金。你可能还记得汉金，就是那个后来在遭到污染的恒河水中发现未知物质而推动了医学进步的英国医生。我们现在知道那是第一次对噬菌体的描述。哈夫金和汉金开始了长达一生的友谊，后来汉金跟着哈夫金一起去了印度，在那里他们展开了一系列科学合作。

汉金与哈夫金一样抱有希望减缓霍乱祸害的热情，继哈夫金和他的三位流亡国外的俄罗斯帝国的朋友之后，他成了哈夫金的第五只"小白鼠"，来测试经减毒处理的霍乱疫苗的安全性。汉金还帮助哈夫金与著名的《英国医学杂志》积极交流，推荐他的发现。就在哈夫金雄心勃勃地在印度展开一项更大规模的临床试验之前几周，《英国医学杂志》发表了他的发现。[36]

印度之旅得以成行，是因为达弗林侯爵安排了哈夫金和英国驻印度事务大臣约翰·金伯利侯爵的一次会面。获悉疫苗有可能预防印度最常见疾病之一这个消息后，金伯利对这个想法表示赞成，允许哈夫金在印度次大陆上随意行走。然而，这次英国大臣给哈夫金的研究设置了一个条件：只有在所有的受试者自愿参加的情况下才能展开研究（第二次世界大战期间，震惊于纳粹暴行，欧洲在战后制定了纽伦堡法典，在这之前半个世纪的这种做法相当罕见）。哈夫金还要自己想办法找到经济来源或者捐助来进行自己的研究。哈夫金并未受到阻碍，喜爱冒险的他在全英国到处游说富裕的捐助者。在募集到足够的资金来展开印度之行（但不足以进行疫苗临床试验）之后，哈夫金出发去证实自己对霍乱疫苗的信念。

1893年3月哈夫金抵达了加尔各答。这是一座季风盛行的大城市，为诸如霍乱此类水生病原体提供了便利条件。很不幸的是，当地政府对于这位口音浓重的俄裔法国科学家要在自己百姓身上开展的一系列危险医学试验并不是非常感兴趣。[37]但哈夫金走运的是，汉金恰好回到了次大陆，继续担任北方邦阿格拉的细菌实验室负责人。他邀请自己的朋友在约1 000英里之外开展霍乱临床试验，但这个地方位于印度中北部，更为干旱（当地并没有明显的霍乱暴发）。尽管如此，哈夫金意识到了这是一个机会，就接受了汉金的支持，开始为一万名英国和印度士兵进行（志愿）免疫接种——用的是政府支出而不是自掏腰包。[38, 39]

哈夫金再一次运气不佳，因为那年季风雨没有把霍乱带到北方邦。[40]尽管哈夫金有点儿失望，但是一位曾在哈夫金初到印度时与他有过短暂会面的英国高级官员邀请哈夫金回到加尔各答，协助评估持续不衰的霍乱暴发。出生于苏格兰的威廉·约翰·里奇·辛普森爵士是加尔各答的首席公共卫生官员，也是热带医学这一新兴领域的先锋人物。[41]为了感谢哈夫金在他管辖的地区协助识别霍乱暴发的来源，辛普森允许哈夫金启动他的疫苗研究。

人类临床试验于1894年春天正式展开。数月之内，哈夫金在加尔各答的试验取得了令人瞩目的进展，受试者人数不断增加，也让辛普森能够获得额外的资源来负担他的研究。在这激动人心的过程中，哈夫金感染了疟疾，一病不起，不得不回欧洲疗养一段时间。哈夫金在英国休养的时候，辛普森继续试验。随着成功的消息在当地迅速传开，印度人和英国殖民者越来越关注霍乱暴发的扩散，纷纷自愿接种，受试人数很快激增到4万人。[42]

我们之后会再回到哈夫金的故事，现在有必要简要地总结一下进展迅速的疫苗研发，尤其是在19世纪末和20世纪早期的法国。

令人疯狂的狂犬病

皮埃尔·维克托·加尔捷是一名兽医。他于1846年出生在一个贫困家庭中，到了7岁他就成了孤儿。[43]然而，年幼的皮埃尔表现出惊人的聪慧，尽管人生一开始就困难重重，他还是一一克服了：他从孤儿院跑了出来，到了1873年，他在里昂兽医学院作为优秀毕业生代表致辞。[44]

随后加尔捷找到了一份兽医的工作，并娶了他老板的女儿。在这之后，1876年他重返里昂的母校，最后一路高升至病理学和内科医学系主任。[45]到了1879年，他发表了一篇关于狂犬病的论文，宣称能够从狗身上分离出导致狂犬病的病原体，并传染给兔子。他还证明，在改变传染物种的时候，病毒丧失了大部分的活性。加尔捷发现，有效感染新物种的能力与病毒的一系列变种有关——实际上就是突变体（我们现在知道这是在DNA分子水平上的变异），而这些突变体不易使人患病。这样的认识让加尔捷开始考虑研发出一种减毒的病原体作为疫苗。许多同代人并不相信狂犬病由病毒引起，他们认为病原体是一种尚未被分离出的细菌，也许是一种细菌毒素。同样地，德国科学家的回应充满强烈的质疑，就跟许多其他人一样，他们坚持认为微生物的行为和致病性是一成不变的。

尽管存在着上述种种障碍，加尔捷还是决心找到治疗或者预防这种疾病的方法。当时对有效治疗方法的迫切需求，在1878年的一篇为医生撰写的英文论文中得到了详细的举例说明。治疗狂犬病的主要建议是一种如今被称为"拔罐"的疗法。[46]具体来说就是用烟熏加热罐子，然后放在伤口上。在罐子冷却的过程中会产生一些吸力，可以把病毒吸出伤口表面。然后，医生要做出选择：要么用炽热的拨火棍把伤口烫焦，要么在没有拨火棍或者火的情况下用随手可得的手枪（当时枪支的使用相当普遍）。如果用枪，其实就是把子弹拆下来，将其中的火药撒在伤口上。然后，医生会划根火柴，扔到伤口上。尽管这种疗法的效果相当令人怀疑，但由此产生的爆炸有时候足以杀死感染物。换句话说，当时患上狂犬病基本上就等于判死刑了。

为了避免如此绝境（以及极其无效的治疗方法），加尔捷在1880年发表了一份手稿，概括地解释了狂犬病及其成因。[47]这篇文章显然启发了路易·巴斯德，他开始研究狂犬病疫苗，但是随着时间的流逝，加尔捷及其重要贡献被淡忘了。这一疏忽让人困惑，因为加尔捷一直继续着动物研究，在1881年证明将减毒的狂犬病毒直接注射入血液中能够保护绵羊免受狂犬病侵害。虽然成功证明了狂犬病疫苗的可行性，但这位相对默默无闻的外省兽医的贡献被巴黎科学家的光环所掩盖了。

就跟图桑的情况一样，本该属于加尔捷的许多想法和成果，结果都被巴斯德据为己有，或者被归功于巴斯德。1882年，当时还是巴斯德实验室优秀学生的埃米尔·鲁开始研究狂犬病，他的论文频繁地引用加尔捷给予的启迪和研究背景。[48]与此相反，巴斯德在自己大部分发表的论文和公开演讲中，都不屑谈及加尔捷和他的研究。巴斯德对加尔捷的不承认让更加年轻的鲁极为苦恼，他非常敏感于巴斯德缺乏胸襟的做法，害怕有一天巴斯德会成为他的敌手。[49]尽管鲁实质上复制了加尔捷的研究，引用了之前的论文，但是由于巴斯德的名声以及他对鲁的支持，鲁的研究还是被不恰当地誉为关键性突破。

1885年7月，鲁和巴斯德终于完成了加尔捷没能做出的关键性研究。尽管没有得到医疗许可，巴斯德还是在人体上试验了疫苗。一个名为约瑟夫·迈斯特的9岁男孩被一条患有狂犬病的狗咬伤，毫无疑问他正受到狂犬病折磨，缓慢地、痛苦地走向死亡（幸好，他没有遭枪药治疗的罪）。拯救迈斯特的唯一希望，就是由鲁和巴斯德研发的尚处在试验阶段的疫苗。用疫苗治疗这个孩子的念头尤其危险，因为巴斯德没有医疗资质，可能会产生法律纠纷。[50]然而，如果不救治，孩子注定难逃一死，因此巴斯德很纠结，要不要进行这场不符合伦理又违反法律的试验。在儿科医生同事雅克-约瑟夫·格朗谢的鼓动下，巴斯德妥协了。

就在被咬伤两天半以后，孩子一共被注射了12次狂犬病病毒，这些病毒是从感染的兔子脊椎中抽出来的（让我们回想一下，当狂犬病毒从狗身上转移到兔子体内时，病毒的致死性大大降低）。[51, 52]脊髓中的病毒在被制备为疫苗之前，还经过两周的晒干来进一步弱化其毒性。迈斯特活了下来。为了感谢巴斯德，他终生在巴斯德研究所工作。

另外，有一种关于迈斯特结局的未经证实的说法：据说在德国占领巴黎期间，为了保护巴斯德的墓免遭炸弹袭击，迈斯特最终命丧纳粹之手（也有人说他是自杀的）。但是，事实上另一个故事更让人心

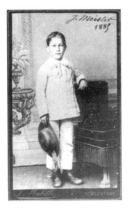

图8 约瑟夫·迈斯特
（摄于1885年）

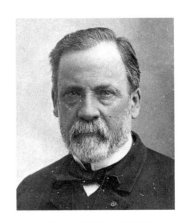

图9 路易·巴斯德

碎。在德国军队向巴黎挺进的时候，迈斯特将自己的家人送出巴黎，结果收到的消息是家人在逃亡途中惨遭杀害。内心苦闷的迈斯特随后打开煤气炉，窒息而亡。之后还有一个悲剧性的转折，当天晚些时候他的家人安全返回巴黎的家中时，发现的却是他的尸体。[53]

获悉巴斯德的狂犬病疫苗研究以及将迈斯特作为人体小白鼠的反伦理操作之后，科赫可能不屑于对手的成功，这也并不令人意外。[54, 55]深思熟虑之后，科赫还是承认了这一发现的意义，并指导自己的德国团队使用同样的技术来研制疫苗，在德国使用。然而，到了1893年，科赫对巴斯德的尖酸刻薄之情仍然非常浓郁，他拒绝参加其70岁的生日庆祝会（当然科赫的理由是他当时结束了与妻子长达26年的婚姻）。三年之后，巴斯德离开人世，而科赫的敌意随着时间流逝也逐渐减弱。到了1904年，科赫终于觉得能够放下芥蒂拜访巴斯德研究所的巴黎总部了，他在那里受到了热情的接待。[56]

类毒素疫苗

根据ScienceHeroes.com网站的统计，法国科学家加斯东·拉蒙曾经挽救了约6 000万条人命。[57]换个角度来说，这样的结果约略相当于整个英国的人口，或者2016年美国总统选举中给特朗普投票的总人数（虽然比他的对手少了300万人）。此外，6 000万人要比得益于前文介绍过的格特鲁德·埃里昂的伟大贡献而存活下来的人数的10倍还多，埃里昂研发了一系列新药，包括一些常用于癌症和艾滋病治疗的药物。[58]

尽管成就惊人，加斯东·拉蒙的名字如今却几乎不为人所知，也许部分原因是他的成就从未为他赢得过诺贝尔奖的至高荣誉。然而，这不代表他没有入围过，据说拉蒙曾被提名诺贝尔奖155次，这个记录堪称空前绝后。[59]

加斯东·拉蒙是面包师的儿子，于1886年出生在巴黎附近的贝勒绍姆这座小城。[60]1906年，他进入当地的兽医学院学习，即位于巴黎郊区的阿尔夫尔兽医学校。这是法国四大兽医学院之一。加斯东选择这所学校正应了天时地利，因为当时的校长亨利·瓦莱和巴斯德研究所交情匪浅。后来，这些人际关系为拉蒙铺就了成功的道路。在研究所失去具有传奇色彩的杰出领导人巴斯德之后，拉蒙让巴斯德研究所再现辉煌。

巴斯德研究所是由政府支持的研究组织，为了纪念其创始人巴斯德，正式成立于1888年。[61]研究所的负责人名单正是由我们故事中提到的杰出科学家组成：埃米尔·鲁，查尔斯·钱伯兰，埃黎耶·梅契尼科夫，亚历山大·耶尔森，雅克-约瑟夫·格朗谢和埃米尔·迪克洛。[62]1895年9月28日，伟大的科学家巴斯德离开人世，团队中最年长的迪克洛（其实他也不过47岁，但是其他人才30岁出头）被选举为巴斯德之后的继任所长。迪克洛与巴斯德合作了很长时间，从普法战争期间两人一起研究蚕开始，然后创办并主持一本国际公认的学术期刊《巴斯德研究所年刊》（*Annales de l'Institut Pasteur*）——至今仍然是微生物学研究领域的前沿信息来源。在担任这座备受瞩目的研究所的负责人期间，迪克洛还参与了为阿尔弗雷德·德雷福斯平反的运动。

德雷福斯是一名犹太炮兵军官。因为不可靠的证据，1895年他遭到了误判，罪名是向法国人瞧不起的德国人秘密出售火炮新技术。[63]鉴于罪行严重，德雷福斯遭到了公开羞辱，随后被放逐到法属圭亚那臭名昭著的魔鬼岛上，终身监禁。在接下来的几个月中，乔治·皮卡尔少尉发现的证据指出真正的叛国者其实是费迪南·瓦尔辛·埃斯特哈齐少校，但是皮卡尔被要求保持沉默，很快被调去了突尼斯南部沙漠任职。然而，被掩盖的消息还是泄漏给了媒体，显然德雷福斯的判决反映了法国高级司令部广为流行的反犹主义。著名作家埃米尔·左拉也挺身而出为德雷福斯辩护。随着许多社会名流加入——包括埃米尔·迪克洛，这些反对者最终在1899年让德雷福斯得到了赦免。他于1906年被彻底宣告无罪。

1904年迪克洛过世之后，巴斯德研究所的领导权转交到埃米尔·鲁手中。[64]在上一章中提到过鲁带领着巴斯德团队致力于研发白喉抗毒素的故事。他领导另一支团队研发巴斯德研究所的狂犬病疫苗，还带领埃及考察队在亚历山大省分离霍乱病原体（直到路易·蒂利耶病逝）。1901年，鲁招募了亨利·瓦莱，此时瓦莱刚刚回到母校阿尔夫尔兽医学校任职（不久后将升任该机构负责人）。鲁和瓦莱有着共同的研究兴趣，专攻肺结核和口蹄疫——这两种疾病对牲口和人类来说都是问题。

1911年，瓦莱向鲁推荐了自己最优秀的学生——刚刚获得兽医资格的加斯东·拉蒙。[65]拉蒙给鲁留下了深刻的印象，鲁给他提供了工作，让他负责监督越来越多的不同马血抗血清产品的质量，包括治疗白喉和破伤风的抗体。随着大战在法国的北部和西部持续发生，疾病的暴发也不可避免地随之而来。面对日益增长的抗血清需求，作为战时动员的一部分，巴斯德研究所的任务是制造更多的抗血清。除了增加产量之外，拉蒙还有另一项挑战，那就是找到保存这些重要药物的方法。一旦离开了研究所，血清就极易受到细菌性污染物的污染。讽刺的是，抗毒素制剂内的蛋白质正是这些细菌性污染物的食物来源，能让它们大吃特吃。拉蒙的解决方法就是把小剂量的福尔马林（防腐液的有效成分）加入抗血清。拉蒙和他在巴斯德研究所的其他同行经常用甲醛给玻璃管和烧瓶灭菌，因此他觉得在盛放抗毒素的试管中加入少量的甲醛可能会发挥同样的作用——抑制污染生物体的生长。[66]这个简单的想法奏效了，增加了研究所的储量，也能够在运输抗毒素的同时保持药物的有效性。

到了战争结束之时，鲁和拉蒙之间已经不仅仅是同事关系了，拉蒙娶了鲁的外甥女玛尔特·莫芒。[67]在接下来的几年中，拉蒙提升了提纯抗体的能力，将其与血清中其他动物蛋白分离，尽量降低血清病的不良影响。在被称为爵士时代的20世纪20年代之初，他迎来了一次顿悟，原来他用来保存抗毒素的方法也可以用来使毒素自身灭活，由此产生疫苗。1923年，拉蒙将白喉毒素（他通常用来免疫马的物质）暴露在福尔马林和高温结合的条件下，发现经改良的毒素（拉蒙称其为"l'anatoxine"，即去毒毒素）既保留了引发免疫应答的能力，又不会致病。[68]

正如科学中常出现的情况一样，加斯东·拉蒙不是一人单打独斗。发现白喉疫苗的荣誉同时属于拉蒙和英国科学家亚历山大·托马斯·格伦尼。1899年，17岁的格伦尼开始在维康生理实验室工作，同时在伦敦大学攻读学位。[69]公司当时正在大量生产白喉抗毒素，需要将大量的毒素注射入马体内来制造抗血清。细菌在大型黏土桶中培养，然后人们使用甲醛溶液净化每一批产品，这就是每日的标准操作流程。1904年的一天，格伦尼注意到有一批细菌无法感染马匹。在调查了原因之后，他意识到这批产品没有被正确地净化。[70-72]因此，格伦尼推测残余的甲醛必然会损害细菌，就跟加斯东20年后发现的一样。然而，格伦尼没有继续深挖这个发现，直到1923年（碰巧跟加斯东在同一年）格伦尼和另外一位研究者芭芭拉·霍普金斯合作，再次回到这个课题，证明了经过福尔马林灭活的白喉毒素能够激起免疫应答。他称这种被中和的毒素为"类毒素"（toxoid）。[73]

接下来的争执引起了人们的关注，虽然还没有上升到像巴斯德和科赫那样激烈的长期争斗，但是也确实产生了一些不愉快。核心问题就是，谁才是发现人。格伦尼只是在私人谈话中提到了1904年的发现（其中一场出现在《免疫史》一书中，初版于1965年）。[74]同样地，也不清楚格伦尼突然热情地研究用福尔马林处理白喉毒素的问题,是不是因为听到了拉蒙成功的传言。[75]无论如何,最终两人各有所获,大家普遍认同加斯东·拉蒙是疫苗发现人,而格伦尼做出的命名(类毒素)则占了上风。尽管如此,众所周知诺贝尔奖委员会一向害怕招致争议,所以格伦尼与拉蒙的贡献争议也许解释了有过155次提名的拉蒙从未得过诺贝尔奖这件事。

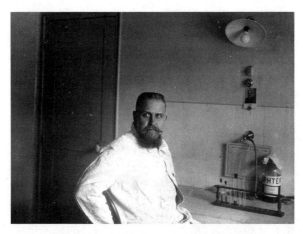

图 10   被历史遗忘的英雄加斯东·拉蒙

白喉类毒素的发现提供了急需的疫苗来替代被动的马血抗毒素治疗,尤其是因为后者容易导致血清病。换言之,类毒素疫苗能够从一开始就预防疾病,而抗毒素则是在疾病早已站稳脚跟后再进行处理。

疫苗的引入也消除了仓促地将抗毒素运送到疫区的需求。此前最著名的例子发生在1925年,一场白喉大暴发在阿拉斯加肆虐,由此引发了一场从港口城市西沃德到诺姆的生死速递,目的是尽快阻止白喉大幅消灭诺姆的人口。[76]如今每年举行的艾迪塔罗德狗拉雪橇比赛就是为了纪念那场"伟大的仁慈赛跑"。实际上,大部分抗毒素市场需求(至少是白喉和破伤风抗毒素的市场需求)都消失了。

在引入白喉疫苗之后过了没多久,仅在美国每年就常规感染20万名儿童、杀死1.5万人的"西班牙大窒息",被有效地消灭殆尽。[77]举例来说,从2004年到2015年,12年间美国只有两例确诊。[78]

尽管这一成就本身足以让加斯东·拉蒙名留青史,但是他还没有停下脚步。他使用同样的方法来灭活破伤风毒素,在1925年优化了破伤风类毒素,使其成为疫苗。最先发现破伤风类毒素的灵感来自拉蒙的白喉研究,而拉蒙在巴斯德研究所的同事皮埃尔·德孔贝第一个发表了论文。1926年,拉蒙和克里斯蒂安·策勒的其他研究证明了破伤风类毒素的临床有效性。[79]有感于破伤风预防治疗的益处,美国军方从1940年起要求招募的士兵接受破伤风疫苗接种,他们是早期使用者。这一措施正是及时之举,为美国介入第二次世界大战做好了准备。

遏止鼠疫

这里出现了一个意外的转折,破伤风类毒素疫苗的成功让我们再次回到了不起的瓦尔德马·哈夫金身上。上次提到这位出生于俄国、在法国接受教育并受英国资助的研究者正在印度,1895年12月他在伦敦发表了演讲,证明他的霍乱疫苗是安全有效的。[80]拉夫金广受英国知识分子的欢迎,他本可以在学院中得到一份安逸的工作,但是他选择在几周之后返回印度。

时机恰好,因为黑死病重返亚洲。就在拉夫金返回印度的时候,鼠疫的浪潮席卷亚洲。如我们所见,腺鼠疫是一种可怕的疾病,而且其周期性重复暴发让情况变得更加恶劣。对我们这个物种的延续来说可算作幸事的是,历史上只有三次这样的鼠疫大流行。

第一次大流行是所谓的查士丁尼瘟疫,以东罗马帝国(拜占庭帝国)的皇帝的名字命名。病毒骑在老鼠背上,搭乘往返于亚历山大港和君士坦丁堡之间贸易航线的顺风船,进入了帝国内部。到了541年,大瘟疫在整个帝国四处横行。人们与瘟疫正面遭遇,一年之内鼠疫估计感染了地球上1/7的人口,死亡人数介于2 500万与5 000万之间。威廉·罗森在自己的《查士丁尼的跳蚤》(Justinian's Flea)一书中详细描述了这场瘟疫的历史及其余波。[81]这场疾病打碎了查士丁尼之后的传奇将军贝利萨留企图复兴罗马帝国的美梦。贝利萨留重新夺回并且统一了不少罗马帝国早期的辉煌之地。然而,就在查士丁尼瘟疫肆虐期间,大量的社会和基础设施遭到了严重的破坏,从而让帝国更容易受到四面八方敌人的来袭,包括北方和西方的哥特人、中部的伦巴第人(最终占领了罗马),还有东部和南部的阿拉伯人(后来的穆斯林)。

鼠疫不甘示弱于先前的成就,在800年之后卷土重来,西方文献中将其记录为"黑死病"。居伊·德·肖利亚克经历了这场大流行病,它几乎吞噬了整个欧洲(以及亚洲大部分地区),估计有1亿名受害者,这几乎是当时全球的1/4人口。第二次大瘟疫的社会影响远超过第一次,消灭了大部分封建社会(因为统治阶层依靠剥削大量工人为生,在人口大量死亡之后,所剩的人口过少,无法支撑他们像之前一样生活)。[82]

基于前两次的经验,人们对第三次大流行暴发的恐惧显而易见。从1850年在中国西南部云南省出现的自然感染开始,如往常一样,大流行病通过冲突和战争加速传播。[83]具体来说,在从1856年开始的云南回民起义中,回族人遭到了清政府的迫害。[84]回民起兵反抗清政府,开启了长达17年的动荡。

虽然最终被清朝统治者镇压下去,但这场反抗引发的混乱助长了腺鼠疫的传播。广州在1894年首次遭到病毒袭击,附近的香港在短短数周之内有10万人死亡。香港的危机让巴斯德研究所派遣其在法国印度支那的当地分支机构负责人——出生于瑞士的法国人亚历山大·耶尔森——出发去香港地区。出于可耻的民族主义情绪，耶尔森被禁止使用附近英国医院的设施，只有一个摇摇欲坠的狭小工作间，在那里他成功分离出导致鼠疫的细菌，现在被称作鼠疫耶尔森菌。[85]北里柴三郎在完成和罗伯特·科赫的合作研究之后返回东京，也获得了发现病菌的荣誉，他在几天之后独立地发现了同样的细菌。[86]两位科学家在当时平分秋色，但后来很不幸的是，后世很快遗忘了北里柴三郎的贡献。

到了1896年早秋，鼠疫来到了印度，不是通过中印边境，而是用了跟之前暴发时进入君士坦丁堡、伦敦、罗马和其他城市同样的方法：海路。[87]印度主要的贸易港口孟买、浦那、卡拉奇和加尔各答开始报告接二连三出现的病例。惊恐万分的英国统治者立刻做出反应：检疫隔离、禁运和旅游禁令。瓦尔德马·哈夫金受雇于印度行政参事会，受命研发疫苗，所用的原理正是他之前研发霍乱疫苗时用到的。哈夫金继续采用在自己身上测试疫苗的危险方法，他经历了高烧和全身不适，直到认为自己的疫苗足够安全，才开始在其他人身上试验。

他的第一批"志愿者"包括被囚禁在孟买皇家监狱的囚犯，在那里天然的鼠疫耶尔森菌已开始吞噬犯人的生命。[88]此次临床试验的积极成果，再加上对于快速扩散的瘟疫的日渐焦虑之情，推进了对新疫苗的需求。不同于其早期的霍乱疫苗研究，哈夫金面临的最大问题不是找到测试鼠疫疫苗的志愿受试者，而是满足受惊民众的紧急需求。

哈夫金勤勉的研究拯救了无数的生命，在鼠疫导致可与查士丁尼瘟疫和黑死病相当的文明颠覆性灾难之前，阻止了它的行径。他的研究获得了许多嘉奖，包括得到了英国国籍，以及被印度的女皇——维多利亚女王称为"印度帝国秩序的守护者"。所有的这些荣誉很快将会被遗忘和搁置一边，因为出现了著名的"小德雷福斯事件"。

通过发现和研制鼠疫疫苗实现了自己的人生第二大成就之后，哈夫金很快回到实验室，继续研发和改良新药。为了满足鼠疫带来恐慌期间日益增长的需求，他省略了用苯酚处理疫苗的步骤，从而实现了极高的效率。[89]他之所以这么做，是因为他得知巴黎的巴斯德研究所的前同事已经证明这种改进的程序有效。事实上，印度的经验在很大程度上揭示了改良的疫苗与最初的成果一样安全有效。

1902年10月30日，木耳科瓦尔的旁遮普村的107名患者接受了一批鼠疫疫苗的接种（印度全国有许多人和他们一样接种了这批疫苗）。[90, 91]但是，发生了一些可怕的错误，有19人死亡，他们都出现了破伤风感染的明显症状。在快速检查之后，所有的死亡都与一瓶标记为53N的疫苗联系起来。因为接种所有其他瓶子中疫苗的人都没事，53N瓶疫苗被确认为破伤风的来源。进一步检查表明，53N瓶疫苗大约一个月前制造于孟买，它的历史被详细追踪出来。

调查结果很快就出来了，结论是哈夫金在疫苗制造过程中省略苯酚处理步骤导致了患者死亡。[92, 93]哈夫金被强制要求进行行政休假。退休回到伦敦之后，他重组了团队，但是很快被解雇了。此后两年中，他四处诉求以证清白，并且提供了合理的证据，表明污染应该发生在村庄内给病人注射疫苗的时候，而不是在疫苗生产期间。虽然他的证据很有力，包括所有在这之前和之后生产的药瓶都安全有效的事实，但是这些抗议都被人充耳不闻。调查委员会需要平息群众的愤怒，那些群众急于知道谁要为那19名死于破伤风感染的患者负责。

哈夫金在4年内忍受着放逐和失业的苦恼，在此期间不停上诉，要求公开委员会的发现。1906年12月1日，这些证据终于出现在加尔各答的《印度公报》（Gazette of India）上。埋藏在其中的恰好有哈夫金无罪的证据，包括事实上根据标准程序疫苗接种者会闻一下瓶子，保证没有发生重大污染（刺激性气味会暴露污染性细菌的存在，比如能够导致破伤风的细菌）。[94]最可恶的是，证据揭露管理疫苗的人员不慎把镊子掉到地上，捡起来之后直接用来拔出53N瓶子的瓶塞。显然，仅仅用布擦一下镊子不足以防止从地上沾来的破伤风细菌（它们在土壤中生命力顽强）大量污染瓶子。

来自印度和英国医学界的反响尤为强烈而坚定，其中主要的意见领袖是受人尊敬的科学家罗纳德·罗斯。[95]媒体将这件事与法国的德雷福斯事件相提并论，加上之前证据被忽视或者被掩盖的事实（尤其是掉在地上弄脏的镊子），还有哈夫金是一个高调的犹太复国主义者。[96]他曾被俄国沙皇警察逮捕，因为他保护自己的社区，抵抗反犹太人行动，从而导致他逃离自己的祖国。除此之外，哈夫金倡导在英国管辖的巴勒斯坦领土上重新安置俄国难民。随着对哈夫金支持的增加，他的苦难经历获得了"小德雷福斯事件"的别称。[97]

1907年7月29日，一群著名的英国科学家在《泰晤士报》上发表了一封公开信，集体要求确定哈夫金无罪。他们的社会影响力，加上委员会揭示了全部的证据，终于让英国印度办事处做出了姗姗来迟且敷衍的道歉，恢复了哈夫金的名誉（虽然印度官员完全拒绝道歉）。然而，伤害已成事实，那把打开53N瓶的脏镊子带来的影响如阴云一样，继续笼罩着他短暂的科研生涯，影响着他的声誉。55岁之时，哈夫金就退休了，他离开了英国，搬到巴黎和自己的姐姐生活在一起。

瓦尔德马·哈夫金有效治愈了不止一种（是两种）臭名昭著的致命疾病，这一事实让约瑟夫·利斯特盛赞哈夫金为"人类的伟大救星"。[98, 99]这位在印度工作的俄裔法英科学家成就非凡，不仅实现了上述两项卓越的成就，还激发了国际合作，将法国的疫苗研发技术（他在巴斯德研究所所学）和罗伯特·科赫领导的德国团队识别出的病原微生物结合在一起。尽管如此，民众的记忆是如此短暂，以至于1930年哈夫金逝世之后，他的贡献也淡出了人们的视线，变得越发模糊。

让我们延续国际合作的主题，看一下第二次世界大战期间的那些年。这段时期至关重要，因为各国在科学发现过程中首创了很多科研方法。它还见证了疫苗领域创新的转移：从旧大陆到美国这座国际大熔炉。

第 8 章

争议乍起
百日咳疫苗的荣耀与灾难

　　除了科顿·马瑟在殖民地推广接种的开创性努力，以及美国圣路易斯州等地使用抗毒素等个别案例之外，美国在我们的故事中尚未有出彩的地方。整个 18 世纪和 19 世纪，几乎所有的疫苗创新研发都主要发生在法国、德国或者英国，但是情况在"一战"结束后突然发生了变化。本章会详细叙述疫苗研究的领先优势从旧大陆过渡到新大陆的过程。研发的疫苗清单和负责发现它们的科学先锋人物名单远非本章能够尽述，所以我们将会集中于一个范例：美国领导的疫苗研究在预防肺部疾病及其导致的死亡中的作用。本章不仅关注美国的科研机构，还会讲述美国在这方面的另一"贡献"：有组织的反疫苗运动的兴起。作为这两种趋势的一个例子，我们将重点聚焦于针对百日咳这种古老疾病的疫苗研发和应用。既然我们的故事要漂洋过海，远离法国、德国来到美国，就让我们的飞行计划暂时带我们去到另一个在疫苗历史上地位突出的欧洲国家，它位于法、德两大欧洲强国之间。

对比利时这个小国来说，其所处的地理位置并不算太理想。夹在法国和德国之间，这一"欧洲战场"太过于频繁地成为其两大强邻关注的焦点。14世纪的英法百年战争和17世纪的三十年战争中，比利时都成了杀戮之地。一个半世纪之后，离开厄尔巴岛的拿破仑准备东山再起，但是惠灵顿和布吕歇尔的联合大军在比利时小镇滑铁卢阻止了他的野心。又过了一个世纪，德国皇帝的军队入侵比利时，企图借此绕过法国的防御南进，结果就是把英国拖入第一次世界大战的乱局。又1/4个世纪之后，纳粹不止一次（而是两次）占领比利时，第一次是1940年发动闪电战拿下西欧，第二次是1944年年底的阿登战役（突出部战役）。

尽管存在上述种种挑战，地理位置还是赋予这个小国一些独特的优势。其中一个例子就是，它是朱尔·让·巴普提斯特·文森特·博尔代的出生地。[1]这位崭露头角的科学家出生在1870年，出生地是位于苏瓦尼省的瓦隆镇，这里地处法国边境，后来在1914年成为英国远征军在蒙斯战役中首次与德国部队交锋之地。他的父亲是来自德国边境小镇的巡回教师，但是一家人后来定居布鲁塞尔，在那里年幼的博尔代上完了小学和中学，于1892年毕业成为一名医学博士。博尔代因其早期的杰出病毒研究获得了声誉，因此比利时政府在1894年资助他，让他去巴斯德研究所接受埃黎耶·梅契尼科夫的指导，后者很快就因为发现免疫学基本原理而荣获诺贝尔奖。

在巴黎卓有成效的7年研究期间，博尔代首次发现了抗体得以杀死入侵细菌的补体系统（大家可以回想一下我们在第6章的简要综述），这项成果为博尔代赢得了1919年的诺贝尔奖。在巴黎最后度过的时间里，博尔代还与另一位比利时科学家奥克塔夫·让古合作，一起完成了一个颇具挑战的项目，识别出百日咳的致病因子。[2]

早在4个世纪之前，同样是在巴黎，法国医生纪尧姆·德·巴尤第一个记录下称作"百日咳"的疾病疫情。[3]其发病症状在1578年几乎遍及巴黎的主要医疗机构，一开始与普通感冒无异，但是很快就发展出一阵又一阵剧烈的咳嗽声，并伴有独特的"嗬嗬"声，还常常会使患者无法控制地呕吐。这些症状会持续数月，从而赢得了"百日咳"这个绰号。[4-6]虽然这次的巴黎大暴发常常被引述为该疾病的第一次历史记录，但是新的数据表明，这种疾病第一次可能出现在1433年的朝鲜以及1484年的波斯。[7]

尽管数个世纪以来儿童一直遭受百日咳的折磨，但这种疾病的致病原因一直都不被人了解，直到20世纪初才有些进展。其间，科学家不断尝试分离出病原体，但是都失败了。实际上，博尔代和让古都对这一事实感到十分沮丧：虽然疾病症状会持续数月，但是分离病原体只限于非常短的一段时间内（事实上，症状的持续反映了早期感染造成的损伤以及修复损伤所需的时间）。让分离百日咳致病细菌这个问题更加复杂的是，病原体仅限于肺部，因此无法在感染儿童的血液中检测到。更糟的是，就算少量的细菌能够从感染儿童的肺部或者黏液中被分离出来，造成如此强大破坏力的微生物本身也非常脆弱。细菌在体内恼人地慢慢生长，却在体外迅速死亡。[8]1900年，研究团队最终在显微镜下成功看到了导致百日咳的细菌，但是在实验室培养成功之前，细菌就死了。1906年，他们终于迎来了成功，博尔代和让古发明新方法，实现了细菌的分离和培养。这项突破包括一种特制的液体培养基，能够让细菌在体外增殖。[9]这种细菌以两位研究者中年长的那位命名，如今称为百日咳鲍特菌（*Bordetella pertussis*）①。

在终于分离出病原体之后，这个研究团队就专注于研发疫苗。虽

---

① 以博尔代（Bordet）命名，"鲍特"可能为旧译名。——编者注

然这种微生物在体外的脆弱性让细菌培养困难重重，但是他们研究出的突破性液体培养基能够让研究人员在实验室内培养常规的百日咳鲍特菌。这还衍生出类似于"俄克拉何马州土地哄抢热"（Oklahoma Land Rush）的科研圈地赛，为成功研发疫苗奠定了基础。1909年10月9日，英国著名医生约翰·弗里曼在伦敦进行的一项研究中首次报道了博尔代和让古研发的疫苗。[10]伴随着在伦敦大获成功的谣言，人们非常激动，但是这种疫苗对预防儿童百日咳的效用微不足道。

这时，博尔代和让古已经返回祖国比利时，领导巴斯德研究所在布鲁塞尔的分支机构。这一看似无关紧要的重新安排其实相当有象征意义，表明疫苗研究的范围已经超出了巴黎或者柏林的限制。实际上，就在博尔代和让古的疫苗报告发表之前8天，圣路易斯州华盛顿大学的约翰·扎霍尔斯基第一个从技术角度报告了他研制的百日咳疫苗的临床实验。报告发表在一本不起眼的中西部期刊上。[11]

虽然扎霍尔斯基的疫苗研究没有让人觉得前景光明，但这份报告也算是一块里程碑，因为它表明在欧洲疫苗研究领域的统治地位之外还有美国。巴黎有巴斯德研究所，德国有科赫研究所，美国不像欧洲那样有吸引全国研究力量的核心研究机构，但是美国分散各地的研究所快速崛起，成为疫苗研发中的主导者。在本章中，我们将会见证北美的崛起。

让我们继续谈论百日咳疫苗的主题，在20世纪的前30多年中，这一领域几乎毫无进步，同时充满希望和挫折。一系列科学和临床研究都是在少数患者身上进行的，其中许多情况下这些样本量有限的研究不一定能代表更广泛的人群中的情况。首次优化百日咳疫苗的大规模研究由路易斯·索尔在1933年进行，但是这次的疫苗同样有效性不佳，无法完全保护儿童免于致命百日咳的威胁。[12]因此，虽然从1909年起有多种百日咳疫苗得到测试，偶尔也有产品上市，但是到了20世纪40

年代末，百日咳的发病率始终很高，在大部分时间里每年有超过10万
新病例出现（有时候人数会更多）。遗憾的是，在这段时间内，每年有
5 000~8 000 名儿童陆续死于这一致命疾病。[13]

女科学家三人组

对抗百日咳的战争出现戏剧性的转机，得益于三位杰出的美国科
学家做出的贡献——三位碰巧都是女性，其中一位已经默默无闻地退
到被人遗忘的历史角落之中。

三岁的珀尔·肯德里克过着普通人的生活，她是牧师的女儿，生活
在伊利诺伊州的惠顿市。1896年她感染上百日咳，但是最终逃过一劫。[14]
作为一个早熟的孩子，在与自己父亲讨论有关演化论这一爆炸性话题
时，她开始质疑所接受到的宗教教育中的一些原则（讨论演化论这
一话题很有先见之明，因为密歇根大学后来授予她演化生物学教授一
职）。演化和女性投票权都是当时的热门话题。1925年斯科普斯的"美
国猴子案件"①名震一时，而肯德里克一家的辩论发生在20多年之前。
肯德里克对科学的热爱引领她进入附近的格林威尔大学学习，后来她
去了离家更远的雪城大学，于1914年在那里获得动物学学士学位。当
时，女性毕业后的就业选择极其有限，她走了一条传统道路，在纽约
北部的学校教了三年书。而她不传统的地方则是每周末她都会南下纽
约城，志愿当研究助理。肯德里克抓住了与汉斯·津瑟这位斑疹伤寒领
域的先锋研究者一起工作的机会。津瑟不但协助发现了导致该疾病的
细菌，后来还研发出了预防性疫苗。

---

① 美国猴子案件：1925年3月23日，美国田纳西州颁布法令，禁止在课堂上讲授"人
是从低等动物进化来的"。生物教师斯科普斯触犯禁令，被起诉和审判。——编者注

受到这一经历的推动，珀尔·肯德里克开始投身于全职科研工作。她的第一份工作是在纽约州卫生部，两年以后（1919年）肯德里克在大急流城受聘于密歇根卫生部。肯德里克能够得到这两份工作不仅得益于她过去的成就和科研潜力，还因为政府的财政限制让他们倾向于花更少的钱（甚至酬不抵劳）雇用像珀尔这样的女性，而不是花大价钱聘请男性科学家。[15]

很快，珀尔成为在兰辛设立的实验室联合署主任赛·扬（请不要与同名同姓的传奇棒球手搞混了）的助理，其中部分原因是肯德里克被赛·扬支持自己雇用的女性职业发展的政策所吸引。她抓住了这一机遇，快速升职，扬任命她领导大急流城的一所附属实验室。珀尔具备完成多重任务的能力，比如：她不但能够完成实验室要求的工作，而且让实验室成果遥遥领先，成为美国最具创新能力和效率的细菌实验室之一。与此同时，珀尔还在1932年获得了约翰斯·霍普金斯大学的博士学位。就在那命中注定的同一年，珀尔·肯德里克聘用了一名新人，开始将其培养成冉冉升起的科研新星，那就是格雷丝·埃尔德林。

几乎就在肯德里克向自己父亲提出演化论问题的同一时间，格雷丝·埃尔德林出生了。她出生于1900年，她的母亲是苏格兰移民，父亲是荷兰移民。他们背井离乡，在蒙大拿中部的兰彻定居（如今那里已是一座被废弃的城）。[16]格雷丝在5岁的时候被诊断出患上非常严重的百日咳，当时痛苦的咳嗽和呕吐给她留下了终生难忘的记忆。这一经历激励埃尔德林在蒙大拿大学学习科学。毕业后她在蒙大拿州做教师，为深造挣学费。她继续在海舍姆高中教授英文和科学，但是非常渴望进行医学研究。她在密歇根卫生部的一则广告上找到了机会，并且很快就收到了入职邀请。埃尔德林搬到密歇根，一开始在兰辛，后来去了大急流城，在那里肯德里克和埃尔德林团队很快开始成为头条新闻。

在大萧条早期，她们研发出一种诊断方法来检测百日咳鲍特菌，并且用这种方法确定感染儿童处在哪个感染阶段。[17]这一进步意义非凡，因为医生得以了解应该在何时隔离儿童和隔离多久，以防止疾病的传播。

这两位科学家还开始寻找从自体治疗转向大规模生产的疫苗的机会。鉴于分离鲍特菌后其存活下来能被培养的时间极其有限，最终只能获得少量的细菌。通常情况下，来自患者的细菌经过培养后被杀死，做成个体化疫苗（仅限于供体使用）。这一自体疫苗生产过程相当有必要，因为无法大量培养导致百日咳的细菌，但是其效率极为低下。[18]肯德里克和埃尔德林成功研发出一种能够用于大量患者的单一疫苗，但是由于经济大萧条造成资金的短缺，她们无法大规模部署这种疫苗。1936年，美国第一夫人的一次访问无意中解决了这个难题。埃莉诺·罗斯福非常热心于公众健康，并且了解到肯德里克和埃尔德林在研究改进百日咳疫苗。后来肯德里克在一次采访中披露了第一夫人访问大急流城的具体细节，她说埃莉诺是"唯一理解我们的研究的非专业人士"。[19]有了如此高知名度人物的支持，联邦政府的基金马上就审批下来了。到了1939年，如今被称作"全细胞百日咳疫苗"的制剂开始真正地大规模生产，但是仍不足以满足整个密歇根州的需求。"全细胞"这个词是指在使用前就被灭活的完整/全部细菌细胞（这一区别在我们后续的故事中非常重要）。

这个命中注定要成功的二人组其实是三人团队，而团队的第三名成员就是常常被历史遗忘的研究员珑内·克林顿·戈登。[20]戈登比埃尔德林年轻15岁，是非裔美国人，1915年10月8日出生于阿肯色州的乡村。跟许多贫穷的南方黑人一样，她的家庭参与了大迁徙①，他们见证了大量乡村人口涌入美国中西部和北部大城市的这段历史。1910年的

---

① 这里的"大迁徙"指20世纪初的非裔美国人大迁徙（Great Migration），他们从美国南方迁徙到北方，以寻求更好的工作机会。——审校注

时候，10个非裔美国人中有9个住在梅森—迪克森线^①以南，到了1970
年这个比例下降到了原来的1/2。珑内的父母定居在密歇根州的大急流
城。24岁的时候，她取得了密歇根州立学院（现在的密歇根州立大学）
的家政学和化学学位。毕业之后，她在弗吉尼亚州的一家精神疗养院
找到了一份营养师的工作，但是很快就辞职了，因为这家破旧不堪的
机构食宿条件很差，管理人员的态度也不友善。

　　回到家乡大急流城之后，珑内申请过不少营养师的职位，但是都
被拒绝了，被告知的理由是白人男性厨师不愿意听从黑人女性营养师
的指挥。珑内的一个朋友（同时也是肯德里克的朋友）告诉她，肯德
里克所在的密歇根州卫生部有一个职位空缺。戈登为人热情，工作持
之以恒、积极进取。她被聘去开展一个项目，以改善百日咳鲍特菌培
养液。很快，她就发现一种包含羊血的混合物符合要求。

　　20世纪40年代早期戈登来到研究所后，肯德里克和埃尔德林致力
于寻找提高疫苗大规模生产效率的方法。这也是戈登做出关键贡献的
首批科学难题之一。不久后，密歇根卫生部不仅能够给本州内提供足
量的疫苗，还能够给美国全国各州提供材料，最终让全美受益。

　　接下来，团队进一步改进疫苗，在里面添加佐剂。为了解释佐剂
的概念，让我们先回到1926年。在那一年，亚历山大·格伦尼（就是与
加斯东·拉蒙同时代的那位科学家）发现了白喉类毒素并为其命名，他
还证明了用于疫苗的佐剂的作用。²¹佐剂是一类能增强疫苗功效的化
学物质。格伦尼发现的第一种佐剂被密歇根的团队用在了疫苗中，那
就是氢氧化铝。这种化学物质是抗酸药中的活性成分，比如"盖胃平"
和"胃能达"中就有它，但是格伦尼证明"alum"（免疫学家对氢氧化
铝的简称）能够调节免疫系统中的巨噬细胞。具体来讲，这种化学物

---

① 梅森—迪克森线（Mason-Dixon Line）：美国宾夕法尼亚州和马里兰州之间的分界线，
　美国内战期间成为自由州（北）与蓄奴州（南）的界线。——编者注

质帮助巨噬细胞集中起外来的疫苗抗原，与免疫系统中的淋巴细胞（B
细胞和T细胞）有效地相互作用，并且聚集在淋巴结和其他免疫组织
中。上述这些特性中的每一个都会增强、扩大或加速免疫应答，从而
增强疫苗功效。[22] 举一个我们早已熟知的关于免疫的例子：被佐剂激活
的巨噬细胞（和其他免疫细胞）会导致疫苗接种位置迅速出现（有时
在几分钟之内）红肿、发热及其他偶发的不适症状。

　　氢氧化铝佐剂的加入增强了百日咳疫苗的效力。从 1943 年起，全
细胞疫苗开始在临床上展现实力。[23] 与此同时，密歇根团队开始将全
细胞百日咳疫苗和白喉类毒素、破伤风类毒素结合起来使用。这种三
联疗法后来被称作DTP（百白破）疫苗，提供了同时保护儿童免受三
种臭名昭著的疾病感染的方法。就在第二次世界大战结束后的几年内，
疫苗被广泛使用；一直到 20 世纪 90 年代中期，三位女科学家研发的疫
苗始终广受欢迎。我们将会看到，这种疫苗中的百日咳病菌成分成了
备受争议的主题，而且到目前为止，这些争议仍然以这样或那样的形
式持续存在。

震惊全球的一针

　　百日咳的流行性和致命性意味着任何针对它的疫苗都会在医学界
大受欢迎。然而，1973 年英国儿科医生约翰·威尔逊在英国皇家医学会
的一场演讲改变了整个情况。他在演讲中指出，接受百日咳疫苗接种
的一些儿童会突发高烧，然后出现癫痫症状，之后还会陷入昏迷，产
生永久性脑损伤，甚至死亡。[24] 在这之前，该疫苗几乎没有出现过任何
负面作用，更不用说造成身体损伤。[25] 威尔逊的研究虽然尚处于初步阶
段，却声称百日咳疫苗和神经损伤有明确的联系。[26]

　　威尔逊的研究主要集中在伦敦富裕的布鲁姆斯伯里区。这一社区群星汇聚，包括备受瞩目的爱德华·摩根·福斯特、弗吉尼亚·伍尔夫和约翰·梅纳德·凯恩斯，还恰好居住着大量的医学界和法学界精英人士。有关这个著名社区中儿童得病的研究报告给了英国小报危言耸听的机会。威尔逊多次在电视演讲中煽风点火，严正告诫家长和医生不要使用百日咳疫苗。

　　在这项英国的研究发表一年之后，日本政府公布的一份综述引发了进一步的恐慌。政府已经规定，所有儿童在三岁前（入学后的几个月内）必须接种全细胞百日咳疫苗。百日咳发病率由此出现了显著的下降。1947年，每年几乎有两万名儿童死于百日咳；到了1972年，这个数字下降到零。[27] 1974—1975年冬季，有两个备受关注的婴儿死亡病例被记录下来，他们均在接受DTP疫苗接种后的24个小时内死亡。这些死亡悲剧被饥不择食的媒体不断放大，结果导致的骚乱不得不让政府暂停了疫苗接种，并成立了研究小组来分析问题。经过集中调查之后，委员会建议恢复疫苗强制接种。然而，家长们开始忽视这一强制措施，同时，百日咳的感染率和死亡率再次上升，到了1985年年底，每年约有超过40个死亡病例。作为回应，日本政府要求制造新疫苗，将与全细胞疫苗有关的副作用减少到原来的1/10。

　　在许多发达国家，愤怒的家长们（尤其是那些有足够的经济手段，也有足够的激情将情绪化为实际行动的人）开始组织反疫苗运动，强制儿科医生停用疫苗。随着关注度不断增长，越来越多的家长拒绝让自己的孩子接受DTP疫苗接种。英国、日本和其他国家的疫苗接种率骤然下降。结果百日咳感染率反弹了，1978—1979年，仅英格兰一地的感染就超过每年10万例。[28] 尽管抗生素干预疗法提供了救治机会（这是第二次世界大战前医生无法实现的奢侈疗法），每年仍有几十名儿童死于百日咳的魔爪之下。

　　1982年4月19日，席卷日本和英国的反疫苗风暴跨越大洋，来到了美国。当时美国华盛顿特区的电视台WRC-TV播放了一则特别报道，题为《百白破疫苗：疫苗接种轮盘赌》（DTP: Vaccine Roulette）。[29]这部纪录片由当地记者莉·汤普森一手策划。她讲述了一个令人心碎的故事，用无数镜头展现看着自己的孩子饱受折磨而无能为力、苦苦挣扎的父母。这部危言耸听、大肆宣传的纪录片在被称为"调查周"的一段时期内播出，这是尼尔森等收视率服务机构确定受众规模的关键时期，能够影响当地电视台收取的广告费。WRC-TV制造出这部纪录片就是放手一搏，结果大获成功——他们的收视率非常高。就在纪录片播出之后，电视台的电话响个不停，因为一些家长对自家年幼孩子的安全忧心如焚。根据一位事件记录者塞思·姆努金的记载，电视台"向来电者提供了其他来电者的电话号码"，由此凝聚起了草根运动，并且快速发展起来。[30]

　　纪录片中家长们表现出来的心痛是情真意切的，但是片中对悲剧故事的报道过分简化，没有科学根据，带有偏见，并且对DTP疫苗有不实暗示。根据塞思·姆努金在对该疫苗深入研究后的记述——《恐慌病毒》（The Panic Virus），该纪录片是基于不完整的数据分析完成的，而且引述的内容都高度剪辑过。[31]在之后的一篇文章中，姆努金还引用了美国儿科学会一位官员的话，后者说："汤普森会反复问同一个问题，但是每次都稍微有点儿不同，显然是为了引导你给出符合节目语境的回答。"[32]保罗·奥菲特在自己的著作《致命选择》（Deadly Choices）中进一步揭示，莉·汤普森会有选择性地陈述她想要展现的细节，给毫不知情的观众真假参半的信息，用不完整或者不精确的数据进行操纵。[33]这种问题常常在监督医学研究的科学同行评议中被指出，然而，对媒体来说不存在这种客观的、用证据支持真相的限制。

　　尽管缺乏医学和科学可信度，纪录片《百白破疫苗：疫苗接种轮盘赌》还是广受好评，莉·汤普森还因此获得了艾美奖。[34]随着这部纪录片产生轰动效应，一个延续不断的连锁反应发生了，它的影响已经远超过华盛顿特区当地的疫苗市场。全美国的家长们很快纷纷产生了同样的恐惧心理，就跟英国人在10多年前的反应一样。在更喜欢诉讼的美国，随着针对大部分DTP疫苗的主要生产商的集体诉讼不断增加，律师们成了最大的赢家。

选择性过滤信息不仅限于这部纪录片。有人用同样的手段选取对自己有利的信息，出版了一本畅销书，还创立了反疫苗倡导小组，我们在下一章中会详细讲述。就在满是危言耸听的地方电视节目轰动一时之后，哈里斯·库尔特博士和芭芭拉·洛·费希尔成立了一个组织，组织的名称听上去令人印象深刻：（美国）国家疫苗信息中心（NVIC）。这一非营利性组织放大了无事实根据的报道，而这些报道来自迅速兴起的反疫苗运动。

2009年去世的库尔特博士没有接受过医学或者科学训练，他是一名社会学家，主张顺势疗法。这是一种在18世纪替代医学的伪科学疗法，其理论基于长久以来一直被科学驳斥的概念，比如臭气理论等。[35]同样地，费希尔会被该领域吸引是由于自己孩子的悲剧故事，她的孩子在1980年接受过DTP疫苗接种之后恰巧遭受了惊厥的折磨。虽然她在看《百白破疫苗：疫苗接种轮盘赌》之前没有想到成立一个协会，但是该纪录片显然让费希尔回忆起一些具体细节，这些细节让她坚信DTP疫苗是导致自己儿子遭受永久性脑损伤的主要原因。这件事情就发生在她和库尔特共同成立NVIC的18个月之前。[36]接受过公关培训的费希尔凭借自己的能力组织起心怀恐惧的家长，让他们加入新兴的NVIC。

1985年，NVIC的两位创始人出版了《百白破疫苗：黑暗中的一针》（*DTP: A Shot in the Dark*）一书，书中声称疫苗是各种神经性损伤的主因，包括慢性脑病、癫痫发作或者一种当时尚不明确的疾病（如今被称为孤独症）。[37]尽管库尔特和费希尔缺乏科学或者医学资历，这本书仍然卖得相当好，因为其中的逸事和有关小儿神经损伤的令人心碎的描写都是精挑细选而成。此书畅销一时。许多读者接受了这本书的观点，尽管它并没有传达客观的科学或者医学信息。人们的恐惧情绪逐渐加剧，而许多医生都没有意识到这点，也没有事先做好足够的准备（接受培训或者收集客观事实）来回答DTP疫苗相关的风险和好处等复杂问题。这在接下来的几年中对公共卫生产生了可怕的影响。

受到电视纪录片和书的影响，公众对DTP疫苗越来越忧虑，这使得美国和英国政府及公共卫生官员不得不直面围绕DTP疫苗安全性的问题。为了应对这一骚动，1986年11月14日，美国总统罗纳德·里根签署了《（美国）国家儿童疫苗伤害法案》。[38]这项新法案规定，有威望的美国国家科学院医学研究所要对百日咳疫苗的安全性进行全面分析。一个由优秀调查员组成的无党派特派小组展开了一项为期20个月的调查，评估所有相关医学和科学文献，仔细审查百日咳疫苗（以及风疹疫苗，我们会在下一章讲述）。他们的审议包括一系列研讨会和公众集会，目的是收集所有的相关数据，并以一种透明的方式来反驳可能还会出现的带有偏见的指控。

美国国家科学院的综合性研究总结报告发表于1990年，该报告完全否定了DTP疫苗和孤独症、脑膜炎、慢性神经损伤、痉挛及许多其他潜在副作用之间的关系。[39]报告的概要第一行是这样开头的："除了清洁的用水之外，没有一种单一干预手段能够像疫苗的广泛使用那样，对减少儿童病死率产生如此深远的影响。"报告宣称"没有足够的证据证明DTP疫苗和质疑疫苗者鼓吹的大量副作用之间有着直接的因果关系，包括慢性神经损伤"。尽管如此，报告确实提到全细胞百日咳疫苗在极少数情况下可能会与休克、过敏反应和长时间哭闹有关。另外一份平行报告指出："在白喉-破伤风-百日咳疫苗接种后，惊厥风险明显增加，但是没有证据表明这会造成大脑损伤，或者是癫痫的先兆。各类研究也没有发现疫苗接种和婴儿猝死综合征或者婴儿痉挛之间的联系。"[40] 调查中的一位关键人物在一篇发表在《美国医学会杂志》上的手稿标题中进行了总结——"百日咳疫苗脑病：是时候意识到这是迷思了"。[41]

与此同时，英国政府快速发起一项小型研究，委托伦敦的戴维·米勒博士领导。米勒组织了一次问卷调查，题为《（英国）全国儿童脑病研究》（NCES）。该调查问卷在1976—1979年被分发给儿科医生，让他们报告在DTP疫苗接种后72个小时内是否出现"发烧"或者"其他"症状。[42] 整理完调查结果之后，1982年米勒令全世界震惊地声称DTP疫苗会引发急性神经症状，最明显的就是体温飙升。他推测接种DTP疫苗在儿童中引发永久性损伤的概率约为1/100 000。如果将来更彻底详尽的研究证实这一点，那么这将是令人震惊的风险。他的这番话成功地上了新闻头版头条。

米勒的NCES报告的早期发现在疫苗争论的各个方面掀起了风暴。一方面，反疫苗界宣称他们的观点得到了证实。另一方面，米勒的研究设计在经过严格审查之后，被发现存在根本缺陷。比如，NCES研究的参与者数量不足以得出米勒所宣称的广泛性结论。进一步检验就会发现，调查问卷的设计以及收到的回复，往往表达了不准确的结果。举例来说，病毒性脑炎和雷氏综合征这两种与DTP疫苗完全无关的疾病指标，也被包含在分析中。[43] 上述这些缺陷，加上公众对疫苗安全性的质疑，在全世界范围内激发了一系列研究，包括由美国国家科学院领导的研究。每一项研究都分别得出独立的结论，声称DTP疫苗和神经损伤之间没有联系。[44, 45] 实际上，就连一项为期10年的NCES跟踪研究也解除了上述联系。尽管如此，伤害已成事实。

在美国与英国研究报告不一致的基础上，对抗百日咳疫苗的斗争在法庭上打响了，原被告双方虽然都受到金钱利益驱使，却得到了一个意想不到的结果——所有事实都被放在聚光灯下。最全面的庭审是在英国，主要是因为美国的案例出于权宜之计，倾向于达成庭外和解，以免高调登上新闻头条，引发长篇累牍的讨论。在英国，自反疫苗联盟提起诉讼之后，从20世纪80年代起陆续出现了一系列复杂的诉讼案件。

在最直言不讳的反疫苗支持者中，有一位背景非同寻常。1919年2月5日，戈登·T. 斯图尔特出生在苏格兰低地中西部。他在格拉斯哥大学获得了医学学士学位。战争爆发之后，戈登在危险的护航舰上当了一段时间的外科医生。他接下来的经历就是在实验室埋头研究青霉素。有些人错误地认为他和亚历山大·弗莱明共同发现了青霉素，但是青霉素发现于1928年，当时斯图尔特只有9岁。这位海军医生在1945年发表了他的第一项关于青霉素的实验室研究，评估了这种抗生素的早期临床研究。[46]大约20年之后（1963年），斯图尔特发表了早期证据，证明细菌可能会对甲氧西林产生抗药性。甲氧西林是青霉素衍生物，也是控制感染的中流砥柱性药物。[47]实际上，耐药性病原体的课题自此以后受到越来越广泛的关注。

随着20世纪60年代迎来尾声，斯图尔特的研究方向开始往传统科学的边界探索。其中一个例子就是他那篇富有争议的论文，题目为"细菌理论的局限性"，于1968年5月18日发表在《柳叶刀》杂志上。[48]这篇论文提出的观点是：科赫的疾病假说属于"严重简化"，因为它们忽视了决定疾病是否产生及如何产生的其他因素的复杂性，这些因素包括遗传构成（比如种族）、行为和社会经济状况。

无论斯图尔特的最初意图如何，他的这篇论文都很快成了激进的边缘分子的宣言，并且最终将斯图尔特本人卷入其中。比方说，20世纪80年代初，斯图尔特曾公开表示，艾滋病不是由HIV这种病毒引起的，而是同性恋者的生活方式造成的。他还进一步维护一种后来被人揭穿的理论，声称留在直肠中的精子触发了强力的免疫应答，导致了后来免疫系统的崩溃,最终表现为艾滋病。[49, 50]他继而与传统科学和医疗机构对抗,宣称"每次有公开性取向的同性恋或者双性恋摇滚明星和电影明星死于艾滋病的时候,他就会被追捧为殉道者和英雄"①。[51]也许斯图尔特最具破坏性的行为是他严厉地责难公共卫生官员,因为后者试图使用抗逆转录病毒药物(比如齐多夫定)来试图限制疾病传播的速度。

许多其他不知情的人听信了斯图尔特的话,最终受到艾滋病无法逆转的伤害,甚至走向死亡。比如,南非总统塔博·姆贝基引用斯图尔特的偏激观点来支持"HIV不是肆虐南非的艾滋病病因"这一错误声明。借用约翰·勒卡雷的惊悚小说《永恒的园丁》,姆贝基向公众表示,他相信艾滋病是医药行业鼓吹的阴谋,通过向民众兜售抗逆转录病毒药物获利,而这种药物杀死的只是跟艾滋病毫无关系的HIV这种病毒。[52]戈登·斯图尔特积极支持姆贝基的误导性观点,后者的观点受到斯图尔特1968年的论文鼓舞。直到2007年8月,斯图尔特将一封写给南非共和国最高委员会的公开信公之于众,宣布与姆贝基断绝关系,因为委员会正在调查姆贝基那些鲁莽的言论和政策。[53]姆贝基和斯图尔特的争强好斗和不负责任的行为让艾滋病致死率快速上升。据哈佛大学公共卫生学院的一份2008年的报告估计,由于在斯图尔特支持下姆贝基实行了否认HIV影响的政策,南非有36.5万人无辜死亡。[54]

因爱而生的灾难

百日咳给斯图尔特提供了另外一个机会来反驳广为人们接受的细菌致病理论。从20世纪70年代晚期开始,斯图尔特发表了一系列论文

---

① 补充说明:斯图尔特的原话不止这些,他指责的是受害者而不是病毒,认为上述现象掩盖了死于艾滋病的人"促成了自己的死亡"这一事实。——审校注

来诽谤一些20世纪最重要的医学突破的安全性和有效性，包括抗生素和百日咳疫苗。[55]由于他对此类话题所持的观点越来越极端，斯图尔特成了纪录片《百白破疫苗：疫苗接种轮盘赌》中一个理所当然的关键采访对象，他在其中说道："我相信，现在疫苗带来的损伤风险要远超过疾病本身带来的。"[56]毫不让人意外地，斯图尔特也成了超级明星证人，支持针对百日咳疫苗的法律诉讼。

在斯图尔特卷入针对百日咳疫苗的法律纠纷之前，第一场官司于1985年发生在他的家乡苏格兰。一名9岁儿童理查德·邦思伦的家长起诉了医生、护士和卫生部门，声称自己的儿子在接受DTP疫苗接种9天后遭受了一连串癫痫发作的折磨，这最终导致了严重的发育迟缓。[57]法官引用专家的证词否决了家长的控告，对孩子的父母所称的疏忽提出严重质疑。

在此后不断升级的疫苗战争中，苏格兰的这场官司只不过是一场小小的冲突。第二场官司数月之后发生在更往南的英格兰。这次来自约翰尼·金尼尔的父母，他们声称自己的孩子在接受百日咳疫苗接种7个小时后出现了癫痫症状。[58]当事人还进一步申诉医生忽视了孩子所受的折磨，导致癫痫持续了好几个月，最终造成了永久性大脑损伤。正如保罗·奥菲特在《致命选择》一书中所指出的那样，医生和卫生部门是主要的被告，而维康基金会（疫苗生产商）则被免责了，因为人们并不清楚具体的疫苗生产商。[59]然而，出现了令人意外的转折，维康自愿加入了诉讼案件，冒着相当大的责任风险来为自己正名，试图恢复这几个月来金尼尔一家的诉讼造成的名誉损失。法官同意维康加入案件，但判定他们不对原告遭受的身体损伤负责。

按照计划，极具个人魅力的斯图尔特是原告的明星证人，他引用各种逸事传闻，暗示百日咳疫苗具有毒性。[60]拜他的证词所赐，事情变得更加戏剧性，斯图尔特引用了过分夸张的说法来描述疫苗的毒性，连最激进的反疫苗运动者也不会如此作为，最终反而败坏了自己的名声。比如说，他阐述了一项研究结果，暗示疫苗对过敏儿童造成的大脑损伤。令人尴尬的是，法庭在进行与该研究相关的交叉核查时发现，该研究只在小鼠而非人类身上做了实验。[61] 所有这一切都是徒劳，因为父母接下来的证词反而揭示了在疫苗接种和后来的癫痫发作以及大脑损伤之间存在时间上相当大的矛盾性。具体来讲，母亲最初证明说，自己儿子在接受疫苗接种7个小时后开始出现癫痫症状；但接下来的询问则表明，症状并不是在接种后7个小时，而是在5个月之后才出现的。基于这类矛盾证词，法官判决起诉无效。

1988年2月，英国发生了第三次（也是最后一次）反疫苗游说团体的法律行动。这是一次集体诉讼，围绕一名17岁英国女孩苏珊·洛夫迪展开。乍看上去，洛夫迪诉伦顿和维康基金会案件似乎能轻而易举地胜诉。[62] 女孩的父母证明说孩子几乎在接受第一剂DTP疫苗接种之后立刻出现了不寻常的高烧，并且哭个不停。一年后接受的第二次接种引发了更加剧烈的反应，而第三次接种最终造成了严重且不可逆转的发育迟缓。维康基金会再一次主动加入庭审，期望面对这次欺骗性指控，能够再次为自己正名。

法官默里·斯图尔特-史密斯对这起集体诉讼案件中的超过200名儿童的家长表示同情。为了证明自己的关切，他不仅审阅了洛夫迪的案件，还看了其他原告的指控。这对反疫苗运动者来说是一个幸运的结果，因为更加深入的调查彻底否决了洛夫迪的指控。就连早已无人理会的戈登·斯图尔特也承认："她不是因为疫苗而受到损伤的，而是之前身体已受损伤。"[63]

支持或者反对DTP疫苗是导致永久性神经损伤原因的案例不断在法庭上出现，它们背后都有数年来许多流行病学和病理学研究的证据支持。反疫苗运动者特别强调米勒在布鲁姆斯伯里的小样本研究中的该死发现，那些发现被大量引用。[64]支持疫苗方则引证其他临床试验结果，证明无法重现米勒的发现。具体来讲，小范围的布鲁姆斯伯里社区受害者情况无法在更大、更加综合性的分析中重现，这些调查分别在瑞典、丹麦、美国甚至英国本土展开。[65]

在对数据进行了客观全面的分析之后，法官发表了一份超过10万词（大致相当于本书的篇幅）的深思熟虑的判决书，免除了任何有关疫苗导致永久性神经损伤的罪名。[66]法官特别对约翰·威尔逊表示谴责，指出威尔逊控诉中提到的50名受到疫苗伤害的儿童，其中有22个人根本没接受过百日咳疫苗接种。他进一步表示，威尔逊将这些人包括在内是为了证明自己的观点，这导致了带着严重偏见的结论。

该判决还揭示了戴维·米勒的流行病学研究是和一小群伦敦医生一起在匆忙中开展的，而且在当时愈演愈烈的针对DTP疫苗的反疫苗狂潮中进行。这项研究存在根本上的缺陷，也受到了公众压力的影响。法官得出结论：该研究从设计、执行到分析结果都很仓促，显然是为了迎合公众的紧张情绪。斯图尔特-史密斯明确表示："我认为可以说，这说明是在有意引起过度焦虑，为的是满足疫苗损伤游说团队（我这样称呼他们）的需要。"由于做出了如此详细的判决，英国的反疫苗案件从此彻底平息。

然而在更喜好诉讼的美国，做出判决的是情绪化的陪审员，而不是客观冷静的法官。一开始，对于一个在接种了DTP疫苗后患上脑病的婴儿的家长，他们就裁定了1 500万美元的补偿，从此犹如打开了泄洪的闸门，一发不可收拾。损伤赔偿金额稳步上升，从1981年的2 500万美元到1985年的30亿美元。[67]

由于这些备受瞩目的官司和吸引来的媒体关注，公共卫生官员越来越焦虑于两种平行发展的趋势。首先，家长们在面对自己的孩子是否接受DTP疫苗接种的问题时，要么犹豫不决，要么彻底拒绝。其次，使这一情况加剧的是，许多传统疫苗生产商不愿冒着风险继续销售疫苗。由于疫苗生产商越来越多地被个人和集体诉讼所淹没，公司的责任保险成本像坐着火箭一样迅速上升。这样的情况让许多公司不得不从产品目录中撤下疫苗。根据《致命选择》一书所述，1960年有7家公司生产DTP疫苗，到了1982年只剩3家。[68] 其他疫苗产品均受到了同样的威胁。

由于意识到上述两种趋势带来的公共健康风险，1986年美国总统罗纳德·里根签署了称作《（美国）国家儿童疫苗伤害法案》的成文法律。[69] 我们来简要地了解一下这部新法，它要求美国科学院展开一项全面评估，报告百日咳和风疹疫苗（风疹这一主题我们会在下一章谈到）的安全性和有效性。除此之外，法案先于给疫苗制造商定罪，创建了对受害家庭的补偿机制。它还建立了疫苗反应和毒性报告体系，要求家长更多地了解免疫接种的风险和益处。尽管如此，通过建立一种无过失制度来补偿过去以及未来由于合法强制接种疫苗而产生的受害者，这套限制疫苗产业责任的明文法条无疑缓解了行业危机。

虽然美国科学院的报告和诉讼判决解除了全细胞百日咳疫苗自20世纪初使用起就摆脱不了的毒性控诉，但这种疫苗也不是完全没有风险的，正如存在的一些副作用所证明的那样。因此，创造一个全新的疫苗市场的机遇激励着全球的科学家，包括美国国立卫生研究院和日本国立卫生研究所的跨国合作。这个联合团队认为，全细胞的百日咳致病菌具有广泛的靶点，它们可能会无意间触发意想不到的免疫反应，而这种凶猛的反应是全细胞疫苗引发罕见炎症毒性反应的原因。

因此，科学家设计了一种新方法，识别细菌中最能诱发保护性免疫反应的成分，然后集中研发只靶向一小部分蛋白质的疫苗。这些分子被广泛称为血凝素。一场看谁能先研发出针对病毒关键成分的疫苗的比赛拉开序幕。一支日本团队在1981年研发并测试了一种血凝素疫苗。[70]一项在动物和人类身上进行的关键研究表明，有一种由不同"部件"组成的无细胞疫苗（不包含整个细菌的疫苗）是安全有效的。[71]具体来讲，该团队报告说该疫苗已经能够消除90%以上的与全细胞疫苗相关的毒性。虽然这种疫苗被证明确实有效，但是在获得人体试验的长期数据之前，它已匆忙进入日本市场。

就在日本这份关键的新疫苗报告公布后的几个月之内，一支由美国科学家和医生组成的团队去日本审查他们的发现。截至当时，无细胞百日咳疫苗已经被用在2 000多万日本人身上了。1987年，发表在《美国医学会杂志》上的一份报告表示，美国科学家赞同他们日本同行的说法，该疫苗至少在接种后的短期内（几周或者数月内）是能提供有效保护的。[72]更重要的是，鉴于如噩梦般困扰美国疫苗生产商的法律纠纷和庞大支出，这种全新的无细胞疫苗的安全系数颇具前景。他们总结和分析了新的DTaP疫苗（白喉和破伤风类毒素分别用D和T代表，再加上代表"无细胞百日咳"的aP）。报告建议在瑞典和美国展开的持续研究结果出来之前，已经可以采用这种新疫苗了。这些结果同样鼓舞人心，1992年新产品快速投入美国市场，给焦虑的家长们吃了颗定心丸。

讲到这里，百日咳疫苗的故事本可以圆满结束了，前提是不再追究新型疫苗的耐久性问题。具体来说就是，虽然无细胞疫苗有限的抗原多样性让它更安全，但这一点同样损害其持久保护的能力。事实上，1992年这种疫苗推出时，日本、瑞典和美国的基础性研究刚刚起步。根据2012年发表在《石板》（Slate）杂志上的一篇文章，美国疾病控制与预防中心的一位专家汤姆·克拉克医生提出，缺乏对耐久性的研究，以及对新的无细胞疫苗保护能力的界定指标存在敏感度问题，这些都可能意味着"新疫苗实际上并不能像老疫苗那样长效"。[73]2005年的一项新建议提出通过对11~12岁儿童进行后续疫苗注射来重新激活免疫系统，从而对付百日咳，这一举措减轻了人们的担忧。

然而，即使这样做了也实属徒劳，随后暴发的一系列流行病证明了这一点。2010年6月23日，加利福尼亚州公共卫生部对外宣布，美国遭受了自1947年以来最严重的百日咳疫情紧急暴发。据统计，共报告了1 144例确诊或者疑似病例，51名儿童住院接受治疗，至少10人死亡。[74]《儿科传染病学会杂志》上一份令人不安的报告揭示，在10名生病的儿童中至少有9人接受过至少1次疫苗接种，很多人在过去三年内还接受过后续疫苗注射，这表明使用的DTaP疫苗没有提供持久的保护。[75]

两年后，百日咳这种疾病再次卷土重来，肆意攻击美国各州，包括加利福尼亚州、威斯康星州、佛蒙特州和华盛顿州。流行病学随访研究再一次揭示，接种疫苗后时间越久，患病的可能性越大，程度也越严重。更糟的是，额外的后续注射似乎没有任何益处。也许最有说服力的事实是，接受过全细胞疫苗接种的儿童们得到了保护，而他们那些接受过无细胞疫苗接种的同伴们则未能幸免。[76]这些发现表明，从全细胞到无细胞百日咳疫苗的仓促转变，可能预示着百日咳这个古老杀手有了新的机会。

反常的是，家长的受教育程度越高，越倾向于接受疫苗弊大于利的观点。尽管《百白破疫苗：黑暗中的一针》和《百白破疫苗：疫苗接种轮盘赌》传递的信息已经被许多科学报告彻底否定，但这些观点多年来早就在许多家长的脑海中根深蒂固了。

也许其中最奇怪的事情是，与没有医疗保险的家庭相比，拥有医疗保险的家庭疫苗接种率下降得最厉害，仅2009年一年就下降了4%。[77]这些家庭有能力负担疫苗接种费用，却选择不给自己的孩子接种（在某些情况下，这是违反当地或该州法律的）。2010年CNN（美国有线电视新闻网）记者对凯撒健康研究所的流行病学家詹森·格兰茨进行了一次采访，格兰茨说："有一部分人对疫苗接种越来越持怀疑态度，他们往往受过高等教育，都是中产阶级以上的白人。"[78]

　　将百日咳的恐怖回归仅仅归咎于小部分受过教育的家长拒绝给孩子接种疫苗，这并不公平，尽管如此，越来越多的问题可以更加准确地追溯到反疫苗运动。具体说来，对于全细胞百日咳疫苗潜在副作用的过分敏感让医学界接受了一种效果较弱的疫苗变体。反疫苗者的动机很单纯：改善我们最珍贵的资源——儿童的健康安全。然而结果很讽刺，这反而引发了危及更多儿童性命的情况。做出这些选择主要是由于《百白破疫苗：疫苗接种轮盘赌》和《百白破疫苗：黑暗中的一针》所施加的压力，它们在不知不觉中与死亡串通一气，夺走了那些没有接种疫苗或者接种了效果较弱疫苗的儿童的未来。

　　与百日咳持续打交道的经验告诉我们，接种疫苗可能是两种可怕结果之间的必要权衡。一方面，全细胞百日咳疫苗会偶然触发极其罕见的灾难性事件，其中之一就是芭芭拉·费希尔的孩子的遭遇（尽管这可能永远无法得到确认，因为悲剧发生的日子与她认为DTP疫苗接种是罪魁祸首的时间相隔甚远）。另一方面，经验让我们认识到，不接种百日咳疫苗无疑会不可避免地害死更多的孩子。为了找到平衡之法，科学家和公共卫生专家共同努力，以最有建设性的方式研发了一种更安全的无细胞疫苗，它在短期内似乎和全细胞疫苗一样有效。然而，就如生活中和医学界经常发生的那样，时间的检验最终揭露新疫苗的保护性较差。21世纪初的我们正在逐渐重新经历20世纪初的人们所遭受的惨痛损失。

　　意识到这一点之后，许多人倡导创造一种新的百日咳疫苗，至少能够和无细胞疫苗一样安全可靠，但是要有更强的效力和持久的保护性。与此同时，生物医学界和其监管机构应该明智地考虑重新引入全细胞疫苗，虽然这种疫苗在罕见的情况下有产生毒性的风险，可能造成悲剧性事件，但是它已被证明能够为大多数的儿童提供更强有力的保护。

可惜的是，反疫苗运动造成的破坏不仅限于百日咳。实际上，像NVIC这种组织产生的影响和破坏到现在还没有被完全认识到。这一切都将随着针对麻疹、流行性腮腺炎和风疹疫苗的运动而发生改变，他们声称这些疫苗会导致孤独症，我们在下一章就来详细展开这一主题。

第 9 章

致命恐慌
麻腮风疫苗和一场大骗局

　　本章的故事将会围绕由三个首字母组成的缩略词展开，其中许多词引起了不必要的诸多争议。第一个缩略词对广大家长来说最为熟悉不过了：MMR疫苗（麻腮风疫苗）。这个缩略词指的是一种联合疫苗，它能够预防三大最为凶险的儿童杀手：麻疹、流行性腮腺炎和风疹。尽管这种疫苗已经为公众健康做出了非凡贡献，并且会持续下去，但是MMR这三个首字母所代表的疾病一直是最危险的错误信息来源（无论是刻意的还是无意的），日益威胁着全世界数十亿生命的健康安全。

　　麻疹是一种具有高度传染性的疾病，最早由10世纪的波斯医生阿布贝克尔·穆罕默德·伊本·扎卡利亚·阿尔–拉齐（欧洲人直接称其为拉齐）所描述。[1]在中世纪最黑暗的日子里，伊斯兰学者几乎主宰着所有科学领域，他们传播着在罗马帝国分崩离析后欧洲丢失的大部分知识。拉齐的一本著作译名为《天花和麻疹》（*The book of Smallpox and*

Measles ），它不仅保存了代代相传的知识发现，还加深了我们对许多疾病的了解，包括一堆传染病。[2]例如，他是第一个准确区分天花和麻疹的医生，其中的区别部分在于症状和传染病学上的细微差别：天花可能攻击任何年龄段的人，而麻疹则往往限于更加年轻的受害者。[3]

拉齐对麻疹的描述相当引人瞩目，因为他可能是第一批不仅为后世记录下这种疾病，还见证了这种传染病的人之一。这样说的原因是麻疹在人类身上传播的历史相当短。近期，详尽的遗传分析揭示了麻疹从牛传染到人类身上的时间，几乎和拉齐留下记录的时间完全吻合。[4]尽管麻疹传给人类身上的时间不久，也就在10世纪左右，但它所属的病毒家系可算得上是几千年来瘟疫的传奇源头。我们今天所称的麻疹似乎是从牛瘟突变来的。牛瘟是一种在牛、羚羊、长颈鹿和其他有蹄类动物之间传播的瘟疫。这种疾病在历史上引人注目的部分原因在于，感染之后死亡几乎必定会随之而来。由于其具备快速传播的特性，牛瘟能够迅速摧毁整个文明的食物来源。比如，根据《出埃及记》记载，牛瘟据说是埃及法老所遭受的"十大瘟疫"之一。[5, 6]除此之外，拿破仑统治下的欧洲也暴发过牛瘟，给那段血腥时期人们遭受的不幸磨难添加了饥荒这一条。

对人类来说，新的疾病往往是最危险的，因为它们尚未演化出和自己的猎物互惠互利的长期关系。我们可以这样理解，病原体试图让自己的猎物（比如你和我）活得足够久，直到确保自己能传播给下一波受害者。一方面，微生物经历演化后产生的一些变种的传染能力提高，它们将会胜过那些演化后更加致命的、在传染给他人前就杀死宿主的变种。另一方面，人类的遗传变异可能会让更不容易感染疾病的个体存活下来。结论就是，麻疹和人类的演化尚未达成一致，即疾病与人类尚未达成休战协议以保证两个物种同时存活下来。

麻疹极具破坏力的证据之一，就是在过去一个半世纪之内，麻疹造成了全球至少2亿人死亡。[7]正如我们在本书开头所见的那样，天花传播到美洲新大陆后对当地原住民造成了毁灭性打击，而麻疹也很快给整个社会带来了致命一击。其中一个例子就是1529年古巴原住民的惨痛遭遇。就在哥伦布抵达新大陆后不久，由于天花蔓延，加勒比群岛人口开始锐减。这一切正是1518年从古巴开始的，估计岛上及周围地区有1/3的人口死于天花。[8]正当人口开始恢复的时候，麻疹降临诸岛。1529年，麻疹消灭了剩余原住民的2/3。[9]同样的暴发在世界各地蔓延开来，麻疹的毁灭性延伸出加勒比，进入南北美洲大陆、夏威夷、南太平洋和北大西洋与世隔绝的地方，无处不在。[10-12]

麻疹的症状包括极高烧，伴随有咳嗽和流涕不止，还有双眼红肿。几天之内，感染者会长出小白点，就好像"潮湿背景下的亮白色盐粒"，从两颊内侧黏膜往口腔后部蔓延。[13]1896年，纽约医生亨利·科普利克第一个描述了这种独特的症状，虽然他的描述深奥难懂，但是他发现的这种"科氏斑"的存在预示了在接下来几天内传染性会大大增强。[14]结果，在感染儿童身上识别出科氏斑提供了一种便于早期隔离的手段，因此限制了疾病在兄弟姐妹和玩伴之间的传播。

在科氏斑出现一两天之后，患者皮肤上开始冒出一系列红色肿块，通常从耳后面部靠近发际线的地方开始。这些肿块大量出现，最终合并到一起形成大片扁平的皮疹，奇痒无比，能够从头到脚覆盖全身。这种类型的皮疹还和另外一些疾病有关（包括埃博拉和其他出血热病毒），猩红热也因这样的皮疹而得名。有一个将麻疹和其他同样可怕的疾病区分开来的特征，那就是这些皮疹会从红色变为棕色。对于那些感染程度不严重或者本身有一定免疫力（但不足以预防麻疹）的幸运儿来说，棕色皮疹会消退，最终留下的就是奇痒难耐的可怕回忆。最有可能幸存的是低龄感染者，他们的情况会好些。对于年长的孩子和成年人而言，许多严重的并发症大大增加了麻疹的发病率和死亡率。

正如科氏斑所证明的那样，皮疹并不限于外层表皮，感染还会顺着口腔、肺部、眼睛、耳朵和其他体表部位进入内部组织。感染者可能会开始咯血，并且随着心脏和肺部遭到病毒攻击，经历胸口疼痛的症状。由此造成的损伤会引起并发症，比如肺炎、腹泻和角膜损伤。随着病毒在体内四处横行，肝脏、脊柱和脑都会受到损伤，并发症包括永久性神经损伤和致盲——尤其是对成年人来说。正如前文所述，这些症状能够进一步发展，最终导致病毒直接引起的死亡，或者让身体变得极易遭受二次感染（通常由细菌引起）而导致死亡。

尽管从拉齐的描述开始，人类就有着与麻疹打交道的丰富经验，包括它在公共健康方面的毁灭性影响和它的症状，但真正发现麻疹病毒是20世纪中期的事情了。发现病毒的源头十分有趣。

恩德斯的拯救

约翰·恩德斯的每一张公开照片几乎都表现出体面绅士的形象，他总是穿着一件粗花呢夹克，一看就像是常春藤联盟出来的精英。虽然刻板印象通常很有误导性，但在这里惊人地准确。约翰·富兰克林·恩德斯于1897年2月10日出生于康涅狄格州的西哈特福德。[15] 他的父亲约翰·奥斯特罗姆·恩德斯是当地一位富裕的银行家，他的祖父创立了安泰人寿保险公司。

虽然如今哈特福德更为人熟知的是其保险业中心的身份（包括安泰保险和旅行者保险，当然还有哈特福德保险），但那里也曾是19世纪与20世纪之交美国知识分子的圣地。当地报纸《康涅狄格新闻报》（后改名为《哈特福德新闻报》）是美国历史最悠久的报纸，而20世纪初哈特福德拥有的出版社数量甚至超过了附近的纽约市。事实上，有一批优秀的作家在那里生活过，包括哈丽雅特·比彻·斯托和萨缪尔·克莱门斯（也就是马克·吐温），这两位的财务都由恩德斯的父亲一手打理。克莱门斯对约翰产生了强烈的影响，在20世纪初他经常登门拜访恩德斯一家。约翰·恩德斯因其家族血统和对学识的兴趣，和他的弟弟以及他的贵族之家的其他成员一样进入耶鲁大学学习。他的兄弟奥斯特罗姆从耶鲁毕业之后就打理家族生意，但是约翰的经历让他走上了另外一条路。

约翰·恩德斯于1915年秋季进入耶鲁大学学习，尽管当时在一年的战争期间欧洲已经牺牲了数百万人，但是在美国一切仍然风平浪静。很快，约翰迷上了流行一时的飞行器。1903年12月17日，莱特兄弟（威尔伯·莱特和奥维尔·莱特）在基蒂霍克海滩的沙丘上首次展示了人类操纵的飞行。这件事过去没几年，飞机还是相当罕见，仅有少数富裕的人能够负担。马克·沃特曼于2007年出版的著作《百万富翁联盟》（The Millionaire's Unit）曾详细介绍过，耶鲁大学曾经组织过一个飞行精英团体，他们中的许多人还在1917年春天随着美国参加过第一次世界大战，志愿飞往法国参战。[16]虽然恩德斯没有亲眼见到战争，但是他确实加入了新成立的陆军航空兵团，作为少尉在佛罗里达的彭萨科拉担任早期军事飞行教官，这也是一种重要贡献。飞行带来的危险（尤其是在早期），显然给恩德斯留下了深刻印象，让他在之后的余生都尽量避免坐飞机旅行。[17]

在战争结束之时，恩德斯也完成了耶鲁的学业。1920年毕业之后，他返回了哈特福德，花了一年的时间试图在房地产行业占据一席之地，但他的心思其实根本不在那里。[18]他很快考入哈佛大学英语专业，主攻凯尔特语和早期英国文学。在恩德斯攻读硕士学位的时候，他正好住在马萨诸塞州布鲁克莱恩，与一个叫休·金斯利·沃德的澳大利亚人合租。[19]沃德来自悉尼的上流社会家庭，是家里的8个孩子中最年幼的一个（他的父亲在与毛利人的战争中担任过侦察员，后来成为《悉尼邮报》和《每日电讯报》的编辑）。从悉尼大学毕业之后，他争取到了罗德奖学金，去了牛津学习。作为融入英国社会的标志，他开始了划船运动，还参加过1912年的奥运会。正巧1912年的奥运会在伦敦举行，作为澳大利亚队的一员，沃德已经具备了时间和地点的优势，然而他的澳大利亚队友并不认可，诋毁他是往早已建立的澳大利亚划船队里横插了一脚的外国人，不把他看作澳大利亚划船运动员。[20]因此，在1912年的伦敦奥运会上，沃德被队友排斥在外，并没有参加大部分的比赛。

奥运会结束之后，沃德于1913年完成了在牛津大学的人类学和公共卫生学学业。他迷恋上了新兴的微生物学领域，但是第一次世界大战的爆发打断了他的求学之路。他在法国服兵役，成为皇家陆军医疗部队特别储备队的一员。尽管沃德多次受伤，还不止一次中过毒气，他还是在战争中活了下来，在返回澳大利亚的时候作为战争英雄受到热烈欢迎，并且被授予军功十字勋章外加两条杠。战后他重返牛津，继续微生物学研究。[21]沃德希望去美国开展研究，他获得了洛克菲勒基金会的一年奖学金，和汉斯·津瑟在哈佛共事。津瑟是美国细菌学家，正是他发现了斑疹伤寒的致病病原体。

正如我们之前所见的，澳大利亚小伙沃德的哈佛室友是来自康涅狄格州的美国小伙约翰·恩德斯。当时，恩德斯正在完成他关于中世纪英语的研究生论文，并准备再接再厉，继续攻读该方向的博士学位。他们二人一拍即合，结下了一生的友谊。恩德斯经常跟着沃德去实验室，因为后者常常要做长时间的实验。

刚一接触到细菌学，这个美国小伙就被深深迷住了。恩德斯很快就深陷于这一快速发展的领域不可自拔，他对津瑟及其研究尤为好奇。1927年，恩德斯转了专业，3年之后他成功取得了博士学位，博士论文主题是结核菌素和内毒素。[22]尽管他是耶鲁毕业生，而且家人多出自耶鲁，但恩德斯接受了哈佛提供的职位，余下的学术生涯也都在这里度过（不过，他最后将自己的所有论文都捐献给了母校）。

作为一名年轻的教授，恩德斯取得的第一次科学突破发生在欧洲爆发第二次世界大战时。恩德斯和两名同事（阿尔托·E. 费勒和托马斯·H. 威勒）在从小鸡胚胎提取的组织中培养牛痘病毒。[23]这听上去很平平无奇，但是这项研究具有里程碑式的意义，因为它向世界展示了细胞培养这门新科学所带来的机遇。其中最基本的发现来自恩德斯的研究，他确认病毒可以在实验室里进行繁殖培养，使用鸡蛋甚至培养皿中的细胞即可，而不是依靠更费力费时、成本更高的技术，比如在小鸡、牛、猴子或者其他动物身上培养病毒。细胞培养领域很快就会改变科学界和医学界的面貌，但是发生的一系列悲剧拖缓了改变的步伐。

战争的泥淖耗光了后续研究所需的资源和人力。除此之外，恩德斯的老板和灵感之源——汉斯·津瑟，因饱受白血病折磨而逐渐走向死亡的深渊，最终于1940年病逝。这一损失对恩德斯来说不仅是个人打击，他还要肩负重任，继续津瑟的斑疹伤寒研究，同时管理津瑟在哈佛的整个院系的工作。[24]更糟的是，陪伴恩德斯16年的妻子莎拉于1943年死于急性心肌炎，这个噩耗让恩德斯不得不将系主任的工作转交给其他同事。

卸下了行政管理负担之后，也许是为了从悲伤情绪中转移注意力，恩德斯一心扑在研究上。1946年，他受雇于查尔斯·詹韦（我们在前一章谈到过）和悉尼·法伯医生（哈佛癌症中心就是因他得名）所在的儿童医院——也是在波士顿。大约在这段时期，恩德斯开始研究流行性腮腺炎，也就是MMR中第二个字母所代表的疾病，相关的病毒于1934年由范德堡大学的研究员欧内斯特·古德帕斯丘发现。[25]

尽管流行性腮腺炎不属于最致命的已知病毒行列（它只有大约1/10 000的感染死亡率），但它是最具传染性的疾病之一，非常容易在封闭的空间内（比如托儿所或者军营）的个体之间传播。流行性腮腺炎可能会让一群士兵暂时失去战斗力，因此被美国军方定为高优先级处理事项。美国国立卫生研究院的科学家卡尔·哈贝尔使用和恩德斯培养牛痘病毒同样的方法证明，流行性腮腺炎病毒能够在从鸡蛋中分离出来的小鸡胚胎细胞中进行培养（具体而言是成纤维细胞）。[26]

恩德斯在儿童医院成立了新的实验室，并且指派托马斯·威勒和他的新儿科住院医生弗雷德里克·查普曼·罗宾斯来优化他用小鸡胚胎细胞制造疫苗的新方法。从1948年开始，罗宾斯开始培养流行性腮腺炎病毒。罗宾斯让病毒通过反复感染鸡胚细胞传代，从而弱化病毒毒性，很快得到了减毒的流行性腮腺炎病毒。在这里我们先插入一段小插曲，之后会再回到这个话题。

与恩德斯对脊髓灰质炎疫苗的影响相比，这项对流行性腮腺炎的重要研究只不过是一个脚注。在很短的时间内，威勒、罗宾斯和恩德斯的团队同样研发出在鸡胚细胞内培养脊髓灰质炎病毒的能力。这本身就是一个重要成就，为日后大规模的疫苗制造做好了铺垫。他们还使用这套系统来评估抗血清和疫苗抵御脊髓灰质炎病毒的能力。这些成果为团队中的每一位成员都赢得了1954年的诺贝尔生理学或医学奖。

恩德斯在研发流行性腮腺炎和脊髓灰质炎疫苗方面做出重大贡献之后，1954年他将目光转向了两种形式的麻疹。这项研究引出了一个有关风疹的附带课题。风疹也称德国麻疹，就是MMR这个缩略词中最后一个字母所代表的疾病。近期出版的一本著作《疫苗竞赛》（*The Vaccine Race*）中，详细描述了导致风疹的病毒及其疫苗的发现故事。[27]虽然风疹对儿童的影响相对小，但是孕妇如果感染会极具破坏性。受感染的母亲会将病毒传给胎儿，然后病毒将对胎儿造成严重伤害。结果，孕妇常常出现自然流产，就算胎儿存活下来，也会产生先天缺陷。

好莱坞巨星吉恩·蒂尔尼的悲惨遭遇极大地影响了风疹的名声和命运，她的孩子在母亲子宫中不幸感染风疹病毒，遭受了严重的伤害。[28]这位出色的女演员饰演的最出名的角色，要属1944年的电影《洛拉秘史》中的女主角。1941年蒂尔尼与著名时尚设计师奥列格·卡西尼结婚。1943年蒂尔尼怀上了孩子，但是在一次好莱坞餐厅的表演中不幸感染风疹病毒。她最终生下了一个严重残疾的女婴——安托瓦妮特·达丽娅·卡西尼。安托瓦妮特患有严重的神经系统疾病，包括重度精神缺陷、致盲性白内障和耳聋。蒂尔尼陷入了长期的抑郁，以至于缩短了自己的演员生涯，婚姻也走向破裂。之后她与约翰·菲兹杰拉德·肯尼迪（后来的美国总统）坠入爱河，还有过一连串身份显赫的、正在与自己的妻子离婚的男友，包括查尔斯·费尔德曼（当时正在与珍·霍华德离婚）、阿里汗王子（正与丽塔·海华斯离婚），以及得克萨斯州的一名石油大亨（他当时正在与海蒂·拉玛闹离婚）。

尽管蒂尔尼有着种种高调的恋情，但可能是她和风疹的关联使她成为流行文化中最被铭记的明星。就在生下女儿之后不久，一位女士找到蒂尔尼，告诉后者她那晚曾经偷偷离开隔离区，去了那家好莱坞餐厅。据《纽约客》的一篇文章报道，这位女粉丝后来在一场网球赛上这样告诉蒂尔尼："每个人都跟我说我不应该去，但是我必须去，你是我最喜爱的偶像。"[29]她根本没有意识到自己要负什么责任。

这段经历后来成了阿加莎·克里斯蒂最著名的作品之一《破镜谋杀案》中的重要情节。这本书成为畅销书，还多次被搬上大小荧幕。[30]在一定程度上受到吉恩·蒂尔尼个人经历的高调宣传推动，各方资源被纷纷调动起来，展开了一场疫苗竞赛。恩德斯的主要贡献就是给伦纳德·海弗利克医生提供了关键技术，使得后者能够在人工培养的细胞中繁殖病毒。[31]（海弗利克是《疫苗竞赛》一书中的主要人物。）

尽管风疹（rubella）和麻疹（rubeola）的名称和症状有很多相似之处，但是致病病毒大不相同。恩德斯的另一项重要贡献是最终发现了麻疹病毒。基于自己实验室发明的细胞培养技术，一支由托马斯·C. 皮布尔斯和凯文·麦卡锡组成的团队使用从一名11岁男孩体内分离出的病毒，实现了成功繁殖——这名男孩来自绍斯伯勒（位于马萨诸塞州）的费伊寄宿学校，并且在1954年最终识别出病毒。[32]实际上，从那个叫戴维·埃德蒙斯顿的男孩（截至2018年仍然健在）身上分离的病毒一直在为研发预防麻疹的疫苗提供材料。[33]据前文提到的网站（www.scienceheroes.com）估计，约翰·恩德斯截至2017年年初拯救了超过1.2亿人的生命（相当于加斯东·拉蒙拯救人数的两倍，保罗·埃尔利希或者北里柴三郎拯救人数的三倍）。[34]

希勒曼的迷你头像和卓越贡献

和约翰·恩德斯一起进入疫苗发明者名人堂的，还有一个身世可怜却拯救了无数儿童的人物。莫里斯·希勒曼于1919年8月30日出生于卡斯特县，那是美国怀俄明州一片约4 000平方英里的牧牛场和农耕区域，当地居住人口不超过5 000户，在长达一个多世纪的时间内最多不过1.3万人。[35]这个县的得名和存在的意义紧随着惨烈的小比格霍恩河战役而生，该战役就发生在距离县城130英里的西南方向。在爱炫耀、备受争议、行为鲁莽的乔治·阿姆斯特朗·卡斯特将军的指挥下，第七骑兵团在1876年6月被印第安苏族首领"坐牛"彻底消灭。惊慌失措的联邦政府赶紧在蒙大拿州的领地上建立了一系列要塞，来帮助遏制胜利的美洲原住民。其中一座要塞（其实只是一个前哨），就是有名的汤河营地。由于该营地接近小比格霍恩河战场，随着驻军时间的延长，此地以卡斯特麾下一名阵亡军官迈尔斯·基奥的姓正式命名（他的马是这场战役中美方唯一的幸存者）。[36]基奥要塞建立初期由纳尔逊·阿普尔顿·迈尔斯将军管理，他是一名内战老兵，享有"印第安猎人"的盛誉（号称单枪匹马抓住了著名的内兹帕斯部落首领约瑟夫，但这件事颇有争议）。后来，迈尔斯在一场争夺加勒比地区霸主地位的战争中，从西班牙人手中抢来了波多黎各，并凭借自己的丰富经历成为一名畅销书作家。[37]要塞附近的一座同名村庄正是莫里斯·希勒曼的出生地。

在西班牙大流感暴发期间（我们会在最后一章详细讲述），克里斯琴·安娜·希勒曼（娘家姓氏为尤尔斯曼）完成了她在人世间的最后一个任务：生下了莫里斯和他的双胞胎妹妹莫琳。[38, 39]就在生产后的几小时内，安娜癫痫发作，出现了子痫的症状，没过几小时就撒手人寰了。就在她离世之前，她交代丈夫如何安排六个年长的子女未来的生活，而刚出生的莫里斯则被交托给莫里斯的舅舅抚养。保罗·奥菲特在其著作《疫苗接种》（*Vaccinated*）一书中对希勒曼的一生有过精彩记述，据他所述，莫里斯在蒙大拿州农场的恶劣环境中长大，童年差点儿死于白喉。[40]

也许是野蛮原始的自然美景造就了他的性格，莫里斯成长为一个个性叛逆、思想独立的人。在儿童时期，他在密苏里州路德宗教会的严格基要主义引导下成长。那个地区是保守的德语区，他们否认人文主义观点，强烈鼓吹神创论。因此，童年时期与教会长老的对峙对于了解莫里斯的个性发展尤其具有启发意义。据说有一次，他被逮到在周日布道期间阅读一本从图书馆借来的书。[41]这本书正是达尔文的《物种起源》。怒不可遏的教士试图从莫里斯手中抢走书，而莫里斯做出了反击，他说这本书是以他的名字从图书馆借出来的，没收作为图书馆公共财产的书籍是违法的行为。教士听后让了步，而心满意足的莫里斯从此再也不遵从教会的教导了。如此叛逆的性格特征贯穿了莫里斯的科研生涯，他成了著名的才华横溢但严酷的监督者。他自豪地在显眼的地方放置了满满一柜子的迷你头像，每一个都代表一位被他辞退的雇员。[42]

自我强化的个人光环、严格的职业操守，以及害怕成为别人柜中的迷你头像陈列品，可能正是在这三者的驱动下，希勒曼成为史上最多产的新疫苗发现者。他的专长是有效地创造出减毒的病毒，将其用作疫苗。作为百时美施贵宝公司的一员，后来又成了默克公司的疫苗学主管，希勒曼和他的团队研发出一系列疫苗，每年持续挽救上百万人的性命。这些疫苗针对的疾病包括麻疹、流行性腮腺炎、风疹（MMR 所代表的三种疾病），还有日本脑炎、乙型肝炎和水痘（最后一种在希勒曼去世后的几个月内被重制，并作为带状疱疹疫苗获批上市）。[43, 44]

希勒曼是一个工作狂。他经常将私生活和工作搅和在一起，这种行为在 1963 年 3 月的某一个春日早晨达到了极致，那天早上他 5 岁的女儿杰瑞尔·琳恩醒来时喉咙酸痛。[45] 作为一名经验丰富的病毒学家，莫里斯立刻意识到，她的喉咙酸痛伴随着脖子肿胀，这是流行性腮腺炎的早期征兆。他清楚除了支持性护理之外别无他法。尽管只有自己一个家长（他的妻子在 4 个月前死于乳腺癌），希勒曼还是立刻驱车赶往实验室，带了一些无菌器材回来。他从自己女儿身上取了咽拭子标本，然后马上返回实验室开始工作，察看从女儿的食道上部刮下的材料是否有可能提供机会，制造用作流行性腮腺炎疫苗的减毒性病毒。[46] 事实上，从杰瑞尔·琳恩身上提取的流行性腮腺炎菌株至今仍然是全球疫苗的主要成分。除了这个年幼时的贡献，杰瑞尔·琳恩还从另一方面为公共健康做出了贡献。她在布朗大学获得学士学位，然后在沃顿商学院获得 MBA（工商管理硕士）学位。随后，杰瑞尔开始在默克公司工作，后来成了多家成功的生物技术公司的首席财务官。[47]

希勒曼用于制造麻疹疫苗的样本的来源，距离他家就没那么近了——它们来自约翰·恩德斯。我们上次谈到恩德斯的时候，他已经从年轻的戴维·埃德蒙斯顿身上得到了用于疫苗研发的样本。这种疫苗是一个好的开端，但往往带来不良的副作用，比如皮疹和高烧。从恩德斯那里拿到减毒样本之后，希勒曼用了自己曾多次使用的技术，进一步弱化病毒，同时保留其激发身体保护性免疫的功能。事实上，由此产生的毒株名称"Moraten"其实是"高度减毒恩德斯毒株"（More Attenuated Enders）的英文首字母缩写，该毒株至今仍然是制造疫苗的基础材料。

风疹疫苗的故事与此极其相似。希勒曼进一步改良了现有的风疹疫苗，于1969年引入一种更加安全的版本（尽管其中的风疹病毒成分后来被斯坦利·普洛特金研发的另一种病毒所取代，后者拥有更高的安全性）。[48, 49]两年之后，希勒曼和默克公司将这三种更加安全的麻疹、流行性腮腺炎和风疹疫苗结合在一起，制成三联注射剂，命名为MMR疫苗。希勒曼致力于进一步增加这种三联疫苗的安全性，然而接下来几年发生的事情极为讽刺，完全歪曲了他的意图。

毫无疑问，莫里斯·希勒曼将会震惊于麻疹、流行性腮腺炎和风疹发病率的再次上升。为了理解这一情况，我们再来看一下反疫苗运动，在没能让公众反对百白破疫苗之后，他们随即盯上了MMR疫苗。这次反对运动看着很眼熟，因为其中会出现我们熟悉的面孔和观点。

《柳叶刀》上的假新闻

《柳叶刀》是世界上最受推崇的医学杂志之一，该杂志由托马斯·瓦克利于1823年创立。瓦克利是一位英国外科医生，经常抨击医学上的不足，挑战医学权威。[50]他加入了一个著名的团体（由政治家、医生和律师组成），并创立了一份出版物，旨在谴责医学界的假消息和欺骗性把戏。杂志大获成功，其中一项证明就是在创刊后的几年内，这份杂志成了多方攻击诽谤的对象（虽然大部分的诽谤都被成功驳回）。随着时间的推移，杂志的声誉日渐增长，《柳叶刀》成为继《新英格兰医学期刊》之后的第二大医学杂志。鉴于其丰富的历史和对事实真相的坚持，《柳叶刀》传播了医学史上最臭名昭著甚至可以说最危险的假消息，这真是讽刺。尽管有了压倒性数量的反证以及公开撤销了欺诈者的专业资质，但这一欺诈行为背后的谋划者持续从假消息的传播中获益，即使受害者的人数不断攀升也是如此。不幸的是，全球有数千甚至可能上百万的儿童直面死亡或者因病致残的风险加剧，而本来这些都可以完全避免。我们现在看看这位欺诈"大师"究竟是何许人。

安德鲁·韦克菲尔德出生于1957年9月3日，家中父母都是中上层社会的医生，其中一位还主攻神经病学。[51]韦克菲尔德成长于巴斯镇富裕的乡绅家庭，进入了最好的学校学习。1981年，他获得了圣玛丽医院的医学学位（这家医院还有过著名的科学家任职，比如：青霉素的发现者亚历山大·弗莱明爵士，温斯顿·丘吉尔的私人医师莫兰勋爵）。

年轻的韦克菲尔德从26岁开始行医。为了追求名声，他开始对研究感兴趣，于1993年最先引起了英国医学界的广泛关注。在与伦敦的英国皇家自由医院医学院的肠病研究小组合作时，韦克菲尔德撰写了一份报告，声称感染麻疹病毒和克罗恩病之间存在联系。[52]韦克菲尔德仅仅使用少量病患（总共12人）的样本进行研究，就宣称持续的麻疹病毒感染会导致与克罗恩病（一种自身免疫性疾病）相关的炎症。尽管这项研究涉及的样本数量很少，本应引起试验是否具有复现性的质疑，但是科学界和医学界认可了这项研究。这样的结果并没有证明韦克菲尔德的研究设计、执行或者阐释有多么棒，而是反映出当时学界有多渴望对克罗恩病和其他炎性肠疾病的研究取得突破，他们迫不及待地抓住这项研究，寄希望于未来进一步研发的潜力。就像在科学界常发生的情况一样，韦克菲尔德有关持续的麻疹病毒感染引发克罗恩病的假设最终于2001年被彻底证伪，许多珍贵资源和宝贵时间都被用在了反驳这一假设上。[53]

这样的结果本身并不是有针对性的攻击，因为同行评审和复现性是科学方法的标志，也是医学研究的常用手段。但是，随后发生的事情与科学的研究方法背道而驰。韦克菲尔德对公众健康的真正危害发生在1998年，算是他那篇不可靠研究的后续。

事情是这样的：1998年2月28日，韦克菲尔德在《柳叶刀》上发表了一篇爆炸性报告。[54]这份报告表示，对12名儿童的调研发现退行性发育障碍与慢性肠炎有关，尤其与接种MMR疫苗相关。就跟韦克菲尔德之前有关克罗恩病的研究一样，这项研究基于12名儿童这个小样本展开。这12名儿童中有8名儿童接种过MMR疫苗，因此他将神经发育损伤和疫苗接种联系起来。媒体将这一研究发现翻译成一个更加容易理解的标题并广为传播：孤独症通常由慢性肠道感染引发，尤其是与MMR疫苗的免疫接种有关。韦克菲尔德撰写的声明仅用了不到3 000个词（总共2 857个词），但无数的电视采访助推了其负面反应以及对公众健康的影响；同时，他的雇主汉普斯特德皇家自由医院调动全部公共关系资源推波助澜，进一步扩大影响力，沐浴在自家年轻学术明星产生的宣传光芒之中。

在韦克菲尔德发表报告前几个月内，孤独症这种疾病的知名度迅速上升，第一次引起了许多人的注意，围绕这个话题的焦虑和敏感度不断增强。正因如此，他这项小型研究的负面宣传就像链式核反应一样，一下就扩散出去了。为了理解这项声明为何明显错误以及如何造成伤害，我们有必要介绍一下这些大胆言论背后的科学概念。

误解、希望和欺诈

"孤独症"（autism）这个词所代表的疾病如今是英语中最具情感冲击力的诊断。随着我们对这种疾病了解的不断加深，这个词本身的意义也历经改变。1919年，瑞士精神病学家欧根·布洛伊勒首次描述了该疾病，《牛津英语词典》将其作为"autism"词条的第一个定义保留下来。布洛伊勒写道：孤独症是"一种精神状态或者状况，其特征是思维模式与现实和逻辑相脱离，之前有时被视作精神分裂症或者其他精神疾病的表现"。[55]虽然现在这一描述被认为有缺陷，但是布洛伊勒推断，这一疾病的特征在于"孤独症患者退入自己的幻想世界，以抵抗来自外界的无法容忍的任何干扰"。[56]

在接下来的几十年内，我们对孤独症的理解和描述有了许多改良，其中最著名的改变是维也纳儿童精神病学家汉斯·阿斯伯格做出的，他因一种以他命名的精神障碍而扬名后世，这种精神障碍是孤独症谱系障碍中的一种。让我们再次引用《牛津英语词典》，孤独症现在的定义如下：一种严重程度不一、影响终身的神经发育性疾病，可在儿童早期发现，主要特征为社交障碍、沟通困难，伴有刻板或重复的思维和行为模式。[57]

随着我们对孤独症的理解不断加深，如今我们已经清楚该疾病代表广泛的症状谱系：从社交互动和沟通技巧的相对轻度障碍，到神经发育受损导致的能力丧失。同样地，其行为特征也包括从重复的刻板行为到如天才般的极端表现——就像达斯汀·霍夫曼在1988年好莱坞电影《雨人》中演绎的经典形象那样。

在《雨人》公映后的几年内，有关孤独症的研究报告层出不穷。1997年每1 000名儿童中登记的孤独症患者病例不到1个，而之后的几十年内，这个数字就一下子翻了5倍。[58]与这种令人困惑的疾病的许多方面一样，发病率增加的原因一直不明确，但是已经出现了许多解释。

对于许多疾病来说，激增的公众意识能引发报告病例的增长，因为越来越多的病患、家长和医生意识到，不同的症状可能是一种更大型疾病或谱系障碍的一部分。事实上，一份于2015年发表在《英国医学杂志》上的报告评估了1993—2002年瑞典儿童孤独症患者的诊断情况。[59]该报告的结论是，尽管孤独症的患病率没有变化，但是其诊断率发生了戏剧性增长。换言之，患病的可能性没有增加，只是对该疾病的诊断增加了。一方面，这是一个积极的发现，表明发病率趋于稳定，而我们的检测能力（这也意味着为患者提供医疗服务的能力）在改善。另一方面，增长的诊断率也让人们对病患增加的焦虑程度随之加深。更重要的是，这项瑞典研究没有给出任何因果关系，而因果关系将会占据我们接下来的故事中很大一部分篇幅。

对于许多神经性和精神性障碍，评估其病因就算不是不可能，也颇为困难。然而，韦克菲尔德1998年在《柳叶刀》上发表的报告给深受其苦的绝望家长们带来了他们迫切需要的简单希望。根据韦克菲尔德的说法，问题就出在MMR疫苗。

韦克菲尔德的结论只有一个问题：研究数据是编造的。更糟的是（特别是对那些不得不为自己孩子的健康和幸福做出决定的父母而言），这篇论文背后的动机可能远比我们能想象的可疑。

科学家倾向于冷静谨慎地对待事物，信任科学方法（通过同行评审和更多的研究证明或者否决科学发现）。但是，由于不同科学领域的技术属性和专业术语差异，情况会变得复杂，有时候研究人员可能给普通大众留下不善交流、吝于承诺的印象。幸运的是，对于记者而言，情况并非如此。我们的故事现在要转向关注一位勇敢且成功的调查记者，他的足迹遍布制药和公共卫生领域。

揭穿韦克菲尔德骗局

布赖恩·迪尔是一名调查记者，毕业于英格兰考文垂华威大学的哲学系。考文垂这个地方无形中有着象征意义，因为麦西亚伯爵——利奥弗里克于1043年在此地建立了一所修道院。[60]虽然利奥弗里克不是一个家喻户晓的名字，但他的妻子戈黛娃夫人很有名。根据传说，戈黛娃裸身骑马走遍考文垂的大街小巷，为了直接向列奥弗里克抗议（更准确地说，这是一种挑战），要求减免当地人民的税赋。虽然传说镇上的人们都避免看向戈黛娃，但还是有一个名叫汤姆的裁缝偷看了一眼，由此诞生了"偷窥狂"（Peeping Tom）这一流行语。正如21世纪前20年中疫苗接种人数的下降所传达的信息，没能看清真相比蒙上双眼更加危险。这一事实被一位考文垂当地大学的毕业生摆到了全世界眼前。

布赖恩·迪尔大学毕业之后一直追求写作事业。[61]华威大学享有思想进步的声誉，而布赖恩的早期写作事业反映出他沉浸在校园自由的氛围中。在加入一个团体并且在几家激进的左翼杂志上发表了几篇文章后，布赖恩获悉有机会在一本健康护理杂志上自由撰稿。这给他提供了一份收入，能让他继续自由主义事业。比方说，有一篇文章讲的就是在英国国家卫生服务局内为同性恋者争取权利的问题，发表于1979年，政治观点相当前卫，也为几个月后出现的艾滋病危机埋下伏笔。[62]迪尔以强硬的评论文章而著称的名声与日俱增，尤其是在公众健康问题方面，他由此得到了在伦敦《泰晤士报》工作的机会。

　　《泰晤士报》创立于1785年，是英国最著名的日报之一，2016年的发行量有50万份（鉴于过去20年间传统印刷媒体的消亡，这一点尤其引人注目）。《泰晤士报》中立偏右的立场给这位有左倾思想的调查记者提供了意外的庇护，迪尔聚焦于社会问题，包括但不限于贫困人口、儿童虐待问题和无家可归者。尽管这些文章广受好评，但是迪尔意识到他最受欢迎的文章涉及揭露医疗骗局，而且他的报道逐渐偏向事实调查，而不是发表评论。

　　在布赖恩·迪尔早期的突破性调查中，有一份名叫迈克尔·布里格斯的著名英国科学家编造的关于避孕药安全性的研究报告被披露。布里格斯通过发表大量的研究报告赢得了声誉，他还和妻子一起写书论述避孕药安全性问题。[63] 1986年9月28日，迪尔在一篇《星期日泰晤士报》上的文章中爆料，其实布里格斯的研究完全是杜撰出来的。[64]

　　几年后，迪尔用一个故事打破了复方新诺明这种抗生素的神话。这个故事登上了1994年2月27日《星期日泰晤士报》的头版头条，揭露了该药物仅在英格兰一地就与超过100人的死亡有关。[65]到了年底，迪尔又透露了亨利·维康（英国制药巨头伯勒斯–维康公司的创始人）的遗嘱，这份遗嘱本质上允许一家慈善基金会掌控其制药帝国运营和利润（在百白破疫苗诉讼中被起诉的也是这家公司和其基金会）。[66]尽管迪尔同样调查公共卫生的其他方面，但是他对疫苗安全性的研究可谓具有极大的影响力，拯救了全球成千上万甚至几百万人的性命。

　　你们可能会想起之前我们关于戈登·斯图尔特对疫苗持怀疑态度的描述，全球各地都有关于百白破疫苗的法律纠纷，但是英国的诉讼案是最为广泛报道和深入研究的。在得知法官默里·斯图尔特–史密斯驳回了针对维康基金会的控告（洛芙迪诉伦顿和维康基金会案例）之后，迪尔下意识地做出了回应，这也许反映了其对维康基金会仍抱有担忧之情。他"写了一篇讽刺性的短文，驳斥了法官的结论，提出自己的观点"。[67]这篇文章出现在1988年4月3日的《星期日泰晤士报》上，随后迪尔开始收到反疫苗运动者的表扬信。[68]

过了没多久，迪尔命中注定般地遇到了玛格丽特·贝斯特，她从百白破疫苗制造商那里获得了275万英镑的赔偿金。一次深度采访揭露了前后不一的信息，这说明玛格丽特对孩子在接种疫苗后经历的神经损伤并没有说实话。[69]因此，迪尔开始质疑自己对疫苗的看法。在深入挖掘之后，他评估了他所找到的所有百白破疫苗相关数据，咨询了专家。经过10年的调查，他得出了结论：疫苗没有引发大脑损伤（正好和斯图尔特–史密斯的论证不谋而合）。他的文章登上了1998年11月1日的《星期日泰晤士报》，备受赞誉。[70]这篇文章揭露了那些律师设下的骗局，他们专门寻找那些相信是百白破疫苗给自己孩子大脑造成伤害的家庭。

1999年，迪尔接触到假的对抗艾滋病病毒的疫苗"AidsVax"之后，他对疫苗的了解程度进一步加深。该疫苗由世界银行、世界卫生组织和美国疾病控制与预防中心资助并联合研制。[71]这次调查不仅揭露了这种备受吹捧的疫苗实际上毫无效果，还表明它可能会加速这种本就致死的疾病的发展，使病情恶化。在写完了免疫骗局报告之后，迪尔"对疫苗话题感到厌倦"，开始寻找除了这个主题以外的其他故事。[72]他当时并不知道他关于疫苗的工作才刚刚开了个头儿而已。

2003年下半年，布赖恩·迪尔开始听到有关安德鲁·韦克费尔德的流言，称这位出身名门的医生发表了轰动一时的研究发现，将MMR疫苗和孤独症联系起来。[73]就跟百白破疫苗故事的展开一样，迪尔采访了一位母亲，她坚信接种MMR疫苗和孤独症之间有关系，但是他同样发现她的故事并不可信。随后，迪尔展开了他为之命名的"法医式采访"，向这位母亲继续了解接种MMR疫苗和孤独症的关系。迪尔很快就有了结论：她的回忆"和韦克费尔德论文的内容相互矛盾"。基于他过去调查百白破疫苗的经验和作为最具天赋的调查记者之一的直觉，迪尔原本只打算花三周时间写的调查报道不断扩充内容，细节越来越多，最终揭露了韦克费尔德这个"100%的骗局"。迪尔将其描述为贪得无厌的"劫匪"。[74]

花了将近5年的时间，迪尔总结出一份细节详尽的调查报告，于2004年2月22日首次发表在《星期日泰晤士报》。迪尔指出韦克费尔德其实收钱来伪造研究发现，证明接种MMR疫苗与孤独症有关系。[75]事实上，英国律师理查德·巴尔花钱资助韦克菲尔德的研究，让他联系上12名出现在《柳叶刀》上的研究报告中的儿童。这些家庭要么早已参与巴尔筹谋已久的诉讼案，要么就是被巴尔招募来实现诉讼目的的人。虽然研究在伦敦医院展开，但是报告中没有一个儿童来自那家医院。事实上，其中还有一名儿童专门从美国跑到英国，加入研究样本。鉴于孤独症普遍存在，如此非同寻常的样本收集手段显然并不必要。

韦克菲尔德没有采用常规的科研方法来验证假设，恰恰相反，他收了别人的钱，目的是刻意证明一种根本不存在的关联。因此，对他来说非常有必要篡改数据以符合他的要求。比如，韦克菲尔德的数据包括由孤独症患儿的父母炮制的"关联性"（其中许多是积极寻找报酬的同一批父母），来证明接种疫苗和孤独症的发作相关。至少，就算不追究其基金来源，如此差劲儿以至于经不起推敲的科学研究本身就值得怀疑。

韦克菲尔德接受律师的金钱资助并不算什么事儿。实际上，在全球的民事或者刑事诉讼案中，很多科学家会作为专家证人出庭。然而，韦克菲尔德没有披露他的报酬来自许多百白破疫苗诉讼背后的律师，这一事实是一个更大的问题的预兆。这并不是一个简单的疏忽。在1998年3月的英国医学研究委员会会议上，韦克菲尔德被要求陈述其数据来源，他不但没有报告与已存在的诉讼纠纷之间的关系，还坚称"没有利益冲突"。[76]这些说法后来被迪尔证实是谎话，当时韦克菲尔德个人其实已经通过诉讼案收受了超过5万英镑的费用。[77]

就在迪尔开始研究接种MMR疫苗和孤独症之间的联系约一年之后，他的调查成了2004年11月18日英国第四频道电视广播公司播放的纪录片《MMR疫苗：他们没有告诉你的那些事》（*MMR—What They Didn't Tell You*）的主题。[78]该纪录片还包括新的调查研究，揭露了韦克菲尔德不仅给家长制造了无端的恐慌，竟然还申请专利，试图研发自己的麻疹、流行性腮腺炎和风疹疫苗，来代替传统的MMR疫苗。看来韦克菲尔德反对的不是疫苗，只是知识产权不属于自己的疫苗罢了。

迪尔和他的团队进一步揭露了韦克菲尔德报告的发现和其他实验室（包括韦克菲尔德实验室）的报告结果之间的差异。由于韦克菲尔德的虚假报告让家长焦虑不已，同时降低了疫苗接种率（尤其是英国那些高收入、接受过高等教育的家庭的接种率），这部纪录片受到了科学界和公共卫生界的广泛好评。英国《卫报》也给出了积极的评价，用打趣的口吻盛赞道："迪尔冲向了韦克菲尔德，就像一只喜欢撕咬裤子的斗牛犬一样。"[79]

鉴于公众了解了韦克菲尔德的手段和动机，也知道了他和像理查德·巴尔这样的律师之间的关系，韦克菲尔德起诉了第四频道（纪录片制作方）和布赖恩·迪尔本人，这也许不足为奇。后来，这场诉讼产生了与韦克菲尔德在《柳叶刀》上发表的论文同样的效果，因此被法官驳回："原告希望利用当前的诽谤诉讼程序，达到公关宣传的目的，并企图制止其他的批评声音，与此同时也试图摆脱诉讼的负面影响。"[80]法官进一步裁决，这是韦克菲尔德反复玩弄的手段，现在这位声名狼藉的科学家寻求方法来阻止公众卫生体系驳斥其已被证伪的观点。

迪尔对韦克菲尔德的致命一击，在2009年2月8日《星期日泰晤士报》的一篇文章中得到了报道。韦克菲尔德并不仅仅满足于选择性地使用理查德·巴尔提供的儿童的数据来支持自己的发现。他还主动地伪

造发现，通过篡改数据来支持自己的论点。数据被修改的程度严重到
一个仅仅涉及12名儿童的小规模研究竟然得出了如此重大的发现。[81]
迪尔的调查报告进一步揭露了另一个悲剧，那就是牵涉其中的12名儿
童都接受过严酷且不符合伦理的医疗检查，包括腰椎穿刺、全身麻醉
和侵入性肠道成像。

《英国医学杂志》的一次详细调查得出的结论是，韦克菲尔德的研
究就是一场骗局。[82]在了解了韦克菲尔德的所作所为之后，这篇论文的
共同作者纷纷否定这项研究，与韦克菲尔德撇清关系。从2007年7月
开始，《柳叶刀》也展开了自己的调查。[83]具有讽刺意味的是，《柳叶刀》
杂志创始人的初衷是积极打击医疗失职和医疗特权，此时这份杂志的
领导层却羞于公开承认他们当初没有仔细评审韦克菲尔德的论文原稿。
然而，杂志公开撤回了这篇论文，这在科学出版界是极为罕见的事情。
同样地，韦克菲尔德被吊销了行医执照，因为道德委员会指出其多处
行为不当。对科学界来说，这些行动的意义堪比当年阿尔伯特·德雷福
斯被公开剥夺了荣誉和奖牌，但德雷福斯远比韦克菲尔德富有同情心
和无辜。

虽然公众抨击他是一个对金钱贪得无厌的骗子，但韦克菲尔德将
自己的创业热情从疫苗制造转到了写作上。在连续输了很多场官司后，
这个已经失业的庸医扮演起了殉道者的角色，将自己描述为遭受凶残
的布赖恩·迪尔攻击的无助的受害者。2011年1月5日，安德鲁·韦克
菲尔德在接受CNN的安德森·库珀的采访期间，就被迫撤回论文以及
《英国医学杂志》刚公布的调查结果这两件事，将正常访谈变成了个
人新书的宣传通告。塞思·姆努金一脸不可置信地看着这场访谈，他
是《纽约客》《华盛顿邮报》《纽约时报》及许多其他著名期刊的作者。
当时他正在完成他那部有关反疫苗运动的著作——《恐慌病毒》。[84, 85]
CNN还想让姆努金与韦克菲尔德同时出现，但是那位名誉扫地的英国

医生拒绝与姆努金同台，因为姆努金长期以来不断地批评他。那晚，姆努金接受了库珀的单独采访。姆努金没有推销自己的新书，而是非常认真地回答了库珀的每一个问题，揭示了韦克菲尔德的欺诈程度，以及不接受疫苗接种给公众健康带来的风险。姆努金举了一个例子，说明这项对虚假关联的研究带来的危险。他将孤独症诊断率的上升与同期微波炉爆米花销量的增长做了比较（当然，姆努金要陈述的是两者之间其实没有联系）。对于所有这一切，姆努金都在第二天的博客中做了详述。[86]

韦克菲尔德仍然没有罢手，2016 年他自编自导了一部纪录片《疫苗黑幕》（Vaxxed），还入选了备受瞩目的翠贝卡电影节。评审人埃里克·科恩将这部影片描述为韦克菲尔德"用自我夸大的方式来愚弄观众"，给出了 D 级评分。[87]科恩认为，韦克菲尔德在这部满是偏见的作品中，冒失地坚称制药行业满腹阴谋，试图从会导致孤独症的产品中牟取暴利。科恩进一步将影片描述为充斥着"莎士比亚式的狂妄自大"的虚假传播，还写道："《疫苗黑幕》是一个充斥着喧嚣与暴怒的故事，除了能显示制作人的愚蠢之外，其他什么都没有。"

获悉《疫苗黑幕》入选翠贝卡电影节之后，正统的纪录片制作人纷纷反对，要求电影节撤下该片。与此同时，医学界也愤怒不已，儿科医生玛丽·安妮·杰克逊博士的陈述可以代表他们的意见，她说道："除非翠贝卡电影节有意最终揭下安德鲁·韦克菲尔德的虚假面具，否则这将会是另一段令人心碎的章节，昭示着科学欺诈继续占据着聚光灯下的舞台。"[88]第二天，这个电影节的创始人罗伯特·德尼罗（他有一个患孤独症的孩子）亲自宣布将此片撤出电影节，以此对民众的愤怒做出了回应，从而扭转了局面。[89]

然而，韦克菲尔德仍然想从这场做戏中继续获益。由于意识到可以从高报酬的公共演讲中挣得额外的金钱，早已被剥夺行医执照的韦克菲尔德搬到了得克萨斯州，在那里举办了一系列讲座。他开始向乐于接受他观点的受众群体发表演讲，收取一定的费用。他的观点在美国富裕阶层尤其受欢迎，其信徒包括有患孤独症的孩子的好莱坞明星，比如艾丽西亚·西尔维斯通、查理·辛和詹妮·麦卡锡。[90]

　　来自政界的反疫苗名人有小罗伯特·肯尼迪和唐纳德·特朗普。尽管特朗普的总统竞选运动行程繁忙，他还是抽出时间在2016年8月与安德鲁·韦克菲尔德见了面，并邀请他参加自己的一场总统就职舞会，在舞会上韦克菲尔德"呼吁对疾病控制与预防中心展开彻底改革"。[91]实际上，就在特朗普就职前几天，小罗伯特·肯尼迪这位长期坚持不懈批评疫苗的政客，在特朗普大厦的大厅中宣布他已经接受了特朗普政府中的一个职位，将会主持一个疫苗安全小组。然而，之后特朗普的发言人并没有完全确认他的说法，表示这项提议尚未得到最终确认。[92]美国外交关系委员会的全球卫生高级研究员、普利策奖获奖记者劳里·加勒特对此做出了严厉的回应，认为如此不计后果的行为将会危及上百万人的生命安全。[93]可悲的是，早在加勒特慷慨激昂地陈词之前，死亡人数早已开始上升。

噩梦重演

　　2011年3月24日发行的《明星论坛报》（明尼苏达州发行量最大的日报），报道了安德鲁·韦克菲尔德自2010年12月起第三次拜访明尼苏达州。据报道，他质疑疫苗的观点尤其受到明尼阿波利斯市内背井离乡的索马里人社区欢迎。[94]

　　2017年2月CNN报道说，让很多人感到意外的是，气候严寒的明尼阿波利斯居然聚集了"北美最大的索马里人社区，这也许是他们除东非以外最大的聚集区"。[95]一篇于2014年发表在《美国家庭医学委员会杂志》的文章写道："索马里人社区更倾向于相信接种MMR疫苗会导致孤独症；与非索马里父母相比，他们也更有可能拒绝接种MMR疫苗。"[96]例如，明尼苏达州的索马里人疫苗接种率从2004年的92%下降到2014年的42%。结果，该群体承受了麻疹肆虐带来的严重后果。从2011年起，麻疹反复暴发，正好和韦克菲尔德拜访这里的时间一致。也许是因为感觉到了自己有法律责任，韦克菲尔德后来对《华盛顿邮报》说："索马里人自己决定尤其关注（疫苗安全问题），我只是做出了回答而已。"[97]他进一步宣称自己和2011年的麻疹暴发，以及2017年开始的更加严重的、在之后两个月内激增至近50起病例的事件统统没有关系。[98]

尽管反疫苗接种的呼声在明尼苏达州的索马里人中尤为高涨，但这反映了一种令人不安的普遍趋势，自韦克菲尔德那篇将MMR疫苗和孤独症联系起来的欺诈性文章发表以来就一直存在。《儿科学》杂志于2008年发表的一篇文章指出，就在韦克菲尔德的那篇《柳叶刀》论文发表之后，美国的MMR疫苗接种率有所下降。[99]随着布赖恩·迪尔揭露其虚假性的新闻通过大众媒体在全球广为传播，整体趋势有所改善。尽管如此，在那些闭塞的社区（比如索马里人社区），这一迷思仍然存在。然而，反疫苗运动不仅限于索马里人或者明尼苏达州。美国50个州内至少有20个州的父母出于自己的人生哲学或者个人信仰，拒绝让自己的孩子接种疫苗。加利福尼亚州医学界的一项研究揭示，因个人信仰而拒绝强制性疫苗接种的行为在富裕的白人社区尤为盛行。[100]

如此一来，美国麻疹、流行性腮腺炎和风疹暴发率最高的要数加利福尼亚州不接种疫苗的人群了，这一点都让人不感到意外；还包括历来拒绝科学技术的社区，比如阿米什人社区。一个著名的事例就是美国大学校园中麻疹、流行性腮腺炎和风疹得病率的上升。正如本书开头所讲述的，这些本可以用疫苗预防的传染病在全美大学内暴发。近期，这股势头最麻烦的一面，正是越来越多的接种过疫苗的学生因为他们的同学未接种疫苗而成为受害者。为此，我们需要花点儿时间了解一下群体免疫力的概念。

阿瑟·威廉·亨德里奇于1888年7月7日出生在芝加哥，他在那里担任过公共卫生官员。出于对流行病传播的兴趣，他在工作的同时跟随约翰斯·霍普金斯大学的洛厄尔·里德深造。虽然里德只比亨德里奇年长两岁，但里德已经是公共卫生领域的超级明星，他将前沿的数学研究与流行病学结合起来。1928年，他提出了里德－弗罗斯特模型（Reed-Frost模型），这是他与霍普金斯大学另一位更加资深的研究员韦德·汉普顿·弗罗斯特合作研发的。[101]这个方程式为现代流行病学奠定了基础，因为它能够预测传染病如何随着时间的变化在群体内传播。同年，阿瑟·亨德里奇完成了自己的博士论文答辩，论文题目为《流行病学研究：1901—1928年，马里兰州巴尔的摩麻疹易感性的月度变化》。[102]之后，亨德里奇没有回到芝加哥，而是留在霍普金斯大学继续研究。

从他最初在巴尔的摩的研究开始扩展，同时结合来自波士顿的数据，亨德里奇发现当2/3的人已经感染麻疹时，疫情会逐渐消失。[103]这可能看上去不是什么特别让人激动的发现，但是它挽救了上百万人的性命，并且为现代大规模疫苗接种运动打下基础。对于每一种病原体来说，都存在一个特定的人口比例，如果因为接受过疫苗接种或者先前的感染而产生了免疫力的人数达到这个比例，他们就能够保护更大的群体。这部分人就提供了群体免疫力。

了解群体免疫力思维方式的一个简单方法就是，即使有感染个体进入群体中，由于受保护的那部分群体会在病毒传播之前就压制住病原体，他/她就不容易将疾病传染给易感个体。这样的结果是一个统计学概率问题，而且会随着旅行频率和距离发生改变（对航空旅行变得普遍的时代来说是个大问题）。因此，我们现在知道了，要确保能够保护人们免受像麻疹这样的高度传染性疾病侵害，所需的具有保护力的人口比例通常要超过95%。[104]（关于需要接种疫苗从而保护更多人免受传染的理想人口比例，存在相当大的争议。）我们可以明确的是，如果具有保护力的人口数量下降至低于临界水平，那么整个群体人口将会容易感染疾病，流行病疫情随之而来。

让群体免疫力情况更加复杂的是，童年时接种过的疫苗提供的保护力有时间限制。总而言之，这意味着密集的人群（比如大城市或者大学校园），可能更容易通过未接种人群遭受传染病的攻击。这就是真实发生在美国各大校园内的一幕。好消息是，到目前为止，由于运气好和大部分大学对公共卫生的勤劳维护，疫情相对温和。然而，越来越频繁的疾病暴发意味着我们的好运也快耗尽了。我们简要讲述一个发生在密苏里州的流行性腮腺炎暴发案例。

美国对流行性腮腺炎发病率的评估表明了接种疫苗带来的非凡好处。[105] 1987年每10万个美国人中有5.5名感染者，到了21世纪初这个数字骤然下降至0.1。然后，人们所称的"韦克菲尔德效应"开始介入，其特征就是流行性腮腺炎发病率的飙升，2006年每10万人中的感染人数达到了2.5。流行性腮腺炎的发病率在自然情况下会起起伏伏，在2006年暴发之后的两年内情况相对平缓，然后2008—2011年卷土重来，接下来是一段短暂的平静，2013年再次增加。2014年，流行性腮腺炎重创了美国国家冰球联盟，让球员和教练都感染了，成了媒体的焦点。同年，流行性腮腺炎重返校园，在美国最大的学校——俄亥俄州立大学内大肆暴发。[106] 从哥伦布市开始，疾病向西传播，2014年占领了伊利诺伊大学，2016年开始在密苏里大学暴发。[107,108] 在密苏里大学，发病率持续攀升，甚至跨学年增长。2016年哥伦比亚分校的主校区内就有超过300例病患，然后疫情向密苏里州东南部扩散，很快波及其他学校。

由于疫苗接种率的不足和目前流行性腮腺炎疫苗相对短的保护期（你可能会回想起之前提到的早期疫苗的效力较弱版本），在可预见的未来，流行性腮腺炎将会重新成为让美国人害怕的恐怖代名词。这不是什么受欢迎的消息，因为如我们所见，麻疹、流行性腮腺炎、风疹及其他可通过接种疫苗预防的疾病会分散公共卫生工作者的精力，他们本该准备应对以前所未有的速度崛起的更大威胁。

让我们借用斯坦利·库布里克1964年执导的政治讽刺电影《奇爱博士》的副标题①，我们需要停止对疫苗的忧虑，在未来带着更多的活力和爱重新接受它们。因此，在故事的最后要向各位解释清楚，为什么我们现在比以往任何时候都需要疫苗，以及为什么疫苗也许能够减少下一代人中孤独症的发病率（这或许有些讽刺）。

---

① 《奇爱博士》的英文名副标题为"How I Learned to Stop Worrying and Love the Bomb"（我如何学会停止恐惧并爱上炸弹）。——编者注

第 10 章

冲击与机遇

卷土重来的宿敌和抗生素耐药性

恩德培这个名字周期性地出现在新闻报道中。这是一座位于乌干达南部的小镇，坐落在维多利亚湖岸，人口不到7万。1952年，它第一次成为全球瞩目的焦点，当时英国公主伊丽莎白二世和她的丈夫菲利普亲王在得知公主的父亲乔治六世过世之后，立刻结束了非洲游猎活动，他们从恩德培的机场离开。

20世纪70年代是一段时局动荡、充满变革的年代，尤其是在中东和后殖民时代的非洲。以色列在"六天战争"中一边倒的胜利助长了巴勒斯坦分裂分子的狂热情绪，甚至刺激了最极端恐怖组织的内部分裂，比如解放巴勒斯坦人民阵线（PFLP）。其中一个分裂出来的团队——PFLP外部行动小组（PFLP-EOG）由瓦迪·哈达德创立，他是巴勒斯坦民族主义者，专长是劫持商业客机。[1]哈达德策划了许多劫机事件，其中最臭名昭著的是1970年9月的道森机场劫机事件，5架飞机被劫持，改变航线停在了约旦扎尔卡偏远沙漠中的一处简易机场。飞机落地之后，乘客被分成犹太人（和一些著名的美国人）和非犹太人，后者被立刻释放。剩余的人质分散在遍布约旦全国的几架飞机和机场内，这表明了约旦政府无力控制扎根在哈希姆王国各地的巴勒斯坦恐怖分子。在不断升级的军事报复的威胁下，夹杂着外交谈判，所有人质最终被安全释放（而引人注目的PFLP成员最终在英国入狱）。然而，5架客机被炸药摧毁，还被拍下了爆炸时令人震惊的画面，在全世界广为传播。鉴于此次恐怖事件，约旦政府采取一系列称为"黑色九月"的军事突袭，成功打击了巴勒斯坦极端分子，让哈达德不得不逃向其他地方寻求庇护和雇主。他很快就在维多利亚湖岸找到了盟友。

　　身高6.4英尺（约1.95米）的伊迪·阿明是一个让人印象深刻的人物，尤其是他的大个子加上他古怪的行为，让他性格残忍、毫无怜悯但拥有惊人的感染力。[2]通过军事政变掌权之后，阿明展开了一场暴力运动，让他博得了"乌干达屠夫"的称号。1976年6月，阿明同情哈达德的遭遇，和他勾结在一起，策划劫持法航139航班。这是一架空客A300型商业客机，上面载有246名乘客，大部分是以色列人。在飞越希腊领空时，飞机被两名PFLP-EOG成员和两名德国"革命细胞"组织的恐怖分子劫持，首先改变航向飞往利比亚的班加西，后来降落在恩德培机场。[3]这个最终目的地让乘客和机组人员受控于阿明，他早已在机场全副武装严阵以待。这位独裁者随后开始谈判（虽然代表的是恐怖分子，而不是人质），要求释放其他关押在以色列和欧洲的恐怖分子。就跟道森机场事件一样，犹太人质被从非犹太人质中区分出来，非犹太人质则被释放。哈达德威胁说如果释放巴勒斯坦囚犯的要求得不到满足，他们就会杀死犹太人质，为此以色列国防军（IDF）采取了行动，在飞行中制订了复杂的人质营救计划，即使乌干达远在2 500英里之外。这场大胆的进攻行动代号为"霹雳行动"，由约纳坦·内塔尼亚胡指挥（他是以色列未来总理本雅明·内塔尼亚胡的哥哥）。在这场行动中，以色列国防军神不知鬼不觉地飞掠非洲腹地，拯救了所有的人质（除了4名已被恐怖分子杀死的人质外），压制住了恐怖分子，而且没有惊扰到整个乌干达空军。最终只有一名以色列人牺牲，就是指挥官内塔尼亚胡中校，他被潜伏在机场周边丛林里的狙击手击中。

这个著名的机场周围被茂密的丛林环绕，点缀着青翠的山丘，其中偶然能瞥见强壮的山地大猩猩。这样的绿化环境得益于当地的热带气候，恩德培的气温晚上很少会降到60华氏度（约16摄氏度）以下，白天也不会超过80华氏度（约27摄氏度）。稳定的气温（相邻两天的变化不到3华氏度——约0.6摄氏度）加上充沛的降雨（每年超过60英寸——152.4厘米），为蚊子的滋生提供了完美的气候条件。[4]不是随便什么蚊子，是一种被称为埃及伊蚊（*Aedes aegypti*）的蚊子，这种蚊子已经造成的恐怖以及继续制造的恐怖远比 PFLP-EOG 或者伊迪·阿明本人更加深重和广泛。

痛苦的根源不在于伊蚊本身，而是来自它们体内滋生的病毒。生活在这片丛林中的猿类（更不要提它们周边的人类邻居了）已经为蚊子、它们身上携带的病毒和人类祖先共同演化提供了机会，从而创造出了女巫精酿的致命病原体毒液。由于这一威胁，恩德培再一次闯入现代世界的视野中，这次它成了微生物恐怖分子的老巢，以其发现地命名——一家占地25英亩（约0.1平方千米）的小型公园，正好坐落在机场的北方，名叫"寨卡森林"。

寨卡是被称为黄病毒（flavivirus，其中flavi来自希腊语，意思为"黄色"）的杀手家族的一员。实际上，最著名的黄病毒是引发臭名昭著的黄热病的病毒，这种病因受害者在痛苦死去之前表现出的发热和黄疸症状得名。[5]黄热病在非洲大肆流行，而寨卡森林里面既有病毒，也有传播病毒的昆虫——埃及伊蚊。最终，1936年洛克菲勒基金会的研究人员在恩德培的寨卡森林内建立了乌干达病毒研究所（UVRI）。11年之后，一只关在UVRI研究笼中的恒河猴开始发烧，病毒由此被分离出来，识别为现代所知的寨卡病毒。[6]就像一部烂电影的剧本一样，直到1952年人们才知道寨卡病毒已经在人类间传播开了。就在认识到这些的过程中，研究人员发现自己早已身处肆虐的疫情中。第二次世界大战结束之后的几年内，病毒已经迅速向西传播，在西非的沿海地区和小国家内站稳了脚跟。这片区域高度易感，因为当地的公共卫生基础设施早就破烂不堪或者根本没有。除此之外，这段时间刚好是这些新独立的或者新兴的国家刚刚摆脱殖民统治的枷锁之时，因此切断了可能有助于遏制新病毒的联系。

20世纪60年代，寨卡病毒通过海路或者空路完成了一次重要的旅行，抵达了马来西亚，在那里传播了几十年。最近，这种病毒漂洋过海，跨越太平洋，进入南美洲，然后更加迅速地北上进入中美洲和北美洲。[7]这个问题在西半球最早出现的迹象是在巴西，正值2014年世界杯期间。这一事实引发了人们持续的推测，可能是一名运动员或者粉丝参加了国际赛艇比赛（涉及来自许多太平洋岛国的运动员和粉丝），将寨卡病毒带到了南美洲。这样的因果关系给巴西带来了不小的麻烦，因为寨卡病毒暴发的时间正好赶上巴西筹备2016年夏季奥运会的当口。

虽然感染寨卡病毒后常常表现出类似流感的症状，但是它最臭名昭著的影响是可能会感染发育中的胎儿的神经系统，因此产生一种称为小头畸形的可怕状况。这样一来，2015—2016年的寨卡病毒暴发成了世界各地头版头条戏剧性报道的来源，报道还会附上婴儿出生后畸形小头和神经系统严重受损的照片，令人心碎。

这些担忧甚至催生了灾难化的想象，人们认为病毒会进一步扩散，影响到运动员和粉丝——尤其是育龄妇女，让他们取消参加2016年奥运会的计划。然而，在奥运会结束后的几个月内，随着病毒扩散的速度放慢，这些焦虑很快就烟消云散了。尽管如此，对于那些担心疾病长期传播后果的人来说，寨卡病毒的传播速度始终保持在一个危险的水平。

黄热病

尽管寨卡病毒是对公共卫生的突出威胁，它的影响力还是不及它的两个病毒"亲戚"。在历史上，黄热病毒杀死了上百万人，尤其是在15世纪后期作为"哥伦布大交换"的一部分被传到北美洲之后。[8]具有悲剧性讽刺意味的是，一群受压迫的人可能给另一群人带去了悲剧。具体来说，据推测黄热病是通过非洲黑奴进入新大陆的。这个假设基于流行病学证据，即黄热病与17世纪实行奴隶制的加勒比诸岛（比如巴巴多斯和瓜达卢普）上的流行病暴发有最显著的关联。

加勒比海蓄奴的伊斯帕尼奥拉岛有可能是美国黄热病大流行的根源。[9]1697年9月20日，第一次真正意义上的世界大战随着《里斯维克和约》的签订而结束。史称"九年战争"或者"大同盟战争"的军事冲突让法国太阳王路易十四与欧洲主要大国的联盟敌对起来。[10]战争在欧洲、亚洲（主要是印度）、加勒比地区（伊斯帕尼奥拉岛）和北美殖民地（当地称作威廉王之战）遍地开花。尽管对方人数众多，但是法国差点就获胜了。在荷兰里斯维克的威廉·奥兰治皇宫签订的最终和约中，列出了种种对法国让步的条款，包括承认法国对伊斯帕尼奥拉岛的部分统治权。伊斯帕尼奥拉岛后来改名为圣多曼格岛，如今被称为海地。1791年，岛上的有色人种奴隶和自由人奋起反抗法国统治者，大批法国避难者开始乘船撤离圣曼格岛，前往美国的沿海城镇。[11]许多人在费城定居，因为费城当时是新兴的美国的临时首都，而新首都正在波托马克河上建造着。

伴随着移民数量激增而来的不速之客，就是被黄热病毒感染的蚊子。[12, 13]疾病在这座"友爱之城"（费城的别称）传播开来，在特拉华河周遭造成的破坏最严重，这里也为蚊子滋生提供了大量的温床。由于疫情导致10名费城人中就有一人死亡，恐惧的情绪随之增长，美国总统乔治·华盛顿和他领导下的新成立的政府不得不疏散费城居民。就在华盛顿开始总统第二任任期的几天之后，疾病的传播威胁到了新共和国，并且随着人口（和蚊子）的扩散传播到美国其他主要城镇——大部分都位于主要水体上或者附近（因此窝藏着大量和难民一起蜂拥而至的蚊子），情况进一步恶化。

这不是费城第一次出现在黄热病的历史中，后来这座城市还为美国消除黄热病做出了贡献。1855年，古巴裔美国人卡洛斯·胡安·芬莱客居费城。[14]芬莱的父亲曾是一名医师，为委内瑞拉的自由斗士西蒙·玻利瓦尔工作。胡安追随父亲的脚步，也想成为一名医生。[15]芬莱去法国的两次旅行受到霍乱（1844）和伤寒（1848）在当地暴发的阻碍，传染病几乎葬送了他这两次尝试实现梦想的愿望。两次疫情暴发都迫使卡洛斯·芬莱返回故乡古巴。然而，第三次尝试倒是按照计划顺利进行，芬莱在费城杰斐逊医学院获得了医学学位，在学习期间就对传染病表现出特殊的研究才能和兴趣。芬莱师从约翰·基尔斯利·米切尔，后者是细菌理论的早期倡导者。对于我们的故事来说，这是一件幸事，因为当时疾病的"臭气理论"仍然占据主导地位，所以米切尔挑战的正是统治大部分医学院校的理论信仰。

芬莱最终得到了去法国受训的机会，他从费城搬到巴黎，投入阿蒙·特鲁索门下。特鲁索是一位内科专家，他似乎特别青睐来自加勒比地区的学生。尤其是，特鲁索还是民族主义者"波多黎各国父"拉蒙·埃梅特里奥·贝当塞斯的导师。[16, 17]芬莱回到古巴之后主攻眼科学，但是也不忘致力于理解黄热病在人群中传播的方式和原因。

1879年，芬莱接受了古巴政府给予的一项任务，要识别出黄热病在人群中的传播方式。当代的黄热病研究揭示病原体在血液中，这也让芬莱提出了自己的假设："在我看来，要接种预防黄热病，就一定要从黄热病患者的血管中挑取可接种物质，将其注射入需要接种的个体的血管。蚊子通过叮咬，完美地满足了以上所有条件。"[18] 1881年，芬莱现身华盛顿特区的第五届国际卫生会议（International Sanity Conference），在会上展示证据，证明疾病主要通过蚊子传播。让芬莱万分惊讶又极度失望的是，他的观点被大部分人忽视了——虽然不是所有人都这样。

就在芬莱研究黄热病如何在古巴传播的同一年，一位年轻的助理外科医生沃尔特·里德正在美国陆军医疗队服役（第四年）。他在阿帕奇要塞担任医生，他的妻子埃米莉在那里诞下了他们的第一个女儿（也取名为埃米莉）。[19, 20] 在接下来的15年中，里德辗转于美国西部各个印第安部落之间。他的美国原住民病人包括伟大的阿帕奇族领导人杰罗尼莫。1893年，里德回到东部，加入乔治华盛顿大学医学院。他长期任职于新陆军医学院（后来该学院的医学研究所以他的名字命名）。当时盛行的推测是黄热病通过受污染的饮用水传播，里德在对比了患病和健康的人的生活习惯之后，意识到感染黄热病的士兵在华盛顿的沼泽地区行走的时间较长，而未感染的士兵则倾向于绕道走。他由此产生了一个重要的想法。[21, 22]

在进一步扩展自己有关黄热病的发现的时候，里德在1898年美西战争结束之后的几天内前往芬莱的故乡古巴，研究伤寒——这种疾病在新占领的领土上服役的士兵中肆虐。里德的首次古巴之行取得了令人振奋的成果，他揭示了疾病通过苍蝇传播，沾染了人类排泄物的苍蝇会污染食物和水。[23]

两年之后，里德返回古巴，这次的任务是找出黄热病在古巴到处传播的原因。对于美国军方来说，黄热病是头等大事，原因在于传染病的暴发已经延迟了在巴拿马附近建造具有战略意义的河道的进程，并从根本上威胁到了建设工程的完成。（由于施工团队的死亡率异常地高，疫情暴发后工人身心疲惫，因此这条长达48英里的河道的建设终止了。）根据芬莱的突破性观点，里德与另一名陆军军官威廉·克劳福德·戈加斯合作，通过清除积水源头、净化公共水源、推广杀虫剂和防虫网的使用，展开了分层防御蚊虫的运动。尽管沃尔特·里德恰如其分地将突破性发现归功于古巴医生芬莱，历史却忘记了这份荣誉的归属，将主要功劳归于沃尔特·里德（甚至是悉数归功于他）。[24]

在瞄准蚊虫而不是病毒本身进行防治之后，黄热病在西半球的大部分热带气候环境中得到了根除，包括在巴拿马。这个公共卫生奇迹让河道最终得以竣工，并且向大西洋和太平洋更加全面地拓展了美国的海上实力。同样地，随着芬莱和里德取得的突破广为传播，黄热病和其他蚊媒传染病的发病率在美国乃至全世界开始下降。

黄热病被大范围地根除了，但并没有被彻底根除。一些发达国家能够通过公共卫生措施根除疾病，比如美国。然而，在资源较少、气候更具挑战性的国家和地区（比如恩德培这块蚊子的完美繁殖地），根除或者长期压制蚊虫滋生尤其具有挑战性。在这些地方，只能通过制造并广泛使用安全有效的疫苗来根除这种疾病。

这种出现在非洲的疾病恰好被一个非洲人所征服。马克斯·泰累尔于1899年出生在比勒陀利亚。他在南非受训成为一名医生，并在伦敦接受了额外的热带医学培训，随后去哈佛学习了一段时间。在这之后，他离开了哈佛并在洛克菲勒研究所安定下来，当时洛克菲勒研究所对黄热病研究有强烈的兴趣，于1930年创立了乌干达病毒研究所。

1918年，洛克菲勒研究所开始致力于识别并且消灭黄热病病源。

但是，该项目一开始相当不顺利。[25]洛克菲勒研究所的细菌学家野口英世去厄瓜多尔给患者做采样。他在显微镜下花了许多天甚至数周分析样本之后，报告说疾病源自一种螺旋状细菌，并恰当地称其为"螺旋体"。基于这一发现，洛克菲勒研究所研发出一种针对该细菌的抗血清和疫苗，在上千名志愿者身上测试了疫苗。[26]出人意料的是，疫苗丝毫没有效果。此外，其他同事没有办法复现这种螺旋体和黄热病之间的联系。否定黄热病来源于细菌的关键证据，来自洛克菲勒研究所的另一名科学家——马克斯·泰累尔。

1927年，洛克菲勒研究所将黄热病项目迁移至非洲。野口也加入研究团队，试图找出病源，他直到最后一刻一直坚信螺旋体是病源，尽管在1 000多个不同动物身上做的研究都得出了否定的结果。遗憾的是，野口生命的终点很快来临，1928年5月他丧命于黄热病感染。就在高烧夺走这位知名研究员的生命之际，一项研究揭示了这种疾病由一种滤过性病毒引起。有关此病毒的证据来自达喀尔，即法属殖民地塞内加尔的首都。人们从一位名叫弗朗索瓦·玛雅里的患者体内采样，他也遭受了感染，但是病情相对温和。这个样本接受了钱伯兰过滤器的检测，研究人员分离出一种传染性病毒，而非螺旋体（不过，后来人们发现螺旋体会在黄热病患者身上引发其他的疾病）。

同样使用来自玛雅里的临床样本，泰累尔开始进一步减毒处理已经被认为毒性相当弱的病原体。具体的实现方法是将新发现的病毒在小鼠体内反复传代（就像巴斯德当年用狂犬病毒制作疫苗一样）。[27, 28]这样的做法确实能够弱化病毒，产生的疫苗保留了触发保护性免疫应答的能力，同时不会致病。疫苗很快在非洲各地普遍使用，还包括其他控制蚊虫不足以根除疾病的地区。为了感谢泰累尔的贡献，诺贝尔奖委员会授予他诺贝尔医学奖，这是历史上唯一一次仅因为发现一种新疫苗而获得诺贝尔奖。[29]

双重危机

尽管多年前人们成功控制住了黄热病，但是有一种与它关系最近的黄病毒"表亲"是世界上传播最快的传染病之一，因此注定要登上这个越来越热、越来越潮湿、越来越拥挤的世界未来的新闻头条。登革病毒是另一种通过蚊虫传播的黄病毒，喜欢出现在热带和亚热带地区的大中型城市。[30]这种病毒的名称来源于斯瓦希里语"Ka-dinga pepo"，翻译过来大致的意思就是"魔鬼带来的、会引起剧痛的疾病"。[31]这一称谓精准地反映出登革热的症状，它也被称为"断骨热"——异常剧烈的关节痛就是其主要症状之一。疼痛会让关节受到永久性损伤，而登革热也因此得到了另一个绰号："花花公子热"。据之前得过这种病的患者说，得病之后会获得新的站立和走路姿势，看上去就跟富有的花花公子一样。[32, 33]

关于登革热还有一个黑色笑话，就是登革热最多痛打你两次。第一次是刚被传染时，会痛得想死；第二次就是真的痛死了。

让我们来解释一下，登革热会引发一系列症状，统称为病毒性出血热。在感染后的最初几天内（通常是被感染病毒的蚊虫叮咬），患者会出现类似流感的症状，包括高烧和全身不适，并开始出现肌肉痛和关节痛。随着时间的推移，疼痛逐渐加重，伴随着食欲不振、恶心呕吐。

出血热和普通发烧的区别在于，前者会触发强烈的免疫应答。乍看之下，这可能是一个积极的信号，因为如我们之前所见，免疫系统的工作就是消灭外来入侵者，比如登革病毒。然而，登革病毒引发的免疫应答如此剧烈和过度，以至于接下来就会往毁灭的方向而去。如我们在细菌内毒素的例子中所见的那样，免疫系统的强烈活性会制造出（用科学术语来说，就是"分泌"）大量的细胞因子，这些化学物质警告身体出现了传染性入侵者。细胞因子的一个任务就是使血管"通透性增加",让免疫细胞能进入组织。这是一种良性反应,比如:当感染部位局限于某一特定位点时就是如此。割伤自己的时候,身体内部会暴露于外来病原体,这时感染部位附近的血管通透性增加,好让免疫细胞通过并聚集起来,加速清洁感染伤口的过程。

登革热和其他出血热的问题就是,细胞因子在全身的血管和淋巴系统中释放"通透性增加"的信号,结果往往迅速又致命。例如,大量细胞快速涌出血液循环的管道,涌入组织后会造成快速肿胀(以及与这种疾病相关的各种疼痛)。尽管血液大部分仍然留在体内,但血管内血液的快速流失会引起休克,就像枪伤或意外事故中的受害者一样。在极端情况下,血管的通透性会达到一种极限,以至于血液甚至开始排出体外。结果,感染患者会全身大出血,血液流出眼睛、耳朵、嘴巴、直肠、生殖器或者身体其他敏感部位——这些部位在体表附近有着丰富的细小血管。这些反应极其类似于理查德·普雷斯顿在《血疫》一书中所描述的(《血疫》是一部关于埃博拉病毒早期研究的杰出记录,虽然其中的症状描述略有戏剧性的夸张,因为大部分病患不会出血过多,也不会活到重要器官液化的阶段)。[34]

让我们回到登革热,假设患者在初次感染病毒后活了下来,身体免疫系统最终重新发挥其制造保护性抗体和T细胞的有益功能,病毒也得以消灭。然而,很可惜的是患者的任何症状缓解都是暂时的,因为登革病毒的第二次感染(甚至是在几年之后)会再次引发同样的症状,而且这次会极大程度地放大痛苦,因为免疫系统(和细胞因子风暴)经过上一轮训练后能够识别出病原体,因此给出更加强烈的应答,反而加重了症状。二次感染的结果往往是必死无疑。

随着时间的推移,我们对感染登革病毒如何影响人类的了解逐渐加深。古代中国文献和17世纪埃及手稿中都记载了引起关节痛的传染病，这些都被认为是关于登革热的早期书面描述。[35]但是，直到1780年登革热在费城大暴发，才有了第一份确凿的证据。美国医生本杰明·拉什（他是像电影《阿甘正传》中阿甘一样的人物，结识了很多美国国父级别的朋友，从而影响了美国革命和后革命时代的大量历史事件）的报告描述了一种"恶性间歇热"，这种疾病"更广为社会各阶层所知的名称则是断骨热"。[36]

尽管很早就有了关于登革热的描述，但是这种病的发病率一直很低，偶尔出现引人注目的暴发。例如，1801年西班牙女王在长时间的降雨之后（这会增加当地蚊虫的数量）感染了登革病毒，但幸免于难。[37]然而，所有这一切在20世纪下半叶开始改变，因为登革热的全球发病率再一次飙升，并且以惊人的速度持续增长。[38]况且，疫情暴发的地理范围相对扩大了，所有的大洲（除了南极洲之外）都有病例记录，部分原因是气候变化导致病媒生物蚊虫的活动范围不断增加。截至本书英文版2018年出版时，除了支持性护理之外，还没有疫苗或者抗病毒疗法能够应对这种快速增长的灾祸。登革热无疑在发病率上有所增加（精确的DNA和其他流行病学评估可以提供证据），同时近几年出现了相当多的混乱情况，因为许多其他疾病都和登革热有着相似的症状。

密孔曼多医院是一家位于坦桑尼亚南部A19和B5公路交叉口的马萨西小镇上的小型医疗机构，靠近与莫桑比克的边界。甚至在今天，这家有100多张床位的医院只有不超过20名临床医官（简称CO），获得这一职称需要接受两年的医疗培训。这家医院为30万名当地患者服务。尽管医院支持着一家当地的CO培训学校，但是人员流动率非常高，因为大部分培训对象很快就离开了密孔曼多，去（原）首都达累斯萨拉姆发展，追求那里的高薪和便利设施。

目前，这栋两层楼高的建筑没有自来水和稳定的电力供应，但相比于它的前身——一座1952年被拆除的摇摇欲坠的建筑，这已经是明显的改进了。这家医院是当地人唯一的医疗支持来源，由两名杰出的女医生负责管理。弗朗西丝·泰勒1922年来到马萨西，在她长达40年的传教士工作期间，大部分时候她都是该地区唯一的医生。就在新医院建成之时，泰勒医生有了相对"奢侈"的工作机会，与另一名在英国受训的教会医生玛丽昂·C.罗宾逊合作。

从1951年年底到1952年最初的几个月，随着一种新疾病的暴发，这座幸运地拥有两位专职医生的医院已经显得左支右绌。虽然大部分感染者幸存下来，但这种疾病的特征就是高烧和关节痛，由感染导致的关节炎使患者不断衰弱，让他们直不起腰。在最糟糕的危机过去之后，罗宾逊医生意识到这种病和她之前治疗过的疾病都不一样（包括登革热在内），随即联系了自己在恩德培的黄热病研究所的同行。

威廉·赫普伯恩·卢赛尔·拉姆斯登是一名苏格兰医生，1938年在格拉斯哥大学获得医学学位，主修热带医学。[39]事实证明他的这个事业选择对他的祖国来说是一件幸事，因为英国很快陷身于一场"全球大战"，拉姆斯登医生担任现场指挥官，带领疟疾防治部队在欧洲、中东、北非和亚洲战场四处"征战"。他去过巴勒斯坦、外约旦、北非、意大利、印度和西西里岛。实际上，拉姆斯登的事业和生命差点儿在西西里岛终结：他乘坐的卡车碾中了地雷，被炸翻在路边。在宣布和平之后的几个月内，拉姆斯登接受了在恩德培的一个职位，他将在那里工作9年。

在1952年决定性的一天，拉姆斯登了解到马萨西镇上发生的情况，他同意和罗宾逊医生合作调查病因。在接下来的几年内，两人勤奋研究，他们于1955年向全世界公布了他们的发现。[40, 41]坦噶尼喀暴发的流行病不是登革热，而是由一种新的病毒导致的疾病。这种新病毒被称为基孔肯亚病毒，来自当地马孔德语，意思是"弯曲的"。这一名称反映了该疾病的主要特征，即关节痛及功能障碍。

　　就跟塞卡病毒的情况一样，当时整个非洲大陆都洋溢着革命性的变化，各地纷纷挣脱殖民地的束缚。这些现实情况直接影响到玛丽昂·罗宾逊和基孔肯亚病毒的命运。就在她与威廉·拉姆斯登合作的科研论文发表几个月之后，玛丽昂爱上了一名英国圣公会牧师马克·韦。与此同时，她还在与基孔肯亚病毒的暴发斗争。马克·韦被任命为圣公会马萨西教区的主教。[42]然而，主教大人的战斗才刚刚开始，因为很快他的同事就公开攻击他，不怀好意地指控他管理不善，还有种族主义倾向。当地神职人员起来反抗他，而马克·韦在1959年年底正在筹备回英国的行程，他打算与玛丽昂·罗宾逊在他们的故乡结婚。所以他辞去了职务，夫妻两人一同回国。

　　在韦之后任命的新主教因其强烈的反种族隔离信仰而出名，很受当地教士爱戴。[43]这位新主教欧内斯特·乌尔班·特雷弗·赫德尔斯顿广受赞誉，但是他的任命也产生了新的危机：他的专制倾向让他失去了马萨西将近一半的医护人员。1963年情况进一步恶化，赫德尔斯顿写给整个圣公会的一封公开信证明了这一点，他请求派遣医生来接替弗朗西丝·泰勒，因为后者在当年年底即将退休。接下来，他还提到近几年来所有找人接替罗宾逊的努力都失败了（虽然他没有直接提罗宾逊的名字），他担心（确实应该担心）泰勒马上退休之后同样的问题再次出现。

　　非洲社会及其基础设施的大规模变化所带来的影响，将会促使基孔肯亚病毒在坦噶尼喀之外的地方传播。就在赫德尔斯顿主教提笔写下公开信的同时，印度也经受着这种病毒的肆虐，并且病毒很快就在次大陆和整个印度洋海域传播开来。病毒从那里向全世界扩张，全球各地都有受害者，而且人们常常将其和登革热混为一谈。[44]这可不是什么小麻烦，因为它证明人们对两种疾病的流行病学理解都有问题。医学界意识到：我们要同时面对两种特别凶险的疾病，而不是一种。

出血热病毒的危险不仅限于登革病毒和基孔肯亚病毒，因为数量多得惊人而且在不断增长的出血热病毒拥有相同的症状，其中包括很多全球医生越来越熟悉的名字。这些病毒有：埃博拉病毒，马尔堡病毒（我们前文已提及），拉沙病毒，尼帕病毒，亨德拉病毒，基萨那森林病毒，阿尔克胡尔玛病毒（Alkhurma），淋巴细胞脉络丛脑膜炎（LCM）病毒，鄂木斯克出血热病毒，查帕雷病毒，卢约病毒（Lujo）和萨比亚病毒（Sabi）。出血热（每一种都由不同的病原体引发）已经波及委内瑞拉、阿根廷、玻利维亚、克里米亚-刚果、基萨耶森林和东非大裂谷，不胜枚举。这个简单的事实表明病毒性出血热已经成为越来越严重的问题，而且在未来的数月甚至数年中会越来越糟糕。

尽管病毒迅速扩散，但现代医学几乎完全没有准备好面对它们的增长。最好的情况是那些最富裕国家和地区的公共卫生系统能够尝试缓解疾病症状，但是靶向消除其致病原因只能依靠一种早已不被制药行业关注、大众唯恐避之不及的药物：疫苗。

希望和机遇

疫苗真正有希望解决登革热、基孔肯亚出血热和其他所有的病毒性出血热。虽然每一种病原体都给科学研究提供了不同的挑战，但是与黄热病打交道获得的经验——更不用说迄今为止成功开发的无数疫苗——已经证明了疫苗的可行性。疫苗拯救了上百万（也许甚至有数十亿）人的性命，每年给生产商制造的经济利润也超过数十亿美元。虽然数字惊人，我们也的确更加了解环境中许多致命微生物的广泛分布及破坏性潜力，但是疫苗制造领域已经停滞不前。从疫苗行业的发展势头来看，可能就没有未来了。

2011年年初我发起了一个项目，记录下制药和生物技术行业中的创新源头。正如《改变的良方》中更多细节所描述的那样，此举的目的是评估新药研制中的科学和商业行为，来看清情况如何随着时间而变化。[45]在跟踪所有新药源头的同时，我们开始追踪疫苗的同类信息。这些研究揭示了135种不同的被动免疫（比如抗体）和主动免疫（比如疫苗）创新。这些突破提供了急需的基于免疫的疗法，她们都是经过美国食品药品监督管理局或者其前身机构批准后在美国上市的。

我们对评估数据的最初反应是135这个数字尤其小，特别是考虑到许多新产品不过是简单改进了早先的疫苗版本而已。具体说来，这135种新产品仅仅能够预防由28种不同微生物病原体导致的疾病。

深入探究之后，我们的研究揭示了致力于疫苗生产的企业数量从20世纪40年代开始增长，在1970年达到巅峰——共有12家。之后，行业整合、获利潜力下降以及对承担责任的忧虑（来自百白破疫苗和麻腮风疫苗事件），这一切让研发新疫苗的企业数量减半。尽管有各种鼓励研发新疫苗的激励机制来解决诸如寨卡病毒和登革热病毒之类带来的问题，专注于疫苗的企业数量还是一如既往保持在低水平。

由于制药行业疫苗研发力度减弱的趋势越来越明显，更多新疫苗的早期研发都交给了相对小型的初创公司，比如：BioVex，"蛋白质科学"（Protein Sciences）和Acambis。尽管初创公司给疫苗领域注入了新的创意和活力，但是经验丰富的大型公司相对而言不太情愿全面投入疫苗研究，这会不可避免地限制我们研发急需疫苗的能力。与此同时，随着地球变得越来越温暖，人口越来越密集，而跨大陆旅行以史无前例的速度传播病毒，病原体大军与日俱增。

一项综合性分析结果与这些趋势相一致，显示自20世纪90年代初以来，疫苗所针对的病原体数量没有变化。经过深入分析发现，自20世纪50年代以来，几乎所有预防传染病的疫苗研发增长一致集中在病毒性疾病上。一项2014年由布朗大学的研究人员展开的研究发现，从1980年到2013年，有1.2万次不同的疫情影响了全球4 400万人。[46]从这个角度来看，自1980年以来全球发展最快的传染病的病原体包括但不限于：莱姆病的病原体①（发现于1982年），大肠杆菌O157:H7（1982年），导致艾滋病的HIV（1983年），轮状病毒（B型病毒发现于1984年，C型发现于1986年），丙型肝炎病毒（1989年），汉坦病毒（1993年），亨德拉病毒（1994年），耐万古霉素金黄色葡萄球菌（1996年），尼帕病毒（1999年），人偏肺病毒（2001年）和SARS病毒（引起严重急性呼吸综合征，即"非典型肺炎"的病毒，2003年）。[47, 48]这份清单还没有包括诸如登革病毒、基孔肯亚病毒或者大流行性流感病毒之类很多年前就为现代医学界所熟知的病原体，到目前为止还没有针对它们的保护性疫苗出现。

几年前我跟随的一位上司曾是美国国防高级研究计划局的负责人，于是我被领进了生物恐怖主义（以及相应的公众保护对策的制定）的阴暗世界中。这个秘密机构是美国国防部的研发部门，引入了GPS（全球定位系统）技术、因特网和自动驾驶汽车，就像51区②及其前身一样。当时，美国政府还对2001年针对媒体和国会的炭疽病毒袭击事件心有余悸（我们如今知道这场攻击是由一名研发炭疽疫苗的军方人士发起的）。在下意识的反应中，美国政府斥巨资投入各种项目，比如2004年的《生物防御计划法》（Project BioShield Act），这项法案让政府投入了数十亿美元来支持针对恐怖袭击的对策研究。

在关于人为威胁的舆论喧嚣中，我的前上司平静地说了一句话：

---

① 莱姆病的病原体是伯氏疏螺旋体，一般经虫媒（蜱）传播。——编者注
② 51区（Area 51），指位于美国内华达州南部林肯郡的一个区域，这里有一个空军基地。此区被认为是秘密进行新的飞行器开发和测试的地方，以它命名的科幻电影广为传播。——编者注

"自然才是最恐怖的恐怖分子。"这一陈述精确反映了这样一个事实：新型传染病的出现并不需要怀有什么恶意，可能由自然和非自然环境相结合而产生。自然因素包括自发突变，能够让仅限于动物的病毒对人类产生兴趣（比如牛瘟变成了麻疹），或者猴子和人类的偶然相遇促进HIV传播，使艾滋病成为我们物种遭受的最致命疾病之一。同样地，流感病毒每隔几十年都会经历一次自然转变，从而产生一种新的病毒形式——至少好几代人都从没遇到过。与不那么致命的季节性流感形式（每年杀死3万~5万名美国人）不同的是，这些周期性、源于自然的大流行性流感病毒能杀死上千万甚至上亿人，也许在我们的全球化社会中甚至威胁到数十亿人。

让这些自然存在的问题更加复杂的是，人类活动正在同时改变未来可以预期的传染病传染率和传染源类型。例如，全球变暖扩大了热带传染性微生物和病媒生物（比如蚊子、蜱虫和蝙蝠）的活动范围。欠发达国家人口数量的增加，同时伴随着对携带传染性病原体的病媒生物活动的自然区域的侵入，使人们更有机会遇到长久以来一直存在的病原体，而且不知不觉中开心地为它们提供一顿大餐。让问题变得更严峻的还有城市化，以及旅行更快更方便，这一切都意味着某地发生的传染病能够在公共卫生系统注意到其存在之前广泛传播出去。没有任何例子能够比耐抗生素细菌更具有代表性地展示这些互相强化的危险因素。我们用这个例子来结束我们的故事，为它添上一笔讽刺性反转。

疫苗和孤独症：一种不同观点

耐药性感染的增长在近几十年中越来越为人所关注，而"后抗生素世界"的可能性正在快速转变为现实。正如我们之前已经讨论过的那样，对抗生素这类神奇药物的耐药性出现在20世纪40年代，随着它们的问世一同出现。耐药性是抗生素滥用的自然后果，再加上细菌倾向于交换用于编码耐药机制的质粒（让我们回想一下之前讲到的毒素–抗毒素关系）。这一系列行为的结果常常出现在新闻报道中，比如"超级细菌"（superbug）、食肉菌和许多不同疾病病原体的耐药株。其中最突出的耐药菌浪潮来自结核病菌。这些威胁昭示着曾被称为"肺痨"的疾病再度回归，它曾是世界上最致命的疾病之一，受害者包括埃莉诺·罗斯福、弗雷德里克·肖邦和乔治·奥威尔。

最后一位受害者在我们的故事中颇有奥威尔式的象征意义。正是产生抗生素的相同结构削弱了疫苗的应用，而这些疫苗往往能够预防我们如今面对的耐药性问题。让我们继续谈结核病的例子，莱昂·夏尔·阿尔贝·卡尔梅特是一名法国医生，曾经师从埃米尔·鲁学习细菌学，之后在巴斯德研究所位于西贡（今胡志明市，曾是法国在东南亚的殖民地印度支那的一部分）的分部工作。[49]在回到法国后，卡尔梅特开始研究我们今天所称的结核（分枝杆）菌。这种细菌由罗伯特·科赫发现，会导致肺痨（肺结核）。具体来讲，卡尔梅特和他的同事卡米耶·介朗开始在浸泡于甘油和胆汁中的土豆片上培养结核菌。通过10来年的重复操作（1908—1921），在这些条件下存活下来的细菌毒性被削弱了。[50]毒性弱化的卡介苗①在一开始的时候并非一帆风顺，1930年在德国吕贝克进行早期测试时导致72名婴儿死亡。[51]在追踪研究中，人们发现这些菌株在制造过程中被一种更加致命的天然结核菌污染，而更具侵略性的污染物导致了灾难。如此糟糕的开始无疑让许多医生和父母对卡介苗持谨慎态度。最终，在第二次世界大战期间及结束后

---

① 卡介苗（BCG）：以减毒的结核菌为菌株生产的疫苗，可用于预防结核菌感染。C和G分别为卡尔梅特和介朗的英文首字母。——编者注

几年内，抗生素的出现盖过了对卡介苗的需求。

抗生素的普适性和低廉价格使许多疫苗的吸引力减小。在有关创新性疫苗的分析研究中，我们发现疫苗所靶向的不同细菌病原体的数量在1900—1940年快速增长，之后基本没有变化，尽管人们越来越多地发现导致不同疾病的新型细菌。原本依赖新疫苗产品的研发和应用的制药行业转而积极接纳新型抗生素神药，20世纪50—80年代期间每年平均会出现三种新型抗生素，因此耐药性出现的可能性似乎并不比天塌下来的可能性大。

随着岁月的流逝，情况发生了变化。大量新型抗生素的出现，以及旧药的廉价销售导致同类药竞争日益激烈，让市场迅速崩溃。新药无法维持较高的价格，新抗生素的面市率直线下降。实际上，我们在华盛顿大学的研究揭示，从20世纪90年代开始，新抗生素的批准率下降了超过90%。与此同时，旧药滥用让耐药性细菌经历了达尔文为之自豪的自然选择。结果正如头条新闻所揭示的那样，大部分抗生素在未来将会效用有限。加剧这一问题的地方在于，开发早几代抗生素的专家和研究人员队伍已经大幅度萎缩。即使建立一种经济模式来支持新抗生素的研发，制药行业也越来越难抓住机遇。

让我们再回到结核病，对于它而言存在一种虽然不完美但适用的疫苗。然而，在抗生素时代结核病的低流行率也通常意味着，公共卫生官员不会按常规建议家长给自己的孩子接种卡介苗。随着结核病不断推动抗生素耐药性的发展，卡介苗的应用可能会被人们重新考虑。更好的是，新一代结核病疫苗能够改进一个世纪前在土豆片上研发出的疫苗的安全性和有效性，这点无疑能够实现。

真正具有讽刺意味的反转在于，疫苗还可能提供降低孤独症和发育障碍的发病率的机会。这个想法的意思是，可以将疫苗比作精准的手术刀，而相比之下抗生素是钝器。让我们扩充一下这个比喻，诸如卡介苗这样的结核病疫苗能够选择性消灭对人类没有任何益处的致病微生物，而青霉素则会一锤子打死致病微生物和人类微生物组中的有益微生物。

在一系列科学报告和最近一本写给普罗大众的书中，纽约大学人类微生物组计划主任马丁·布莱泽提出了一种理论，认为滥用抗生素的一个后果就是打乱了人体内正常的微生物组成。[52, 53]以幽门螺杆菌为例，布莱泽指出抗生素改变微生物组的方式，可以用他2014年出版的《消失的微生物》一书中一章的标题来解释：抗生素已经让很多人长得"又高又胖"，远远超过正常的健康预期水平。[54]其实，10多年来抗生素一直被用在家畜身上，在屠宰之前让它们增肥，并增大它们的整个体型（也导致了耐药细菌的演化）。同样地，布莱泽还推测发生改变的微生物组可能与孤独症及其他发育障碍的增加有关联。

正如我们之前所见，确定孤独症的任何致病原因都很复杂。过分简化的方法已经不断被绝望的父母和骗子反复滥用，以鼓吹孤独症与疫苗之间存在联系。因此，任何因果关系的论点主张都必须经过严格审查，严谨的同行评议所需的时间通常长达数年甚至几十年。无论如何，早期报告表明孤独症患者的微生物组与"健康人"的不一样。此外，粪便移植（将非疾病患者的健康肠道细菌移植入带病患者体内）有望改善孤独症患者的症状。有必要指出这项早期研究规模很小，样本量类似于韦克菲尔德用来支持自己虚假言论的研究，但前者有望不带偏见。我们还需要额外的研究来评估上述结论能否复现并扩大。

如果这些发现站得住脚，那么使用基于疫苗的"手术刀"来选择性地消灭致病细菌和病毒，可能比诸如抗生素之类化学疗法更具优势。实际上，20世纪80年代出现的第一批肺炎链球菌疫苗早已确立了首发优势。肺炎链球菌于1881年同时由路易·巴斯德和乔治·米勒·斯滕伯格（年轻的沃尔特·里德的指挥官）首次分离出来。这种病毒导致的疾病是当时全球第一杀手，1909年第一批针对它的原始疫苗被研发出来。到了20世纪80年代，疫苗已经得到了极大的改善，一个意外的后果是儿童抗生素的总体使用量下降了47%。[55]在一个面临由耐药细菌（比如艰难梭菌、铜绿假单胞菌）和其他细菌导致的传染病发病率不断增长的世界中，虽然目前人们用抗生素这种"钝器"进行治疗，但是新一代安全有效的疫苗能够通过降低对抗生素的总体需求，带来远超过预期用途的益处。

事情不会如此简单。通过本书的讲述，我们已经见证：几乎每一种新疫苗的应用都遭到了质疑，甚至是彻底的敌视。从第一次使用疫苗之前开始（人痘接种不属于这一范畴），疫苗就遭遇通常来自意外源头的阻力。恐惧从合理地反对人痘接种（本身致命）到毫无理性的恐惧——担心基于牛痘的疫苗会让接受者头上长角并开始伏地吃草。没有人能够预见针对百白破疫苗和破腮风疫苗的极端反应，因为反对声后面的动机可能基于捏造的数据或者隐秘的目的。

另外有一些让人意想不到的反应，包括指控用来根除宫颈癌这种性传播疾病的疫苗反而会促进滥交。也许最令人沮丧的反应来自许多本来相当聪明的人不做回应，他们选择不接种流感疫苗仅仅因为行程不便或者他们不喜欢针头（即使还有鼻内接种这一选项）。

因此，上面描绘的美好场景——以疫苗为手术刀选择性消灭特定的讨厌病原体，这种对未来的设想必须面对一些现实了。首先，许多新疫苗必须且确实应该接受详细审查，以保证其安全性。基于过去的经验（其中一些已经在本书中回顾过了），疫苗生产商要对自己带来的伤害负责，因为这些伤害长久以来一直盘踞在个人和群体的记忆中。鉴于免疫力往往持续数年，这可能要求广泛且昂贵的安全评估。

除此之外，疫苗必须有足够的有效性，而且在极端环境下我们必须权衡利弊后做出一定的妥协。我们已经在流行性腮腺炎疫苗的实例中见识过了。旧版本的流行性腮腺炎疫苗的有效时长缩短了，所以接受这种疫苗的人们在注射之后的短短几年内就容易受到感染。在当下的环境中，这种风险尤其高，因为反疫苗极端分子的错误力量让人们的群体免疫力逐渐崩溃。

反疫苗阻力虽小，但很危险，而且力量在不断增强。这具有一定的教育意义：必须更加谨慎地培训医生——尤其是儿科医生，让他们明白正确接种以及处理好恐惧心理的重要性（无论是理性的还是非理性的恐惧），因为他们会不可避免地遇到不了解情况的焦虑家长，而家长们可能从反疫苗游说者口中听来了不少不准确的信息。错误的谣言必须被清除干净，同时要将正确的信息传播出去。还要很谨慎地尊重患者（及其家长）的敏感情绪，同时向儿童乃至更广泛的人群传达出危险性，表明哪怕有一位家长没能让自己的孩子接种疫苗，也会产生重大的威胁。

公共卫生社区、立法者和监督者还面临着一项更为困难的挑战，如果他们想要重启正偃旗息鼓的疫苗产业就得克服它。立法者、监督者乃至全体公众应该设身处地站在疫苗生产商的角度考虑一下，哪怕只是简单地设想一下其处境，也至关重要。想象一下，如果你是一家大型制药公司的执行总裁，你要选择把有限的研发资金投向何处。你可以选择设计一种针对特定患病人群（比如癌症患者）的新药，这样药品的标价可高达五位数或六位数。这种药的研发平均需要10~15年，要耗费10亿美元。

另外，你还能研发针对某种传染病的疫苗。癌症药物是专门提供给需要治疗的病患的，而疫苗则是用在健康人身上，许多人用了之后可能这辈子都不会患上你努力预防的传染病。你努力研发的东西是一种旨在用到普罗大众身上的商品，而不是专门供给一小群需要它的患者。你的价格结构必须反映出这一点，这一事实就排除了五位数或六位数的定价。况且，你的定价假设可能不包括超出你控制之外的因素。例如，任何在接种疫苗时或者接种之后产生的副作用都可能会被归因于你的疫苗。虽然你花费大量的资源和时间来保证疫苗的安全性，但是一切可能会因为一系列巧合事件而毁于一旦，甚至还会有像安德鲁·韦克菲尔德这样的坏人故意破坏。这些想法（或者事实）无疑会缩小你的市场规模，还可能危及产品甚至公司的可持续发展。

只消花几分钟的时间思考一下种种决策，就很容易理解为什么制药商认为疫苗产品不如传统药物有吸引力。使问题更加复杂的是，药物研发界本身在快速萎缩，用于研发的资源也是如此，在很大程度上是因为产业整合意味着要防止效率持续降低。

那该怎么办呢？答案是一个词：激励。如果通过强化市场承诺，保证疫苗制造商能拥有稳定的市场，他们就更有可能去解决尚未得到满足的医疗需求。如果监督者和立法者在全国范围内要求进行疫苗接种，那么市场稳定性会有所保障。这些举措是保证群体免疫力持续保护人群的常识性方法。然而，老生常谈没有说错，这类常识性方法越来越被忽视，因为它要适应当前的疫苗强制接种趋势。现在实行的更自由主义的方式并没有坚持要求人们接种疫苗来预防可能威胁人群的疾病，相反，个人占据了主导地位：个人能够自我免除疫苗接种，或者干脆无视医生建议和公共卫生委员会的建议。实际上，从2017年起，被委任的美国公共卫生基础设施领导者主张将联邦政府长期以来一直承担的疫苗宣传工作转变为各个州各自的责任。[56]这么做可能为群体免疫力带来灾难。因为如我们在流行性腮腺炎事例中所见，它威胁到的不仅仅是做出不接种疫苗这个不明智决定的个体，而是整个群体。这种趋势必须得到逆转，既是为了保护人群，也是给生产商以保障，让他们对市场潜力有足够的信心，从而保证通过行业竞争进一步提高疫苗的安全性、有效性和广泛性，对抗我们如今面对的无数致病微生物。

　　面对许多层出不穷的疾病，还有那些因抗生素耐药性细菌而卷土重来的疾病，必须有额外的激励机制来鼓励创新者研发新型疫苗。以2014年的西非埃博拉病毒暴发为例，科学界和生物制药界的快速响应有助于快速识别病毒和测试疫苗，在疫情进一步扩大之前抓住罪魁祸首。一方面，大部分的工作属于亡羊补牢之举。另一方面，埃博拉危机证明了当机立断地（完全符合当时情况）激励试验性疗法和疫苗研究的价值。

　　未来疫苗的监督者和研发者能够从2014年的埃博拉危机中学到很多东西。首先，需要针对某些特定疫苗的研发设置激励机制，可以是被动的，比如保障市场的长期独占权；也可以是更加主动的，比如减免一部分研发具有特别重大需求的疫苗的组织的税收。这些激励机制确实能发挥作用，证据就是1983年美国国会通过《罕用药法案》（Orphan Drug Act）后几年内，很多针对低发病率疾病的药物出现了超速增长。[57]此外，促进疫苗生产商和流行病学界携手合作，也会让激励机制更强有力。例如，美国疾病控制与预防中心能够帮助确定疫苗研发所针对的病原体优先顺序。政府机构能够提供的激励机制包括诸如《罕用药法案》这样的法律条款，还有社会效益债券作为额外的激励。

　　1988年7月，经济学家龙尼·赫瑞希受邀出席澳大利亚农业经济学会驻新西兰分部在坎特伯雷的林肯大学举办的一场会议。[58]赫瑞希的专业领域是社会和环境政策，但是他的演讲产生的影响适用于许多其他领域。那年冬天他在演讲中提出，公共部门应该订立一份合同，向实现合同中事先约定成果的人支付费用。这个项目的美妙之处在于，付款方直到达到预定目标才会支出经费。这个概念就是所谓的"社会效益债券"或者"成功投资债券"，这个主题在接下来的几十年内都是学界热议的话题。它最终于2010年3月得到了测试，当时英国司法部部长杰克·斯特劳宣布发行一种效益债券，旨在奖励那些能够减少彼得伯勒监狱的累犯的创新者。[59]在6个月之内，一群投资人投入了500万英镑，以期收回800万英镑，这对当时银行利率低迷甚至偶尔跌到零以下的情况来说，利润相当吸引人。[60]

自英国大胆启用这个新项目起的数年内，社会效益债券的数量和范围已经扩大至不少私人、志愿者和公共部门组织。我们在此提议，社会效益债券框架能够作为解决新疫苗这一增长需求的有效方法之一。具体来说，通过设立一些方案来建立不同的项目流水线，确认和奖励在研发急需疫苗的过程中实现了既定目标的组织或个人。要是英国早一个世纪宣布这种项目，英国农民本杰明·杰斯提获得的奖励就不止一幅画和一封感谢信——感谢他研发并测试了第一支天花疫苗。

显然，需要调动政府激励和动员以应对紧急且重大的需求，比如埃博拉病毒的地区性暴发或者大流行性流感的全球风险。大部分政府机构（比如CDC和NIH）部署公共部门的速度较慢，其资源和能力也有限，需要保存实力来应对突发的重大事件。然而，像社会效益债券这样的新机制能够被采纳来解决其他重要需求，比如发现并测试改良的流行性腮腺炎疫苗。因为发现和了解传染病的科学创新速度已经达到了从未有过的高度，而且正呈指数级扩张，所以需要相应的金融手段创新和创业精神，在其他激励方面也是如此。如果我们希望阻止不可避免的灾难经常骚扰人类，就要付诸行动。

我们在故事的结尾又回到了起点。尽管所有的新老传染病层出不穷，但我们最大的感染风险可能仍然来自最古老的天然宿敌之一。你可能会回想起第2章中，美国和苏联各自同意保存一小瓶天花物质，一瓶在亚特兰大，另一瓶在莫斯科，这两瓶都可能在未来作为疫苗研发的源头。然而，很多猜测认为天花病毒的传播范围比这广泛得多。

1992年，一名苏联（今俄罗斯）哈萨克上校军官向美国申请政治庇护。这个要求似乎很奇怪，因为苏联一年前就解体了，不再是什么重大威胁了。但是，美国官员很快批准了这个哈萨克军官卡纳特詹·阿利别科夫（如今改名为肯·阿里别克）的庇护请求，因为阿里别克讲述的故事就算是伊恩·弗莱明在其最具创造力的时期也编造不出来。

阿里别克告诉负责接触他的美国中央情报局（CIA）人员，他是一名军事医学专家，在军阶升级之后，为苏联和后来的俄罗斯领导一个侵略性生化武器项目。具体来说，他的任务就是创造出能够用作战略性生化武器的微生物和毒素。阿里别克随后详细描述了生化武器项目，他们使用许多致命病原体的野生品种和人造的新型变异体，将其导致的疾病的杀戮能力和传播能力调整到最高。这些用作武器的致命病原体中就包括了天花和其变异体，用来突破西方社会的防御。阿里别克迅速抛弃了他在苏联接受的一切教育，投入了资本主义的怀抱。他提笔撰写回忆录，描述他作为生化武器研发者的过去，还成立了一家公司，旨在专门对抗他之前研发的可憎病原体。[61]

阿里别克讲的故事确实骇人听闻，但是老实说，可能不全是真的。始终有人质疑他的动机以及其陈述的真实性。然而，也许苏联和后来的俄罗斯并没有什么生化武器项目，但是有人使用自然或者人为改造的天花病毒这种可能性才真正让人害怕。因为既然人们已经认定天花被根除了，就根本没有人再接种天花疫苗，这样全世界反而要比几十年前的人们更容易感染天花。

即使阿里别克的故事毫无真实性，天花再次出现的风险也并非不可思议。例如，全球变暖已经让千年来一直冰冻的土地融化。于是，天花受害者的骸骨（尤其是那些埋葬在永久冻土中的）可能会不断回暖，直到其中被冷冻的病毒从尸骸中重生。更糟糕的是，对DNA序列的了解可能便于实验室中创造出弗兰肯斯坦式的病毒，给毫无防备的世界带来致命危害。

无论其源头是自然还是人为，天花病毒再次出现的可能都让美国及其西方同盟担心不已。再加上不断有报道称天花病毒一直存在于朝鲜和俄罗斯的军火研发库中，让问题雪上加霜。这种忧虑触发的警报让美国政府秘密推进天花对策，包括新疫苗的采用，比如2007年美国食品药品监督管理局批准的ACAM2000，这是一种由疾病控制与预防中心和国土安全部共同研发的疫苗。[62] ACAM2000在最后一次自然天花感染消失30年后获准上市，还被列入联邦政府管辖的库存之内，这都说明美国政府多多少少相信了阿里别克和其他人鼓吹的故事。这些事实也提醒我们，当我们面对传染性微生物的危险时，无论新旧，都只有使用安全有效的疫苗才能够控制或预防。至少，这些现实迫使我们认清疫苗已经挽救了无数人的性命，而且我们将要继续依赖这些神奇的物质，以保证我们能够避免未来的公共卫生灾难。

　　我写下本书的目的，是试图反映始终贯穿疫苗历史的两种互相抗衡的力量：希望和恐惧。这本书也以此为标题。从公共卫生角度来看，"希望"应该——而且在最终将会——凌驾于负面的情绪之上，因为现代科学早已具备实际可行且成本低廉的手段来预防（在极少数情况下能够彻底消灭）长期肆虐社会的瘟疫灾祸，其中主要就是天花。其他的成功范例包括对无数疾病的管控，这些疾病在历史上或杀死或致残无数最年轻、最脆弱的人。除此之外，在未来的几年中，我们也可能会消灭脊髓灰质炎。同样地，疫苗有潜力最终控制住大流行病灾难，比如腺鼠疫和流感，其中流感每隔10余年会卷土重来，削减全球数千万甚至数亿的人口。单单美国一地，每年就有3万~4万人死于流感，这还算"幸运之年"，也就是疫苗接种率高而且疫苗恰好匹配了在美国人中传播的病毒时。如果疫苗无法匹配正在传播的毒株，情况就会变得更糟，这样的情况会周期性出现；更加罕见的则是出现新型流感病毒。

正如我们所见，每一个疫苗成功案例都伴随着人们对它的质疑，甚至是公然的敌意。这样的恐惧从排斥本杰明·杰斯提开始，还有19世纪早期广为流传的观点：接种牛痘疫苗的人会头上长角，在田里吃草。我们也许能够原谅杰斯提同代人的谬论，因为他们基本上对疾病一无所知，更不用谈疫苗的概念了。实际上，杰斯提的大部分（甚至所有）同代人——哪怕是当时接受过最好培训的医生，在听到杰斯提为了保护自己的家人免受天花感染而用妻子脏兮兮的缝衣针接种时，面对这一大胆举动，即使不会主动去阻止他，也不免会惊讶地挑起眉毛。

现代疫苗否定者不再拥有宣称自己一无所知的借口。事实是存在的，这里值得重复一下已故参议员丹尼尔·帕特里克·莫伊尼汉的名言："每个人都有权发表自己的观点，但那不一定是事实。"事实表明，在全球范围内疫苗每年拯救了数百万人的生命。对这一事实的否定已经超过了常识的边界，如果医生决定不进行疫苗接种，就会被认为治疗不当。然而，实际情况并非如此，避免疫苗接种的决定往往来自家长，他们也许出自好意，但这样的决定极端自私。

为了证明这种自私行为的正当性，许多家长搬出了群体免疫力这一法宝。该理论提出，如果一群人中有一定比例的人拥有免疫力，那么自私地不接种疫苗的少数派也会受到庇护。但事实是，需要触发群体免疫力的人口比例因病原体而异，而且这个比例往往很高，要产生有效保护作用就得有99.9%以上的人具备免疫力。这一目标让人望而生畏，再加上有些家长面临额外的挑战：他们可能无法得到健康护理，或者没有资源让他们的孩子接受疫苗；更不要提相当一部分孩子无法接受免疫接种，因为这些孩子已经患有各种疾病，比如囊性纤维化，或者正接受儿童期癌症化疗。况且，一些文化群体（比如明尼阿波利斯市的索马里人社区）传统上长久以来抵制疫苗。还有疫苗否定者的捣乱，无疑加剧了挑战，让群体免疫力所要求的免疫阈值无法达到。结果，我们看到越来越多人感染上本可以被预防的疾病甚至死亡，这些正在上演的悲剧伤害了明尼苏达州未接种疫苗的儿童。

　　加剧这一问题的还有反疫苗运动。反疫苗运动已经成功削弱了百日咳疫苗的有效性，造成了持久的伤害。对于疫苗副作用的反应过度首先出现在日本，然后是英国，迫使有效疫苗产品被一种低效的、每两年要强化注射一次的产品取代。百日咳疫苗的弱化版本因此让上百万人以及未来几代人极易受百日咳这个人类的危险宿敌威胁。同一批孩子们（以及越来越多的成年人）正在开始意识到严重的后果。与此同时，麻疹、流行性腮腺炎和风疹发病率正在各大学校园飙升，因为正值反疫苗者的孩子们踏入大学校园的时候。

　　我们该怎么办？

　　我本人对疫苗未来的恐惧被这样一种希望盖了过去：躲在反疫苗运动背后的是无知，而不是恶意。无知能够被战胜，但是需要不懈努力。在一个由偶像崇拜主导的群体中，那些知名的疫苗否定者（比如詹妮·麦卡锡、查理·辛等）很容易传达他们所要表达的信息。实际上，他们中最高调的一位在2014年3月27日发表了推特："如果我是总统，我会推动合理的疫苗接种，但我不会允许对孩子大规模注射他们不该接受的：孤独症。"此人显然不知道疫苗和孤独症之间所谓的联系是编造的，他目前居住在宾夕法尼亚大道1600号（美国白宫所在地），在那里他负责监督美国国立卫生研究院以及疾病控制与预防中心，此外还有其他职责。

　　作为一名科学家，我相信事实最能反驳无知。事实需要持续地进行准确的传播，而且传播者要值得人们信任。只要记住这一点，公共卫生官员就应该考虑使用每条可能的途径——从医生到神职人员、老师甚至理发师——作为信息来源。这些人能够通过培训，接受疫苗背后的事实：真正的益处和可能的风险（是的，确实有风险，尽管非常罕见）。#MeToo（我也是）运动最初始于名人丑闻，随后勇敢的幸存者挺身而出，向大众讲出她们的故事。同样地，我们需要持续不断地传递出麻疹、流行性腮腺炎和风疹，以及其他疾病复发的风险。我们从#MeToo运动中了解了性侵行为在社会中无处不在，影响到很多妇女和女孩儿——无论贫穷还是富有，牵涉所有的种族。病原体也从不挑拣对象，我们只有理解了疫苗对群体健康有多么重要，才能阻止那些祸害我们先辈的致命病毒卷土重来。

其中尤为关键的是，我们要记住关于免疫接种的重要决定普遍由年轻的成年人做出，他们往往没有太多社会经验，而且非常容易受名人效应影响。因此，相应的对策应该瞄准诸如MTV（音乐电视）、社会事件和大部分如今年轻人使用的社交媒体此类途径。社交媒体应该被纳入针对青少年甚至20岁出头年轻人的教育运动中，让他们在生育前就及时了解疫苗的重要性。同样地，就像在产前护理时给准妈妈们开一些特殊的维生素一样，可以给她们提供需要传达的必要疫苗知识。

克服无知应该是一个相对简单的任务，因为反疫苗运动者所要吸引的主要人群并不是来自内城区（常有社会问题）或者乡村地区，而是由受过高等教育、家境富裕的人组成。在撰写本书的时候，我在公共场合被问及我的工作，并目睹小部分人在听到推广疫苗时惊恐的表情。然而，令人欣慰的是，如果继续交谈下去，就会发现那些传统的反疫苗者其实根本不知情，比如，他们不知道安德鲁·韦克菲尔德的数据是伪造的，而其他的反疫苗运动是毫无根据的空中楼阁。通过这些谈话，我很高兴地向他们传达了其实他们自己就能搜索到的关键词。我经常用本书引言中提到的"白色厢式卡车"的例子来应对人们的必然反应，作为回应"某某的孩子在接种疫苗后诊断出孤独症"的总结性证据。

只有积极介入而不是将反疫苗运动者排斥在外，我们才能传达事实真相，克服无知问题。实际上，这也是你正在阅读的这本书的写作目的。一位高调的反疫苗名人出现在2018年新年庆祝电视活动上，然后掀起了一股媒体狂潮，人们质疑既然她反对疫苗，怎么就会毫不犹豫地往自己脸上打致命的细菌神经毒素。其中的意义令人振奋。我相信，这反映了一股与反疫苗运动相左的力量在不断增长，这样不仅可以确保拯救更多人的性命，还能消除那些主要由恐惧带来的无知，正是这种恐惧让本杰明·杰斯提的邻居相信他的家人接种牛痘之后很快就会头上长角并满大街疯跑。

致谢

　　有很多人值得我报以最深的感谢。首先，最重要的是感谢我的家人，他们忍受了无数个我不在的夜晚，放弃了家庭欢乐时光，好让自私的我完成本书。我的妻子凯莉·卡莱斯–金奇居功至伟，她的理解值得盛赞。她一人承担家务，负责无数顿餐食，陪孩子们看电影，和他们交流；而我一门心思扑在了感染的牛群、脓液的来源或者不知名的历史人物上面，无暇他顾。同样地，我的女儿萨拉和儿子格兰特也给本书提供了写作灵感，两人大部分时候很有礼貌地听我滔滔不绝地讲述医学和历史琐事。我还要感谢如家人般的工作伙伴，包括我的上司、给我的专业研究带来灵感的霍尔登·索普博士，他鼓励我并帮助我拓宽我的事业，支持我们在圣路易斯市华盛顿大学生物技术创新研究中心的工作。我过去和现在的华盛顿大学团队，有许多杰出的研究员：丽贝卡·格里斯诺尔博士，康斯坦丁诺·席勒贝克，戴维·马内斯，梅雷迪思·赫德，瑞安·穆尔和托马斯·克雷宁。实际上，本书源自我所在中心的一个项目，我们是首支给迄今为止所有创新性疫苗分门别类的团队。

在我撰写《改变的良方》一书时，与已故的比尔·罗森的多次交谈也启发了我的工作。在经常长达几个小时的精彩讨论中，比尔鼓励我扩大研究范围，不要只局限于我当下关注的学术话题，多去了解一下研究背后的各色人物。比尔本人著有《查士丁尼的跳蚤》和《奇迹疗法》（*Miracle Cure*），这两本书设立的标杆是本书无法企及的。另外一位比尔的姓氏是布莱森，他也为如何向大众传达技术信息设立了标准。以我个人愚见，20世纪最杰出、阅读体验最愉快的书要数比尔·布莱森的《万物简史》，能与之一较高下的书只有已故作家卡尔·萨根的《宇宙》。我还要感谢我的代理人——三叉戟文媒集团（Trident Media Group）的唐·费尔，以及同样重要的飞马集团（Pegasus）的杰茜卡·凯斯。这是我第一本商业出版图书，而杰茜卡一直抱有非凡的耐心，向出版界介绍我这个不算特别优秀的学者。

最后，我要感谢另外一位赋予我灵感的人物，伦敦《星期日泰晤士报》的布赖恩·迪尔。在我与布赖恩为数不多的简短交流中，他讲述了他的故事：一个自认为对疫苗持怀疑态度者如何应用自己的深入调查技巧，一步步揭示隐藏在反疫苗运动背后的真相，而且不仅揭示了一次（百白破疫苗丑闻），几年后他还揭发了由安德鲁·韦克菲尔德主导的关于麻腮风疫苗的骗局——安德鲁利用了善良父母的恐惧心理。布赖恩的调查报告已经拯救了成千上万人的生命。除此之外，他不得不忍受被误导的少数头脑发热的反疫苗人士的言语攻击——甚至常常伴有暴力威胁。在令人不安的时代，专业知识遭到了本质上的质疑，基本事实受到了少数人的攻击，而我们的安全和自由则应越来越多地归功于少数像布赖恩这样英勇的调查记者。

引言

1.　M. V. Narayanan, K. K. Shimozaki, "Mumps Outbreak Grows to 5, Cases Suspected at Yale," *The Harvard Crimson*, http://www.thecrimson.com/article/2016/12/1/mumps-outbreak-fall-five-yale-cases/, 2016.

2.　A. Hviid, S. Rubin, K. Mühlemann, "Mumps," *The Lancet* 371(9616) (2008) 932–944.

3.　M. McKee, S. L. Greer, D. Stuckler, "What will Donald Trump's presidency mean for health? A scorecard," *The Lancet* 389(10070) (2017) 748–754.

4.　L. Garratt, "Donald Trump and the anti-vaxxer conspiracy theorists," *Foreign Policy*, http://foreignpolicy.com/2017/01/11/donald-trump-and-the-anti-vaxxer-conspiracy-theorists/, January 11, 2017.

5.　C. Davenport, "The White Box Truck That Wasn't," *Washington Post*, https://www.washingtonpost.com/archive/local/2002/11/18/the-white-box-truck-that-wasnt/bd5639ab-fc06-4312-99a2-12efe7ca6ddf/?utm_term=.000914c871f2, November, 18, 2002.

6.　A. Cannon, *23 Days of Terror: The Compelling True Story of the Hunt and Capture of the Beltway Snipers*, (New York: Simon and Schuster, 2010).

7.　A. M. Arvin, "Varicella-zoster virus," *Clinical Microbiology Reviews* 9(3) (1996) 361–381.

第 1 章　天花肆虐
从罗马到新大陆

1. W. L. MacDonald, *The Architecture of the Roman Empire: An Introductory Study*, (New Haven: Yale University Press, 1982).

2. W. Scheidel, "Roman population size: the logic of the debate" in *People, Land Politics: Demographic Developments and the Transformation of Roman Italy, 300 B.C. to 14 A.D.* ed. L. De Ligt and S. Northwood (Leiden: Brill, 2007).

3. E. Gibbon, *The history of the decline and fall of the Roman Empire*, ed. J.J. Tourneisen (London: T. Cadell, Strand, 1789).

4. U. Wilcken, *Alexander the Great*, (New York: W.W. Norton & Company, 1967).

5. P. Wheatley, "The Diadochi, or Successors to Alexander" in *Alexander the Great: A New History* ed. Waldemar Heckel (New York: John Wiley & Sons, 2009) 53–68.

6. M. Scott, *From Democrats to Kings: The Downfall of Athens to the Epic Rise of Alexander the Great*, (London: Icon Books Ltd, 2010).

7. U. Wilcken, *Alexander the Great*, (New York: WW Norton & Company, 1967).

8. J. C. Moore, *The History of the Small Pox*, (London: Longman, 1815).

9. D. Oldach, R. Richard, E. Borza, R. Benitez, "A mysterious death," *The New England Journal of Medicine* 338(24) (1998) 1764–9.

10. B. A. Cunha, "The death of Alexander the Great: malaria or typhoid fever?," *Infectious Disease Clinics* 18(1) (2004) 53–63.

11. P. Wheatley, "The Diadochi, or Successors to Alexander" in *Alexander the Great: A New History* ed. Waldemar Heckel (New York: John Wiley & Sons, 2009) 53–68.

12. R. A. Gabriel, *Hannibal: The Military Biography of Rome's Greatest Enemy*, (Lincoln, NE: Potomac Books, Inc., 2011).

13. Ibid.

14. M. A. Speidel. *The Encyclopedia of Ancient History* (New York: John Wiley & Sons, 2012).

15. J. F. Gilliam, "The plague under Marcus Aurelius," *The American Journal of Philology* 82(3) (1961) 225–251.

16. K. Harper, "Pandemics and passages to late antiquity: rethinking the plague of c. 249–270 described by Cyprian," *Journal of Roman Archaeology* 28 (2015) 223–260.

17. R. J. Littman, M. L. Littman, "Galen and the Antonine plague," *The American Journal of Philology* 94(3) (1973) 243–255.

18. R. McLaughlin, *Rome and the Distant East: Trade Routes to the Ancient Lands of Arabia, India and China*, (London: Bloomsbury Publishing, 2010).

19. R. J. Littman, M. L. Littman, "Galen and the Antonine plague," *The American Journal of Philology* 94(3) (1973) 243–255.

20. B. G. Niebuhr, M. Isler, *Niebuhr's Lectures on Roman History*, (Los Angeles: HardPress Publishing, 2012).

21. M. Aurelius, C. Gill, *Meditations*, (Oxford: Oxford University Press, 2013).

22. E. Gibbon, *The History of the Decline and Fall of the Roman Empire*, ed. J.J. Tourneisen (London: T. Cadell, Strand, 1789).

23. Y. Li, D. S. Carroll, S. N. Gardner, M. C. Walsh, E. A. Vitalis, I. K. Damon, "On the origin of smallpox: correlating variola phylogenics with historical

smallpox records," *Proceedings of the National Academy of Sciences* 104(40) (2007) 15787–15792.

24. D. R. Hopkins, "Ramses V: earliest know victim?," *World Health* (May, 1980), 220.

25. R. P. Duncan-Jones, "The impact of the Antonine plague," *Journal of Roman Archaeology,* 9 (1996) 108–136.

26. F. P. Retief, L. Cilliers, "The epidemic of Athens, 430–426 B.C.," *South African Medical Journal* 88(1) (1998) 50–53.

27. R. J. Littman, M. Littman, "The Athenian plague: smallpox," *Transactions and Proceedings of the American Philological Association*, 100 (1969), pp. 261–275.

28. M. J. Papagrigorakis, C. Yapijakis, P. N. Synodinos, E. Baziotopoulou-Valavani, "DNA examination of ancient dental pulp incriminates typhoid fever as a probable cause of the Plague of Athens," *International Journal of Infectious Diseases* 10(3) (2006) 206–214.

29. G. Hardin, "The tragedy of the commons," *Science* 162(3859) (1968) 1243–1248.

30. M. Menotti-Raymond, S. J. O'Brien, "Dating the genetic bottleneck of the African cheetah," *Proceedings of the National Academy of Sciences* 90(8) (1993) 3172–3176.

31. D. M. Hopkins, *The Bering Land Bridge*, (Redwood City, CA: Stanford University Press, 1967).

32. M. W. Pedersen, A. Ruter, C. Schweger, H. Friebe, R. A. Staff, K. K. Kjeldsen, M. L. Mendoza, A. B. Beaudoin, C. Zutter, N. K. Larsen, "Postglacial viability and colonization in North America's ice-free corridor," *Nature* 537(7618) (2016) 45–49.

33. A. Curry, "Coming to America," *Nature* 485(7396) (2012) 30.

34. S. R. Holen, T. A. Deméré, D. C. Fisher, R. Fullagar, J. B. Paces, G. T. Jefferson, J. M. Beeton, R. A. Cerutti, A. N. Rountrey, L. Vescera, "A 130,000-year-old archaeological site in southern California, USA," *Nature* 544(7651) (2017) 479–483.

35. P. Skoglund, S. Mallick, M. C. Bortolini, N. Chennagiri, T. Hünemeier, M. L. Petzl-Erler, F. M. Salzano, N. Patterson, D. Reich, "Genetic evidence for two founding populations of the Americas," *Nature* 525(7567) (2015) 104–108.

36. C. C. Mann, *1491: New Revelations of the Americas Before Columbus*, (New York: Knopf, 2005).

37. J. D. Daniels, "The Indian Population of North America in 1492," *The William and Mary Quarterly* 49(2) (1992) 298–320.

38. S. F. Cook, W. W. Borah, Essays in Population History: Mexico and the Caribbean, (Berkeley, CA: University of California Press, 1971).

39. T. E. Emerson, R. B. Lewis, *Cahokia and the Hinterlands: Middle Mississippian Cultures of the Midwest*, (Champaign, IL: University of Illinois Press, 1999).

40. A. W. Crosby, *The Columbian Exchange: Biological and Cultural Consequences of 1492*, (Westport, CT: Greenwood Publishing Group, 2003).

41. F. Fenner, D. Henderson, I. Arita, Z. Jezek, I. Ladnyi, *Smallpox and its Eradication* (Geneva: World Health Organization, 1988).

42. A. W. Crosby, *The Columbian Exchange: Biological and Cultural Consequences of 1492*, (Westport, CT: Greenwood Publishing Group, 2003).

43. J. Needham, "China and the Origins of Immunology" (Lecture, Centre of Asian Studies, University of Hong Kong, Hong Kong, November 9, 1980).

44.   J. B. Tucker, *Scourge: The Once and Future Threat of Smallpox* (New York: Grove Press, 2002).

45.   L. M. W. Montagu, *The Complete Letters of Lady Mary Wortley Montagu: 1708–1720*, ed. Robert Halsband (Oxford, UK: Clarendon Press, 1965).

46.   S. L. Plotkin, S. A. Plotkin, "A short history of vaccination," *Vaccines* 5 (2004) 1–16.

47.   G. Miller, "Putting Lady Mary in her place: a discussion of historical causation," *Bulletin of the History of Medicine* 55(1) (1981) 2.

48.   A. M. Behbehani, "The smallpox story: life and death of an old disease," *Microbiological Reviews*, 47(4) (1983) 455.

49.   K. Silverman, *The Life and Times of Cotton Mather* (New York: Harper Collins, 1984).

50.   T. H. Brown, "The African connection: Cotton Mather and the Boston smallpox epidemic of 1721–1722," *Journal of the American Medical Association,* 260(15) (1988) 2247–2249.

51.   E. W. Herbert, "Smallpox inoculation in Africa," *The Journal of African History* 16(04) (1975) 539–559.

52.   N. Sublette, C. Sublette, *American Slave Coast: A History of the Slave-Breeding Industry* (Chicago: Chicago Review Press, 2015).

53.   E. W. Herbert, "Smallpox inoculation in Africa," *The Journal of African History* 16(04) (1975) 539–559.

54.   A. Boylston, "The origins of inoculation," *Journal of the Royal Society of Medicine* 105(7) (2012) 309–313.

55.   G. L. Kittredge, *Some Lost Works of Cotton Mather* (Cambridge, MA: John Wilson and Son, 1912).

56.   L. H. Toledo-Pereyra, Zabdiel Boylston. "First American surgeon of the English colonies in North America," *Journal of Investigative Surgery,* 19(1) (2006) 5–10.

57.   T. H. Brown, "The African connection: Cotton Mather and the Boston smallpox epidemic of 1721–1722," *Journal of the American Medical Association* 260(15) (1988) 2247–2249.

58.   G. L. Kittredge, *Some Lost Works of Cotton Mather* (Cambridge, MA: John Wilson and Son, 1912).

59.   T. H. Brown, "The African connection: Cotton Mather and the Boston smallpox epidemic of 1721–1722," *Journal of the American Medical Association* 260(15) (1988) 2247–2249.

60.   Ibid.

第 2 章　彻底根除
从人痘到牛痘接种

1.   B. Schaefer, "Campaign 2016's Theme: A Pox On Both Your Houses." *The Blaze,* March 7, 2016, Web. February 17, 2018.

2.   E. Jenner, "Observations on the natural history of the cuckoo. By Mr. Edward Jenner. In a letter to John Hunter, Esq. FRS," *Philosophical Transactions of the Royal Society of London* 78 (1788) 219–237.

3.   P. M. Dunn, "Dr Edward Jenner (1749–1823) of Berkeley, and vaccination against smallpox," *Archives of Disease in Childhood.* 74(1) (1996) F77–F78.

4.   S. Riedel, "Edward Jenner and the history of smallpox and vaccination," *Proceedings of the Baylor University Medical Center*, 18(1) (2005) 21–25.

5. E. Jenner, *An Inquiry into the Causes and Effects of the Variolae Vaccinae, a Disease Discovered in Some of the Western Counties of England, Particularly Gloucestershire, and Known by the Name of the Cow Pox* (London: D.M. Shury, 1801).

6. "America Invents Act of 2011," Pub. L. No. 112–29, 125 Stat. 284 *through* 125 Stat. 341 (2011).

7. R. Jesty, G. Williams, "Who invented vaccination?" *Malta Medical Journal* 23(02) (2011) 29.

8. Thucydides, *History of the Peloponnesian War*, ed. M.I. Finley (London: Penguin Classics, 1972).

9. D. Van Zwanenberg, "The Suttons and the business of inoculation," *Medical History* 22(01) (1978) 71–82.

10. D. R. Flower, *Bioinformatics for Vaccinology* (London: John Wiley & Sons, 2008).

11. G. Peachey, "John Fewster, an unpublished chapter in the history of vaccination," *Annals in the History of Medicine,* 1 (1929) 229–40.

12. B. Knollenberg, "General Amherst and germ warfare," *The Mississippi Valley Historical Review* 41(3) (1954) 489–494.

13. R. Jesty, G. Williams, "Who invented vaccination?" *Malta Medical Journal* 23(02) (2011) 29.

14. L. Thurston, G. Williams, "An examination of John Fewster's role in the discovery of smallpox vaccination," *The Journal of the Royal College of Physicians of Edinburgh*, 45(2) (2014), 173–9.

15. D. A. Kronick, "Medical publishing societies in eighteenth-century Britain," *Bulletin of the Medical Library Association* 82(3) (1994) 277.

16. J. Hammarsten, W. Tattersall, J. Hammarsten, "Who discovered smallpox vaccination? Edward Jenner or Benjamin Jesty?" *Transactions of the American Clinical and Climatological Association* 90 (1979) 44.

17. Wikipedia, Pilt Carin Ersdotter. https://en.wikipedia.org/wiki/Pilt_Carin_Ersdotter, 2017).

18. J. T. Davies, L. Janes, A. Downie, "Cowpox infection in farmworkers," *The Lancet* 232(6018) (1938) 1534–1538.

19. R. Jesty, G. Williams, "Who invented vaccination?" *Malta Medical Journal* 23(02) (2011) 29.

20. J. T. Davies, L. Janes, A. Downie, "Cowpox infection in farmworkers," *The Lancet* 232(6018) (1938) 1534–1538.

21. R. Jesty, G. Williams, "Who invented vaccination?" *Malta Medical Journal* 23(02) (2011) 29.

22. J. F. Hammarsten, W. Tattersall, J. E. Hammarsten, "Who discovered smallpox vaccination? Edward Jenner or Benjamin Jesty?" *Transactions of the American Clinical and Climatological Association* 90 (1979) 44.

23. P. J. Pead, "Benjamin Jesty: new light in the dawn of vaccination," *The Lancet* 362(9401) (2003) 2104–2109.

24. Ibid.

25. Ibid.

26. P. Hyland, *Purbeck: The Ingrained Island*, (Dove Cote, UK: Dovecote Press, 1978).

27. R. Jesty, G. Williams, "Who invented vaccination?" *Malta Medical Journal* 23(02) (2011) 29.

28. P. J. Pead, "Benjamin Jesty: new light in the dawn of vaccination," *The Lancet* 362(9401) (2003) 2104–2109.

29. P. C. Plett, "Peter Plett and other discoverers of cowpox vaccination before Edward Jenner," *Sudhoffs Archive*, 90(2) (2006), 219–32.

30. L. Thurston, G. Williams, "An examination of John Fewster's role in the discovery of smallpox vaccination," *The Journal of the Royal College of Physicians of Edinburgh*, 45(2) (2014), 173–9.

31. G. Williams, *Angel of Death: The Story of Smallpox* (New York: Springer, 2010).

32. E. Jenner, *An Inquiry into the Causes and Effects of the Variolae Vaccinae, a Disease Discovered in Some of the Western Counties of England, Particularly Gloucestershire, and Known by the Name of the Cow Pox* (London: D.M. Shury, 1801).

33. P. J. Pead, "Benjamin Jesty: new light in the dawn of vaccination," *The Lancet* 362(9401) (2003) 2104–2109.

34. Ibid.

35. R. Southey, C. C. Southey, *The Life of the Rev. Andrew Bell. Prebendary of Westminster, and Master of Sherburn Hospital, Durham. Comprising the History of the Rise and Progress of the System of Mutual Tuition*, (London: J. Murray, 1844).

36. J. F. Hammarsten, W. Tattersall, J. E. Hammarsten, "Who discovered smallpox vaccination? Edward Jenner or Benjamin Jesty?" *Transactions of the American Clinical and Climatological Association* 90 (1979) 44.

37. P. J. Pead, "Benjamin Jesty: new light in the dawn of vaccination," *The Lancet* 362(9401) (2003) 2104–2109.

38. J. E. McCallum, *Military Medicine: From Ancient Times to the 21st Century*, (Santa Barbara, CA: ABC–CLIO, 2008).

39. A. Aly, "Smallpox," *New England Journal of Medicine* 335(12) (1996) 900–902.

40. J. E. McCallum, *Military Medicine: From Ancient Times to the 21st Century*, (Santa Barbara, CA: ABC–CLIO, 2008).

41. J. A. Nixon, "British Prisoners Released by Napoleon at Jenner's Request," *Proceedings of the Royal Society of Medicine*, 32(8) (1939) 877–83.

42. "Jenner & Napoleon," *Nature* 144 (1939) 278.

43. J. Baron, *The Life of Edward Jenner: With Illustrations of His Doctrines, and Selections from His Correspondence*, (London: Henry Colburn, 1838).

44. D. R. Hopkins, *The Greatest Killer: Smallpox in History* (Chicago: University of Chicago Press, 2002).

45. J. D. Rolleston, "The Smallpox Pandemic of 1870–1874," *Proceedings of the Royal Society of Medicine* 27(2) (1933) 177–92.

46. T. Jefferson, To Dr. Edward Jenner, Monticello, May 14, 1806.

47. M. P. Ravenel. "How the President, Thomas Jefferson, and Doctor Benjamin Waterhouse established vaccination as a public health procedure," *American Journal of Public Health*, 27(11) (1936) 1183–4.

48. J. E. McCallum, *Military Medicine: From Ancient Times to the 21st Century*, (Santa Barbara, CA: ABC–CLIO, 2008).

49. J. Voss, N. E. Gratton "American Academy of Arts and Sciences." In *Encyclopedia of Education* ed. J. W. Guthrie (New York: Macmillan Reference, 2003).

50. B. Waterhouse, "Variolae Vaccinae," *The Columbian Sentinel*, Boston, March 12, 1799.

51. H. Bloch, "Benjamin Waterhouse (1754–1846): the nation's first vaccinator," *American Journal of Diseases of Children* 127(2) (1974) 226–229.
52. B. S. Leavell, "Thomas Jefferson and smallpox vaccination," *Transactions of the American Clinical and Climatological Association* 88 (1977) 119.
53. J. B. Blake, "Benjamin Waterhouse and the introduction of vaccination," *Reviews of Infectious Diseases* 9(5) (1987) 1044–1052.
54. M. P. Ravenel. "How the President, Thomas Jefferson, and Doctor Benjamin Waterhouse established vaccination as a public health procedure," *American Journal of Public Health*, 27(11) (1936) 1183–4.
55. E. A. Underwood, "Edward Jenner, Benjamin Waterhouse, and the Introduction of Vaccination into the United States," *Nature* 163 (1949) 823–828.
56. B. S. Leavell, "Thomas Jefferson and smallpox vaccination," *Transactions of the American Clinical and Climatological Association* 88 (1977) 119.
57. Ibid.
58. M. P. Ravenel. "How the President, Thomas Jefferson, and Doctor Benjamin Waterhouse established vaccination as a public health procedure," *American Journal of Public Health*, 27(11) (1936) 1183–4.
59. B. S. Leavell, "Thomas Jefferson and smallpox vaccination," *Transactions of the American Clinical and Climatological Association* 88 (1977) 119.
60. Monticello.org, "Invisible Heroes: Battling Smallpox." (2017).
61. K. B. Patterson, T. Runge, "Smallpox and the Native American," *American Journal of the Medical Sciences* 323(4) (2002) 216–222.
62. Anonymous, "Emery Called Incompetent; Brooklyn Health Commmissioner Accused by Dr. Barney," *New York Times*, September 14, 1894. Page 9. Print.
63. J. K. Colgrove, "Between persuasion and compulsion: smallpox control in Brooklyn and New York, 1894–1902," *Bulletin of the History of Medicine* 78(2) (2004) 349–378.
64. F. Fenner, D. Henderson, I. Arita, Z. Jezek, I. Ladnyi, *Smallpox and its Eradication* (Geneva: World Health Organization, 1988).
65. J. Gillray, The Cow-Pock-or-the Wonderful Effects of the New Inoculation! (1802) Etching. British Museum, London.
66. M. R. Leverson, "Biographical Memoir of Mr. Wm. Tebb," *The Homoeopathic Physician: A Monthly Journal of Medical Science* 19 (1899) 407–417.
67. W. Tebb, *Compulsory Vaccination in England*, (London: E.W. Allen, 1884).
68. D.-L. Ross, "Leicester and the anti-vaccination movement, 1853–1889," *Transactions of the Leicester Archaeological and Historical Society* 43 (1967) 35–44.
69. A. Allen, *Vaccine: The Controversial Story of Medicine's Greatest Lifesaver*, (New York: WW Norton & Company, 2007).
70. E. B. Glenn, *Bryn Athyn Cathedral: The Building of a Church*, (Bryn Athyn, PA: Bryn Athyn Church of New Jerusalem, 1971).
71. G. Williams, *Angel of Death: The Story of Smallpox* (New York: Springer, 2010).
72. R. D. Johnston, *The radical middle class: Populist democracy and the question of capitalism in progressive era Portland, Oregon*, (Princeton, NJ: Princeton University Press, 2003).
73. American Medical Association Bureau of Investigation, "The Propaganda for Reform," *Journal of the American Medical Association* 79(1) (1922) 395–398.

74. U. Sinclair, *The Jungle* (New York: Doubleday, Jabber & Company, 1906).

75. American Medical Association Bureau of Investigation, "The Propaganda for Reform," *Journal of the American Medical Association* 79(1) (1922) 395–398.

76. A. P. Greeley, *The Food and Drugs Act, June 30, 1906: A Study with Text of the Act, Annotated, the Rules and Regulations for the Enforcement of the Act, Food Inspection, Decisions and Official Food Standards*, (New York: J. Byrne, 1907).

77. American Medical Association Bureau of Investigation, "The Propaganda for Reform," *Journal of the American Medical Association* 79(1) (1922) 395–398.

78. D. R. Hopkins, *The Greatest Killer: Smallpox in History* (Chicago: University of Chicago Press, 2002).

79. J. Colgrove, R. Bayer, "Manifold restraints: liberty, public health, and the legacy of *Jacobson v Massachusetts*," *American Journal of Public Health* 95(4) (2005) 571–576.

80. I. Weinstein, "An outbreak of smallpox in New York City," *American Journal of Public Health and the Nations Health* 37(11) (1947) 1376–1384.

81. J. Oppenheimer, "The Panic of 1947." *The Daily Beast,* September 19, 2009. Web. February 4, 2018.

82. C. Franco-Paredes, L. Lammoglia, J. I. Santos-Preciado, "The Spanish royal philanthropic expedition to bring smallpox vaccination to the New World and Asia in the 19th century," *Clinical Infectious Diseases* 41(9) (2005) 1285–1289.

83. J. J. Esposito, S. A. Sammons, A. M. Frace, J. D. Osborne, M. Olsen-Rasmussen, M. Zhang, D. Govil, I. K. Damon, R. Kline, M. Laker, Y. Li, G. L. Smith, H. Meyer, J. W. Leduc, R. M. Wohlhueter, "Genome sequence diversity and clues to the evolution of variola (smallpox) virus," *Science* 313(5788) (2006) 807–12.

84. J. Rhodes, *The End of Plagues: The Global Battle Against Infectious Disease* (London: Macmillan,2013).

85. D. Henderson, *Smallpox: The Death of a Disease. The Inside Story of Eradicating a Worldwide Killer* (Amherst, NY: Prometheus Books, 2009).

86. Editorial Board: "D. A. Henderson and the triumph of science," *St Louis Post-Dispatch*, St Louis, MO, August 23, 2016. Web. February 14, 2018.

87. Obituaries, "Donald Henderson, epidemiologist who helped to eradicate smallpox," *The Telegraph*, London, August 21, 2016. Web. February 14, 2018.

88. F. Fenner, D. Henderson, I. Arita, Z. Jezek, I. Ladnyi, *Smallpox and its Eradication* (Geneva: World Health Organization, 1988).

89. Ibid.

90. Ibid.

91. A. C. Madrigal, "The Last Smallpox Patient on Earth," *The Atlantic*, New York, December 9, 2013. Web. February 14, 2018.

92. J. Donnelly, "Polio: A Fight in a Lawless Land," *Boston Globe*, Boston, February 27, 2006. Web. February 14, 2018.

93. "The End of Smallpox," *Rx for Survival, Public Broadcasting Service.* WGBH, Boston. http://www.pbs.org/wgbh/rxforsurvival/series/diseases/smallpox.html (2005).

94. A. C. Madrigal, "The Last Smallpox Patient on Earth," *The Atlantic*, New York, December 9, 2013. Web. February 14, 2018.

95. Ibid.

96. S. Kotar, J. Gessler, *Smallpox: A History* (Jefferson, NC: McFarland, 2013).

97. M. Lockley, "The smallpox death that locked down Birmingham could have been avoided," *Birmingham Mail*, Birmingham, England, May 15, 2016. Web. February 14, 2018.

98. R. Shooter, *Report of the Investigation into the Cause of the 1978 Birmingham Smallpox Occurrence* (London: Her Majesty's Stationery Office, 1980).

99. T. H. Flewett, "The clinical and laboratory diagnosis of variola minor (alastrim)," *The British Journal of Clinical Practice* 24(9) (1970) 397–402.

100. A. Geedes, "Alasdair Geddes—Emeritus Professor of Infection in the School of Medicine, University of Birmingham, UK." Interview by Pam Das, *The Lancet.* 4(1) (2004) 54–7.

101. R. Shooter, *Report of the Investigation into the Cause of the 1978 Birmingham Smallpox Occurrence* (London: Her Majesty's Stationery Office, 1980).

102. Ibid.

103. M. Lockley, "The smallpox death that locked down Birmingham could have been avoided," *Birmingham Mail*, Birmingham, England, May 15, 2016. Web. February 14, 2018.

104. R. Shooter, *Report of the Investigation into the Cause of the 1978 Birmingham Smallpox Occurrence* (London: Her Majesty's Stationery Office, 1980).

105. Ibid.

106. B. W. Mahy, J. W. Almond, K. I. Berns, R. M. Chanock, D. K. Lvov, R. K. Pettersson, H. G. Schatzmeyer, F. Fenner, "The remaining stocks of smallpox virus should be destroyed," *Science* 262(5137) (1993) 1223–1225.

第 3 章　重重戒备
人体免疫系统的演化

1. J. D. Haller, "Guy de Chauliac and his Chirurgia Magna," *Surgery* 55 (1964) 337.

2. G. de Chauliac, *Inventarium sive Chirurgia Magna* (Leiden: E. J. Brill, 1997).

3. D. A. Watters, "Guy de Chauliac: pre-eminent surgeon of the Middle Ages," *ANZ Journal of Surgery* 83(10) (2013) 730–734.

4. Ibid.

5. P. Prioreschi, *A History of Medicine* (Lewiston NY: Edwin Mellen, 2003).

6. J. R. Strayer, *The Reign of Philip the Fair* (Princeton, NJ: Princeton University Press, 1980).

7. J. Burnes, *Sketch of the History of Knights Templars* (London: Blackwood, 1840).

8. R. L. Poole, *Wycliffe and Movements for Reform*, (London: Longmans, Green, and Company, 1889).

9. W. J. Reardon, *The Deaths of the Popes: Comprehensive Accounts, Including Funerals, Burial Places and Epitaphs*, (Jefferson, NC: McFarland, 2004).

10. J. D. Haller, "Guy de Chauliac and his Chirurgia Magna," *Surgery* 55 (1964) 337.

11. J. Enselme, "Commentaries on the great plague of 1348 in Avignon," *La Revue Lyonnaise de Medecine* 17(18) (1969) 697–710.

12. D. A. Watters, "Guy de Chauliac: pre-eminent surgeon of the Middle Ages," *ANZ Journal of Surgery* 83(10) (2013) 730–734.

13. G. de Chauliac, *Inventarium sive Chirurgia Magna* (Leiden: E. J. Brill, 1997).

14. F. Adams, *The Genuine Works of Hippocrates*, (London: Sydenham Society, 1849).

15. S. A. Eming, T. Krieg, J. M. Davidson, "Inflammation in wound repair: molecular and cellular mechanisms," *Journal of Investigative Dermatology* 127(3) (2007) 514–525.

16. M. Lindemann, *Medicine and Society in Early Modern Europe* (Cambridge, UK: Cambridge University Press, 2010).

17. S. B. Nuland, *Doctors: The Biography of Medicine* (New York: Vintage, 1995).

18. K. S. Makarova, Y. I. Wolf, E. V. Koonin, "Comparative genomics of defense systems in archaea and bacteria," *Nucleic Acids Research* 41(8) (2013) 4360–4377.

19. R. D. Magnuson, "Hypothetical functions of toxin-antitoxin systems," *Journal of Bacteriology* 189(17) (2007) 6089–6092.

20. W. C. Summers, "Bacteriophage research: Early history," in *Bacteriophages: Biology and applications* ed. E. Kutter, A. Sulakvelidze (Boca Raton, FL: CRC Press, 2005), 5–27.

21. M. S. Kinch, *A Prescription For Change: The Looming Crisis in Drug Discovery,* (Chapel Hill, NC: UNC Press, 2016).

22. K. S. Makarova, Y. I. Wolf, E. V. Koonin, "Comparative genomics of defense systems in archaea and bacteria," *Nucleic Acids Research* 41(8) (2013) 4360–4377.

23. F. A. Ran, P. D. Hsu, J. Wright, V. Agarwala, D. A. Scott, F. Zhang, "Genome engineering using the CRISPR-Cas9 system," *Nature Protocols* 8(11) (2013) 2281–2308.

24. A. V. Wright, J. K. Nuñez, J. A. Doudna, "Biology and applications of CRISPR systems: Harnessing nature's toolbox for genome engineering." *Cell.* 164(1–2) (2016): 29–44.

25. L. Margulis, *Symbiosis in Cell Evolution: Life and its Environment on the Early Earth,* (New York: W.H. Freeman and Co., 1981).

26. T. C. Bosch, R. Augustin, F. Anton-Erxleben, S. Fraune, G. Hemmrich, H. Zill, P. Rosenstiel, G. Jacobs, S. Schreiber, M. Leippe, "Uncovering the evolutionary history of innate immunity: the simple metazoan Hydra uses epithelial cells for host defence," *Developmental & Comparative Immunology* 33(4) (2009) 559–569.

27. T. C. Bosch, "Cnidarian-microbe interactions and the origin of innate immunity in metazoans," *Annual Review of Microbiology* 67 (2013) 499–518.

28. A. Isaacs, J. Lindenmann, "Virus interference. I. The interferon," *Proceedings of the Royal Society of London.* 147(927) (1957) 258–67.

29. A. Isaacs, J. Lindenmann, R. C. Valentine, "Virus interference. II. Some properties of interferon," *Proceedings of the Royal Society of London,* 147(927) (1957) 268–273.

30. T. Taniguchi, "Aimez-vous Brahms? A story capriccioso from the discovery of a cytokine family and its regulators," *Nature Immunology* 10(5) (2009) 447.

31. E. De Maeyer, J. F. Enders, "An Interferon Appearing in Cell Cultures Infected with Measles Virus," *Proceedings of the Society for Experimental Biology and Medicine* 107(3) (1961) 573–578.

32. E. Baron, S. Narula, "From cloning to a commercial realization: Human alpha interferon," *Critical Reviews in Biotechnology,* 10 (1990), 179–90.

33. K. Sikora, "Does interferon cure cancer?" *British Medical Journal* 281(6244) (1980) 855.

34. M. F. Flajnik, M. Kasahara, "Origin and evolution of the adaptive immune system: genetic events and selective pressures," *Nature Reviews.* 11(1) (2010) 47–59.

35. W. F. Bynum, *Science and the Practice of Medicine in the Nineteenth Century,* (Cambridge, UK: Cambridge University Press, 1994).

36. M. M. Shoja, R. S. Tubbs, M. Loukas, G. Shokouhi, M. R. Ardalan, "Marie-François Xavier Bichat (1771–1802) and his contributions to the foundations of

pathological anatomy and modern medicine," *Annals of Anatomy-Anatomischer Anzeiger* 190(5) (2008) 413–420.

37. Ibid.

38. G. A. Lindeboom, "François Joseph Victor Broussais; 1772–1838," *Nederlands Tijdschrift Voor Geneeskunde*, 99(13) (1955), 955–63.

39. J. F. Lobstein, *A Treatise on the Structure, Functions and Diseases of the Human Sympathetic Nerve* (Philadelphia, PA: JG Auner, 1831).

40. I. S. Whitaker, J. Rao, D. Izadi, P. Butler, "Historical Article: Hirudo medicinalis: ancient origins of, and trends in the use of medicinal leeches throughout history," *British Journal of Oral and Maxillofacial Surgery* 42(2) (2004) 133–137.

41. S. I. Hajdu, "The discovery of blood cells," *Annals of Clinical & Laboratory Science* 33(2) (2003) 237–238.

42. G. Andral, *Précis d'Anatomie Pathologique*, (Brussels: Societe Typographique Belge, 1837).

43. L. Doyle, "Gabriel Andral (1797–1876) and the first reports of lymphangitis carcinomatosa," *Journal of the Royal Society of Medicine* 82(8) (1989) 491.

44. A. Kay, "The early history of the eosinophil," *Clinical & Experimental Allergy* 45(3) (2015) 575–582.

45. J. J. Beer, *The Emergence of the German Dye Industry* (Urbana, IL: University of Illinois Press, 1959).

46. C. Weigert, "Über die pathologischen Gerinnungsvorgänge," *Archiv für pathologische Anatomie und Physiologie und für klinische Medicin* 79(1) (1880) 87–123.

47. P. Valent P, B. Groner, U. Schumacher, G. Superti-Furga, M. Busslinger, R. Kralovics, C. Zielinski, J. M. Penninger, D. Kerjaschki, G. Stingl, J. S. Smolen, R. Valenta, H. Lassmann, H. Kovar, U. Jäger, G. Kornek, M. Müller, F. Sörgel. "Paul Ehrlich (1854–1915) and his contributions to the foundation and birth of translational medicine." *Journal of Innate Immunity,* 8 (2016), 111–20.

48. F. H. Garrison, "Edwin Klebs (1834-1913)," *Science* 38(991) (1913) 920–921.

49. G. A. Silver, "Virchow, the heroic model in medicine: health policy by accolade," *American Journal of Public Health* 77(1) (1987) 82–88.

50. H. Schramm-Macdonald, *Ein Pereat den Duellen!: Zugleich ein Beitrag zur Geschichte des Duells*, (Leipzig, Denicke, 1869).

51. R. Austrian, "The Gram stain and the etiology of lobal pneumonia, an historical note," *Bacteriological Reviews* 24(3) (1960) 261–265.

52. A. Kay, "The early history of the eosinophil," *Clinical & Experimental Allergy* 45(3) (2015) 575–582.

53. T. D. Brock, *Robert Koch: A Life in Medicine and Bacteriology* (Washington: National Society for Microbiology, 1999).

54. R. Koch, "Investigations into bacteria: V, The etiology of anthrax, based on the ontogenesis of Bacillus anthracis." *Cohns Beitrage zur Biologie der Pflanzen* 2(2) (1876) 277–310.

55. T. D. Brock, *Robert Koch: A Life in Medicine and Bacteriology* (Washington D.C.: American Society for Microbiology, 1999).

56. W. Hesse, D. Gröschel, "Walther and Angelina Hesse-early contributors to bacteriology," *American Society for Microbiology News* 58(8) (1992) 425–428.

57.   R. Edwards, "Poison-tip umbrella assassination of Georgi Markov reinvestigated," *The Telegraph (London)*, June 19, 2008. Web. February 14, 2018.

58.   V. Kostov, *The Bulgarian Umbrella, The Soviet direction and Operations of the Bulgarian secret service in Europe.* ed. B. Reynolds. (New York: Harvester, 1988).

59.   J. R. Tisoncik, M. J. Korth, C. P. Simmons, J. Farrar, T. R. Martin, M. G. Katze, "Into the eye of the cytokine storm," *Microbiology and Molecular Biology Reviews* 76(1) (2012) 16–32.

60.   P. J. Bjorkman, M. Saper, B. Samraoui, W. S. Bennett, J. L. Strominger, D. Wiley, "Structure of the human class I histocompatibility antigen, HLA-A2," *Nature* 329(6139) (1987) 506–512.

61.   R. H. Schwartz, "T cell anergy," *Annual Review of Immunology* 21(1) (2003) 305–334.

62.   E. M. Leroy, P. Rouquet, P. Formenty, S. Souquiere, A. Kilbourne, J.-M. Froment, M. Bermejo, S. Smit, W. Karesh, R. Swanepoel, "Multiple Ebola virus transmission events and rapid decline of central African wildlife," *Science* 303(5656) (2004) 387–390.

63.   H. Fausther-Bovendo, S. Mulangu, N. J. Sullivan, "Ebolavirus vaccines for humans and apes," *Current Opinion in Virology* 2(3) (2012) 324–329.

第 4 章　细菌
亦敌亦友的共生者

1.   M. T. Varro, *Delphi Complete Works of Varro.* ed. H. B. Ash. (East Sussex, UK: Delphi Classics, 2017).

2.   G. Rosen, P. J. Imperato, *A History of Public Health* (Baltimore: Johns Hopkins University Press, 2015).

3.   V. Nutton, "The reception of Fracastoro's Theory of contagion: the seed that fell among thorns?" *Osiris* 6 (1990) 196–234.

4.   L. J. Snyder, *Eye of the Beholder: Johannes Vermeer, Antoni Van Leeuwenhoek, and the Reinvention of Seeing* (New York: WW Norton & Company, 2015).

5.   H. Houtzager, "Reinier de Graaf and his contribution to reproductive biology," *European Journal of Obstetrics & Gynecology and Reproductive Biology* 90(2) (2000) 125–127.

6.   L. J. Snyder, *Eye of the Beholder: Johannes Vermeer, Antoni Van Leeuwenhoek, and the Reinvention of Seeing* (New York: WW Norton & Company, 2015).

7.   H. Gest,"The discovery of microorganisms by Robert Hooke and Antoni van Leeuwenhoek, Fellows of the Royal Society," *The Royal Society Journal of the History of Science,* 58(2) (2004), 187–201.

8.   A. M. Bauer, "The Symbolae Physicae and the herpetology of Hemprich and Ehrenberg's expedition to Egypt and the Middle East," *International Society for the History and Bibliography of Herpetology* 2(1) (2000) 8–16.

9.   W. Klausewitz, "Frankfurt versus Berlin: The Red Sea explorers Wilhelm Hemprich, Christian Ehrenberg and Eduard Rüppell," *Zoology in the Middle East* 27(1) (2002) 7–12.

10.   J. G. Olson, "Epidemic Typhus: a Forgotten but Lingering Threat," in *Emerging Infections 3.* ed W. A. Craign, J. M. Hughes, (Washington, D.C.: American Society for Microbiology, 1999) 67–72.

11.   D. Raoult, O. Dutour, L. Houhamdi, R. Jankauskas, P.-E. Fournier, Y. Ardagna, M. Drancourt, M. Signoli, V.D. La, Y. Macia, "Evidence for louse-transmitted

diseases in soldiers of Napoleon's Grand Army in Vilnius," *Journal of Infectious Diseases* 193(1) (2006) 112–120.

12. S. Talty, *The Illustrious Dead: The Terrifying Story of how Typhus Killed Napoleon's Greatest Army* (Portland, OR: Broadway Books, 2009).

13. R. F. Brenner, *Writing as Resistance: Four Women Confronting the Holocaust: Edith Stein, Simone Weil, Anne Frank, and Etty Hillesum* (University Park, PA: Penn State Press, 2010).

14. D. H. Stapleton, "A lost chapter in the early history of DDT: The development of anti-typhus technologies by the Rockefeller Foundation's louse laboratory, 1942–1944," *Technology and Culture* 46(3) (2005) 513–540.

15. A. M. Bauer, "The Symbolae Physicae and the herpetology of Hemprich and Ehrenberg's expedition to Egypt and the Middle East," *International Society for the History and Bibliography of Herpetology* 2(1) (2000) 8–16.

16. W. Klausewitz, "Frankfurt versus Berlin: The Red Sea explorers Wilhelm Hemprich, Christian Ehrenberg and Eduard Rüppell," *Zoology in the Middle East* 27(1) (2002) 7–12.

17. H. Klencke, G. Schlesier, J. Bauer, *Lives of the Brothers Humboldt, Alexander and William* (London: Ingram, Cooke & Co., 1853).

18. S. Rebok, *Humboldt and Jefferson: A Transatlantic Friendship of the Enlightenment* (Charlottesville: University of Virginia Press, 2014).

19. A. von Humboldt, W. MacGillivray, *The Travels and Researches of Alexander Von Humboldt: Being a Condensed Narrative of His Journeys in the Equinoctial Regions of America, and in Asiatic Russia: Together with Analyses of His More Important Investigations* (New York: Harper, 1833).

20. A. Wulf, *The Invention of Nature: Alexander von Humboldt's New World* (New York: Knopf, 2015).

21. W. A. Sarjeant, "Hundredth year memoriam Christian Gottfried Ehrenberg 1795–1876," *Palynology,* 2(1) (1978), 209–11.

22. P. Debré, *Louis Pasteur* (Baltimore: Johns Hopkins University Press, 2000).

23. W. de Blécourt, *The Werewolf, the Witch, and the Warlock: Aspects of Gender in the Early Modern Period, Witchcraft and Masculinities in Early Modern Europe,* (New York: Springer, 2009), 191–213.

24. P. Debré, *Louis Pasteur* (Baltimore: Johns Hopkins University Press, 2000).

25. H. Flack, Louis Pasteur's discovery of molecular chirality and spontaneous resolution in 1848, together with a complete review of his crystallographic and chemical work, *Acta Crystallographica,* 65(5) (2009) 371–389.

26. L. Carroll, *Through the Looking Glass: And what Alice found there,* (Chicago: Rand, McNally, 1917).

27. J. Blish, *Spock Must Die!* (New York: Bantam Books, 1972).

28. P. Debré, *Louis Pasteur* (Baltimore: Johns Hopkins University Press, 2000).

29. L. Fitzharris, *The Butchering Art* (New York: Scientific American, 2017).

30. K. A. Smith, "Louis Pasteur, the Father of Immunology?" *Frontiers in Immunology* 3 (2012) 68.

31. L. Pasteur, R. Chamberland, "Summary report of the experiments conducted at Pouilly-le-Fort, near Melun, on the anthrax vaccination, 1881," *The Yale Journal of Biology and Medicine* 75(1) (2002) 59.

32.   M. Best, D. Neuhauser, "Ignaz Semmelweis and the birth of infection control," *Quality and Safety in Health Care* 13(3) (2004) 233–234.

33.   K. C. Carter, B. R. Carter, *Childbed Fever: A Scientific Biography of Ignaz Semmelweis* (Santa Barbara, CA: ABC–CLIO, 1994).

34.   S. B. Nuland, *Doctors: The Biography of Medicine* (New York: Vintage, 1995).

35.   H. Wykticky, M. Skopec, "Ignaz Philipp Semmelweis, the prophet of bacteriology," *Infection Control* 4(05) (1983) 367-370.

36.   Ibid.

37.   S. B. Nuland, *The Doctors' Plague* (NYC: WW Norton & Co., 2003).

38.   Ibid.

39.   Ibid.

40.   S. Tougher, *The Reign of Leo VI (886-912): Politics and People* (Leiden: Brill, 1997).

41.   F. J. Erbguth, "The pretherapeutic history of botulinum neurotoxin," in *Manual of Botulinum Toxin Therapy* (Cambridge, UK: Cambridge University Press, 2014).

42.   F. J. Erbguth, M. Naumann, "Historical aspects of botulinum toxin: Justinius Kerner (1786–1862) and the 'sausage poison.'" *Neurology,* 53(8) (1999), 8.

43.   F. J. Erbguth, "The pretherapeutic history of botulinum neurotoxin," in *Manual of Botulinum Toxin Therapy* (Cambridge, UK: Cambridge University Press, 2014).

44.   F. J. Erbguth, M. Naumann, "Historical aspects of botulinum toxin: Justinius Kerner (1786–1862) and the 'sausage poison.'" *Neurology,* 53(8) (1999), 8.

45.   O. Grüsser, "Die ersten systematischen Beschreibungen und tierexperimentellen Untersuchungen des Botulismus: Zum 200. Geburtstag von Justinus Kerner am 18. Sept. 1986," *Sudhoffs Archiv* (1986) 167–187.

46.   F. J. Erbguth, "The pretherapeutic history of botulinum neurotoxin," in *Manual of Botulinum Toxin Therapy* (Cambridge, UK: Cambridge University Press, 2014).

47.   Ibid.

48.   F. J. Erbguth, M. Naumann, "Historical aspects of botulinum toxin: Justinius Kerner (1786–1862) and the 'sausage poison.'" *Neurology,* 53(8) (1999), 8.

49.   L. G. W. Christopher, L. T. J. Cieslak, J. A. Pavlin, E. M. Eitzen, "Biological warfare: a historical perspective," *Journal of the American Medical Association,* 278(5) (1997) 412–417.

50.   E. Calic, *Reinhard Heydrich,* (New York: William Morrow & Company, 1985).

51.   C. A. MacDonald, *The Killing of Obergruppenführer Reinhard Heydrich: 27 May 1942,* (London: Macmillan, 1989).

52.   E. Calic, *Reinhard Heydrich,* (New York: William Morrow & Company, 1985).

53.   C. A. MacDonald, *The Killing of Obergruppenführer Reinhard Heydrich: 27 May 1942,* (London: Macmillan, 1989).

54.   J. Paxman, R. Harris, *A Higher Form of Killing,* (New York: Hill and Wang, 1982).

55.   Centers for Disease Control and Prevention, "Diphtheria" in *Epidemiology and Prevention of Vaccine-Preventable Diseases, 15th Edition* (Atlanta, GA: Centers for Disease Control and Prevention, 2015).

56.   J. Barry. *The Great Influenza: The Story of the Deadliest Pandemic in History* (London: Penguin, 2005).

57.   E. Laval, "The strangling of children (diphtheria) in Spain (16th and 17th centuries)," *Revista Chilena de Infectología: Organo Oficial de la Sociedad Chilena de Infectologia* 23(1) (2006) 78.

58. P. Bretonneau, *Des Inflammations Spéciales du Tissu Muqueux, et en Particulier de la Diphthérite ou Inflammation Pelliculaire* (Paris: Chez Crevot, 1826.)

59. J. M. Packard, *Victoria's Daughters*, (London: Macmillan, 1998).

60. F. H. Garrison, "Edwin Klebs (1834-1913)," *Science* 38(991) (1913) 920-921.

61. P. Fildes, "Richard Friedrich Johannes Pfeiffer. 1858–1945," *Biographical Memoirs of Fellows of the Royal Society* 2 (1956) 237–247.

62. T. Proft, J. D. Fraser, "Bacterial superantigens," *Clinical and Experimental Immunology* 133(3) (2003) 299–306.

63. J. Jui, "Chapter 146: Septic Shock." In *Tintinalli's Emergency Medicine, 7th Edition* Ed. Tintinalli, Judith E.; Stapczynski, J. Stephan; Ma, O. John; Cline, David M.; et al. (New York: McGraw-Hill, 2011). 1003–14.

64. C. Hollabaugh, L. H. Burt, A. P. Walsh, "Carboxymethylcellulose. Uses and applications," *Industrial & Engineering Chemistry* 37(10) (1945) 943–947.

65. A. Fetters, "The Tampon: A History," *The Atlantic, June 1, 2015* (2015) Web. February, 14, 2018.

66. S. L. Vostral, "Rely and Toxic Shock Syndrome: a technological health crisis," *The Yale Journal of Biology and Medicine* 84(4) (2011) 447.

67. Ibid.

68. K. N. Shands, G. P. Schmid, B. B. Dan, D. Blum, R. J. Guidotti, N. T. Hargrett, R. L. Anderson, D. L. Hill, C. V. Broome, J. D. Band, "Toxic-shock syndrome in menstruating women: association with tampon use and Staphylococcus aureus and clinical features in 52 cases," *New England Journal of Medicine* 303(25) (1980) 1436–1442.

69. R. J. Dubos, *Mirage of Health: Utopias, Progress, and Biological change* (New Brunswick, NJ: Rutgers University Press, 1987).

70. C. Reed. "David Brower," *The Guardian (London),* November 8, 2000. Web. February 15, 2018.

71. R. Buckminster Fuller. *Your Private Sky* (Zurich: Lars Müller Publishers, 1999).

72. W. Stephen, S. Leonard, M. Macdonald, K. Maclean, N. Gupta. *Think Global, Act Local* (Edinburgh, UK: Luath Press Limited, 2017).

73. O. T. Avery, R. Dubos, "The protective action of a specific enzyme against type III pneumococcus infection in mice," *Journal of Experimental Medicine* 54(1) (1931) 73–89.

74. T. Saey, "Body's bacteria don't outnumber human cells so much after all," *Science News* 189(3) (2016) 6.

75. V. D'Argenio, F. Salvatore, "The role of the gut microbiome in the healthy adult status," *Clinica Chimica Acta* 451 (2015) 97–102.

76. M. Blaser, *Missing Microbes: How the Overuse of Antibiotics Is Fueling Our Modern Plagues* (New York: Henry Holt and Co., 2014).

77. The Human Microbiome Project Consortium, "Structure, function and diversity of the healthy human microbiome," *Nature* 486(7402) (2012) 207–214.

78. H. Tilg, A. Kaser, "Gut microbiome, obesity, and metabolic dysfunction," *The Journal of Clinical Investigation* 121(6) (2011) 2126–2132.

79. P. J. Turnbaugh, F. Bäckhed, L. Fulton, J. I. Gordon, "Diet-induced obesity is linked to marked but reversible alterations in the mouse distal gut microbiome," *Cell Host & Microbe* 3(4) (2008) 213–223.

80. M. Kwa, C. S. Plottel, M. J. Blaser, S. Adams, "The Intestinal Microbiome and Estrogen Receptor-Positive Female Breast Cancer," *Journal of the National Cancer Institute* 108(8) (2016).

81. M. Blaser, *Missing Microbes: How the Overuse of Antibiotics Is Fueling Our Modern Plagues* (New York: Henry Holt and Co., 2014).

82. R. Higdon, R. K. Earl, L. Stanberry, C. M. Hudac, E. Montague, E. Stewart, I. Janko, J. Choiniere, W. Broomall, N. Kolker, "The promise of multi-omics and clinical data integration to identify and target personalized healthcare approaches in autism spectrum disorders," *Omics: a Journal of Integrative Biology* 19(4) (2015) 197–208.

第 5 章　**病毒**
不断升级的强大敌人

1. P. J. Crutzen, The "Anthropocene," in *Earth System Science in the Anthropocene.* Ed. E. Ehlers, T. Krafft. (New York: Springer, 2006).

2. L. P. Villarreal, "Are viruses alive?," *Scientific American* 291 (2004) 100–105.

3. P. J. Livingstone Bell, "Viral eukaryogenesis: was the ancestor of the nucleus a complex DNA virus?" *Journal of Molecular Evolution* 53(3) (2001) 251–256.

4. M. C. Horzinek, "The birth of virology," *Antonie van Leeuwenhoek* 71(1) (1997) 15–20.

5. A. J. Levine, "The origins of virology," *Fields Virology* (Philadelphia, PA: Lippincott-Raven, 1996) 1–14.

6. L. Pauling, J. Sturdivant, "The structure of cyameluric acid, hydromelonic acid and related substances," *Proceedings of the National Academy of Sciences* 23(12) (1937) 615–620.

7. A. Mayer, "Ueber die Mosaikkrankheit des Tabaks," *Die Landwirtschaftlichen Versuchs-Stationen* 32 (1886) 451–467.

8. D. Ivanovsky, "Über die Mosaikkrankheit der Tabakspflanze," *Zentralblatt für Bakteriologie* 5 (1899).

9. A. J. Levine, "The origins of virology," *Fields Virology* (Philadelphia, PA: Lippincott-Raven, 1996) 1–14.

10. W. Stanley, E. G. Valens, *Viruses and the Nature of Life* (Minneapolis, MN: Dutton, 1961).

11. K. M. Wylie, G. M. Weinstock, G. A. Storch, "Emerging view of the human virome," *Translational Research* 160(4) (2012) 283–290.

12. P. Biagini, M. Bendinelli, S. Hino, L. Kakkola, A. Mankertz, C. Niel, H. Okamoto, S. Raidal, C. Teo, D. Todd, Anelloviridae, In *Virus Taxonomy: Classification and Nomenclature of Viruses: Ninth Report of the International Committee on Taxonomy of Viruses. 1st ed.* (San Diego: Elsevier, 2011) 326–341.

13. R. Hewlett, "Dr. E. H. Hankin," *Nature* 143 (1939) 711–712.

14. S. T. Abedon, C. Thomas-Abedon, A. Thomas, H. Mazure, "Bacteriophage prehistory: is or is not Hankin, 1896, a phage reference?" *Bacteriophage* 1(3) (2011) 174–178.

15. J. Venn, *Alumni Cantabrigienses: a Biographical List of All Known Students, Graduates and Holders of Office at the University of Cambridge, from the Earliest Times to 1900* (Cambridge, UK: Cambridge University Press, 2011).

16. Victoria Street Society. "Zoophilist, Notes and Notices," *The Zoophilist* 16(2) (1896) 18–19.

17. E. H. Hankin, "L'action bactericide des eaux de la Jumna et du Gange sur le vibrion du cholera," *Annals of the Institut Pasteur* 10(5) (1896) 2.

18. F. W. Twort, "An investigation on the nature of ultra-microscopic viruses," *The Lancet* 186(4814) (1915) 1241–1243.

19. W. C. Summers, *Felix dHerelle and the Origins of Molecular Biology* (New Haven, CT: Yale University Press, 1999).

20. W. C. Summers, "Bacteriophage research: Early history," in *Bacteriophages: Biology and applications* ed. E. Kutter, A. Sulakvelidze (Boca Raton, FL: CRC Press, 2005), 5–27.

21. R. Atenstaedt, *The Medical Response to the Trench Diseases in World War One* (Cambridge, UK: Cambridge Scholars Publishing, 2011).

22. J. Ellis, *Eye-Deep in Hell* (Oxford, UK: Taylor & Francis, 1976).

23. A. F. Trofa, H. Ueno-Olsen, R. Oiwa, M. Yoshikawa, "Dr. Kiyoshi Shiga: Discoverer of the dysentery bacillus," *Clinical Infectious Diseases* 29(5) (1999) 1303–1306.

24. F. D'Herelle, "On an invisible microbe antagonistic toward dysenteric bacilli: brief note by Mr. F. D'Herelle, presented by Mr. Roux. 1917," *Research in Microbiology* 158(7) (2007) 553–4.

25. D. E. Fruciano, S. Bourne, "Phage as an antimicrobial agent: d'Herelle's heretical theories and their role in the decline of phage prophylaxis in the West," *The Canadian Journal of Infectious Diseases & Medical Microbiology* 18(1) (2007) 19–26.

26. S. T. Abedon, C. Thomas-Abedon, A. Thomas, H. Mazure, "Bacteriophage prehistory: is or is not Hankin, 1896, a phage reference?" *Bacteriophage* 1(3) (2011) 174–178.

27. W. C. Summers, "Bacteriophage research: Early history," in *Bacteriophages: Biology and Applications* ed. E. Kutter, A. Sulakvelidze (Boca Raton, FL: CRC Press, 2005), 5–27.

28. S. Lewis, *Arrowsmith*, (San Diego, CA: Harcourt, Brace, 1945).

29. A. Sulakvelidze, Z. Alavidze, J. G. Morris, "Bacteriophage therapy," *Antimicrobial Agents and Chemotherapy* 45(3) (2001) 649–659.

30. A. Kuchment, *The Forgotten Cure: The Past and Future of Phage Therapy* , (Berlin: Springer Science & Business Media, 2011).

31. Ibid.

32. T. Van Helvoort, "History of virus research in the twentieth century: The problem of conceptual continuity," *History of Science* 32(2) (1994) 185–235.

33. S. T. Abedon, C. Thomas-Abedon, A. Thomas, H. Mazure, "Bacteriophage prehistory: is or is not Hankin, 1896, a phage reference?" *Bacteriophage* 1(3) (2011) 174–178.

34. S. T. Abedon, "The murky origin of Snow White and her T-even dwarfs," *Genetics* 155(2) (2000) 481–486.

35. S. E. Luria, M. Delbrück, T.F. Anderson, "Electron microscope studies of bacterial viruses," *Journal of Bacteriology* 46(1) (1943) 57.

36. D. Matthews, "The world's deadliest and most infectious diseases, in one chart," *Vox*, https://www.vox.com/xpress/2014/10/17/6993851/diseases-deadly-infectious-reproduction-information-beautiful, 2014. Web. February 15, 2018.

37. W. H. Price, "The isolation of a new virus associated with respiratory clinical disease in humans," *Proceedings of the National Academy of Sciences* 42(12) (1956) 892–896.

38. C. Curtis, *Restless Ambition*, (Oxford, UK: Oxford University Press, 2015).

39. Ibid.

40. Editor, "Triggers for Catching Cold," *Science News Letter* 67(2) (1955) 19.

41. C. Curtis, *Restless Ambition*, (Oxford, UK: Oxford University Press, 2015).

42. W. H. Price, "The isolation of a new virus associated with respiratory clinical disease in humans," *Proceedings of the National Academy of Sciences* 42(12) (1956) 892–896.

43. C. Curtis, *Restless Ambition*, (Oxford, UK: Oxford University Press, 2015).

44. D. T. Fleming, G. M. McQuillan, R. E. Johnson, A. J. Nahmias, S. O. Aral, F. K. Lee, M. E. "St. Louis Herpes Simplex Virus Type 2 in the United States, 1976 to 1994," *New England Journal of Medicine* 337(16) (1997) 1105–1111.

45. T. R. A. Thomas, D. P. Kavlekar, P. A. LokaBharathi, "Marine drugs from sponge-microbe association—A review," *Marine Drugs* 8(4) (2010) 1417–1468.

46. W. Bergmann, R. J. Feeney, "The isolation of a new thymine pentoside from sponges," *Journal of the American Chemical Society* 72(6) (1950) 2809–2810.

47. M. S. Kinch, *A Prescription For Change: The Looming Crisis in Drug Discovery*, (Chapel Hill, NC: University of North Carolina Press, 2016).

48. G. B. Elion. *The Nobel Prizes 1988* ed. T. Frangsmyr (Stockholm: Nobel Foundation, 1989).

49. G. B. Elion. "Gertrude B. Elion, M.Sc.," *Academy of Achievement.* Web. Retrieved February 15, 2018 from http://www.achievement.org/achiever/gertrude-elion/.

50. Ibid.

51. Ibid.

52. Ibid.

53. G. H. Hitchings. *The Nobel Prizes 1988* ed. T. Frangsmyr (Stockholm: Nobel Foundation, 1989).

54. F. Barre-Sinoussi, J. Chermann, F. Rey, M. Nugeyre, S. Chamaret, J. Gruest, C. Dauguet, "Isolation of T-lymphotropic retrovirus from a patient at risk for acquired immune defficiency syndrome (AIDS)," *Revista de Investigación Clínica* 56(2) (2004) 126–129.

55. G. Kolata, "FDA approves AZT," *Science* (New York, NY) 235(4796) (1987) 1570.

56. T. D. Meek, G. B. Dreyer, "HIV-1 protease as a potential target for anti-AIDS therapy," *Annals of the New York Academy of Sciences* 616 (1990) 41–53.

57. P. Handover, "The 'Wicked' Bible and the King's Printing House," *Times (London) House Journal* (1958) 215–218.

58. J. D. Roberts, K. Bebenek, T. A. Kunkel, "The accuracy of reverse transcriptase from HIV-1," *Science* 242(4882) (1988) 1171–3.

59. L. Zhang, B. Ramratnam, K. Tenner-Racz, Y. He, M. Vesanen, S. Lewin, A. Talal, P. Racz, A. S. Perelson, B. T. Korber, "Quantifying residual HIV-1 replication in patients receiving combination antiretroviral therapy," *New England Journal of Medicine* 340(21) (1999) 1605-1613.

60. C. Gorman, "Dr. David Ho: The Disease Detective," *Time magazine,* December 30, 1996. Web. February 15, 2018.

61. S. Schmitz, S. Scheding, D. Voliotis, H. Rasokat, V. Diehl, M. Schrappe, "Side effects of AZT prophylaxis after occupational exposure to HIV-infected blood," *Annals of Hematology* 69(3) (1994) 135–138.

62. G. F. Vanhove, J. M. Schapiro, M. A. Winters, T. C. Merigan, T. F. Blaschke, "Patient compliance and drug failure in protease inhibitor monotherapy," *Journal of the American Medical Association,* 276(24) (1996) 1955–1956.

63. J. D. Siliciano, J. Kajdas, D. Finzi, T. C. Quinn, K. Chadwick, J. B. Margolick, C. Kovacs, S. J. Gange, R. F. Siliciano, "Long-term follow-up studies confirm the

stability of the latent reservoir for HIV-1 in resting CD4+ T cells," *Nature Medicine* 9(6) (2003) 727–728.

64. Z. Abdellah, A. Ahmadi, S. Ahmed, M. Aimable, R. Ainscough, J. Almeida, "International human genome sequencing consortium," *Nature* 409 (2004) 860–921.

第 6 章　抗体
体液中的"神奇子弹"

1. P. Ehrlich, *Beiträge für Theorie und Praxis der Histologischen Färbung*, Doctoral Dissertation. Leipzig University, 1878.

2. K. Strebhardt, A. Ullrich, "Paul Ehrlich's magic bullet concept: 100 years of progress," *Nature Reviews Cancer*, 8(6) (2008) 473–480.

3. L. Hood, D. W. Talmage, "Mechanism of antibody diversity: germ line basis for variability," *Science,* 168(3929) (1970) 325–334.

4. S. Tonegawa, "Somatic generation of antibody diversity," *Nature,* 302(5909) (1983) 575–581.

5. B. Alberts, J. Lewis *et al. Molecular Biology of the Cell, 4th Edition* (New York: Garland Science, 2002).

6. L. Hood, D. W. Talmage, "Mechanism of antibody diversity: germ line basis for variability," *Science* 168(3929) (1970) 325–334.

7. "Paul Ehrlich—Biographical" *Nobelprize.org.* Nobel Media AB 2014. Web. February 15, 2018.

8. "Emil von Behring—Biographical" *Nobelprize.org.* Nobel Media AB 2014. Web. February 15, 2018.

9. M. Jučas, J. Everatt, *The Battle of Grünwald* (ed. Albina Strunga), (Vilnius: Lithuanian National Museum, 2009).

10. E. Ludendorff, *My War Memories, 1914–1918* (London: Hutchinson & Co., 1919).

11. "Emil von Behring—Biographical" *Nobelprize.org.* Nobel Media AB 2014. Web. February 15, 2018.

12. D. S. Linton, *"Emil von Behring: Infectious Disease, Immunology, Serum Therapy,"* (Philadelphia, PA: American Philosophical Society, 2005).

13. J. Toland, *Adolf Hitler: The Definitive Biography* (Norwell, MA: Anchor, 2014).

14. E. Binz, "Memoirs: Protoplasmic Movement and Quinine," *Journal of Cell Science* 2(96) (1884) 682–684.

15. "Emil von Behring—Biographical" *Nobelprize.org.* Nobel Media AB 2014. Web. February 15, 2018.

16. S. H. Kaufmann, "Immunology's foundation: the 100-year anniversary of the Nobel Prize to Paul Ehrlich and Elie Metchnikoff," *Nature Immunology* 9(7) (2008) 705–712.

17. E. von Behring, S. Kitasato, "The mechanism of immunity in animals to diphtheria and tetanus," *Deutsche Med. Wochenschr* 16 (1890) 1113–1114.

18. Ibid.

19. S. S. Kantha, "A Centennial Review; the 1890 Tetanus Antitoxin Paper of von Behring and Kitasato and the Related Developments," *The Keio Journal of Medicine* 40(1) (1991) 35–39.

20. T. N. K. Raju, "Emil Adolf von Behring and serum therapy for diphtheria," *Acta Paediatrica* 95(3) (2006) 258–259.

21. F. J. Grundbacher, "Behring's discovery of diphtheria and tetanus antitoxins," *Immunology Today* 13(5) (1992) 188–90.

22. S. S. Kantha, "A Centennial Review; the 1890 Tetanus Antitoxin Paper of von Behring and Kitasato and the Related Developments," *The Keio Journal of Medicine* 40(1) (1991) 35–39.

23. S. H. E. Kaufmann, "Remembering Emil von Behring: from Tetanus Treatment to Antibody Cooperation with Phagocytes," *American Society for Microbiology,* 8(1) (2017) 1–6.

24. "Emil von Behring—Biographical" *Nobelprize.org.* Nobel Media AB 2014. Web. February 15, 2018.

25. S. H. E. Kaufmann, "Remembering Emil von Behring: from Tetanus Treatment to Antibody Cooperation with Phagocytes," *American Society for Microbiology,* 8(1) (2017) 1–6.

26. W. Slenczka, H. D. Klenk, "Forty years of Marburg virus," *Journal of Infectious Diseases* 196 (Supplement 2) (2007) S131–S135.

27. A. Shelokov, "Viral hemorrhagic fevers," *The Journal of Infectious Diseases* 122(6) (1970) 560–562.

28. W. Slenczka, H. D. Klenk, "Forty years of Marburg virus," *Journal of Infectious Diseases* 196(Supplement 2) (2007) S131–S135.

29. M. B. Oren, *Six Days of War: June 1967 and the Making of the Modern Middle East* (New York: Presidio Press, 2003).

30. W. Slenczka, H. D. Klenk, "Forty years of Marburg virus," *Journal of Infectious Diseases* 196(Supplement 2) (2007) S131–S135.

31. M. T. Osterholm, K. A. Moore, N. S. Kelley, L. M. Brosseau, G. Wong, F. A. Murphy, C. J. Peters, J. W. LeDuc, P. K. Russell, M. Van Herp, "Transmission of Ebola viruses: what we know and what we do not know," *MBio* 6(2) (2015) e00137–15.

32. R. Preston, *The Hot Zone—A Terrifying New Story* (New York: Random House, 1994).

33. E. Johnson, N. Jaax, J. White, P. Jahrling, "Lethal experimental infections of rhesus monkeys by aerosolized Ebola virus," *International Journal of Experimental Pathology* 76(4) (1995) 227–236.

34. F. J. Grundbacher, "Behring's discovery of diphtheria and tetanus antitoxins," *Immunology Today* 13(5) (1992) 188–90.

35. The Lancet Special Commission, "On the relative strengths of diphtheria antitoxic serums." *The Lancet* 148(3803), 182–195.

36. H. Markel, "Long Ago Against Diphtheria, the Heroes Were Horses," *New York Times*, New York, NY, July 10, 2007, p.D6.

37. R. E. DeHovitz, "The 1901 St Louis Incident: The First Modern Medical Disaster," *Pediatrics* 133(6) (2014) 964–965.

38. Anonymous, "St. Louis, the largest stock owner in Missouri owns 2699 horses and mules," *St Louis Post-Dispatch*, St Louis, MO, January 8, 1899, p.1.

39. J. M. Morris, *Pulitzer: a Life in Politics, Print, and Power* (New York: Harper, 2010).

40. P. D. Noguchi, "From Jim to Gene and Beyond: An Odyssey of Biologics Regulation," *Food & Drug Law Journal* 51 (1996) 367–73.

41. M. Liu, K. Davis, *A Clinical Trials Manual from the Duke Clinical Research Institute: Lessons from a Horse Named Jim* (Hoboken, NJ: John Wiley & Sons, 2011).

42. R. E. DeHovitz, "The 1901 St Louis Incident: The First Modern Medical Disaster," *Pediatrics* 133(6) (2014) 964–965.
43. Ibid.
44. Ibid.
45. Editor, "Four Cases for Tetanus Investigation," *St Louis Republic*, St Louis, October 31, 1901, p. 1.
46. R. E. DeHovitz, "The 1901 St Louis Incident: The First Modern Medical Disaster," *Pediatrics* 133(6) (2014) 964–965.
47. Ibid.
48. M. E. Dixon, "Why Nine Camden Children Died from Smallpox Vaccines in 1901," *Main Line Today (Camden, NJ)*, http://www.mainlinetoday.com/Main-Line-Today/September-2016/Why-Nine-Camden-Children-Died-from-Smallpox-Vaccines-in-1901/, Web. February 15, 2018.
49. D. E. Lilienfeld, "The first pharmacoepidemiologic investigations: national drug safety policy in the United States, 1901–1902," *Perspectives in Biology and Medicine* 51(2) (2008) 188–198.
50. M. E. Dixon, "Why Nine Camden Children Died from Smallpox Vaccines in 1901," *Main Line Today (Camden, NJ)*, http://www.mainlinetoday.com/Main-Line-Today/September-2016/Why-Nine-Camden-Children-Died-from-Smallpox-Vaccines-in-1901/, Web. February 15, 2018.
51. T. S. Coleman, "Early Development in the Regulation of Biologics," *Food & Drug Law Journal* 71 (2016) 544.
52. R. A. Kondratas, "Biologics control act of 1902" in *The Early Years of Federal Food and Drug Control* ed. J. H. Young (Madison, WI: American Institute for the History of Pharmacy, 1982) 8–27.
53. J. C. Burnham, *Health Care in America: A History* (Baltimore: Johns Hopkins University Press, 2015).
54. M. S. Kinch, *A Prescription For Change: The Looming Crisis in Drug Discovery* (Chapel Hill, NC: University of North Carolina Press, 2016).
55. L. Owens, "Inventing the NIH: federal biomedical research policy, 1887–1937," *Science,* 236 (1987) 985–987.
56. N. Wade, "Division of Biologics Standards: The boat that never rocked," *Science* 175(4027) (1972) 1225–1230.
57. R. Wagner, *Clemens von Pirquet: His Life and Work* (Baltimore: The Johns Hopkins Press, 1968).
58. S. T. Shulman, "Clemens von Pirquet: A Remarkable Life and Career," *Journal of the Pediatric Infectious Diseases Society,* 6(4) (2016) 376–9.
59. T. Escherich, *Die Darmbacterien des Neugeborenen und Säuglings* (Stuttgart. Germany: Verlag von Ferdinand Enke, 1886).
60. J. Benedict. *Poisoned: The True Story of the Deadly E. Coli Outbreak that Changed the Way Americans Eat* (New York: February Books, 2011).
61. J. Turk, "Von Pirquet, allergy and infectious diseases: a review," *Journal of the Royal Society of Medicine* 80(1) (1987) 31.
62. R. G. Eccles, *A Darwinian Interpretation of Anaphylaxis,* (New York: W. Wood & Company, 1911).
63. J. T. Edsall, "Edwin Joseph Cohn (1892–1953)," *Biographical Memoirs* 35 (1961) 47–83.

64.   D. M. Surgenor. *Edwin J. Cohn and the Development of Protein Chemistry*. (Cambridge, MA: Harvard University Press, 2002).

65.   J. M. Prutkin, W. B. Fye, "Edward G. Janeway, clinician and pathologist," *Clinical Cardiology* 29(8) (2006) 376–377.

66.   P. M. Gayed, "Toward a Modern Synthesis of Immunity: Charles A. Janeway Jr. and the Immunologist's Dirty Little Secret," *The Yale Journal of Biology and Medicine* 84(2) (2011) 131–138.

67.   R. S. Geha, C. A. Janeway and F. S. Rosen: "The discovery of gamma globulin therapy and primary immunodeficiency diseases at Boston Children's Hospital," *Journal of Allergy and Clinical Immunology* 116(4) (2005) 937.

68.   Editor, "Hieronymus Fabricius," *New England Journal of Medicine* 229(15) (1943) 600–601.

69.   D. Ribatti, E. Crivellato, A. Vacca, "The contribution of Bruce Glick to the definition of the role played by the bursa of Fabricius in the development of the B cell lineage," *Clinical and Experimental Immunology* 145(1) (2006) 1–4.

70.   Ibid.

71.   G. Köhler, C. Milstein, "Continuous cultures of fused cells secreting antibody of predefined specificity," *Nature* 256(5517) (1975) 495–497.

72.   J. McCafferty, A. D. Griffiths, G. Winter, D. J. Chiswell, "Phage antibodies: filamentous phage displaying antibody variable domains," *Nature* 348(6301) (1990) 552.

73.   N. Lonberg, L. D. Taylor, F. A. Harding, M. Trounstine, K. M. Higgins, S. R. Schramm, C.-C. Kuo, R. Mashayekh, K. Wymore, J. G. McCabe, "Antigen-specific human antibodies from mice comprising four distinct genetic modifications," *Nature* 368(6474) (1994) 856.

74.   G. Winter, A. D. Griffiths, R. E. Hawkins, H. R. Hoogenboom, "Making antibodies by phage display technology," *Annual Review of Immunology* 12(1) (1994) 433–455.

75.   C. Mantoux, "Intradermo-réaction de la tuberculine," *Comptes Rendus de l'Académie des Sciences*, Paris 147 (1908) 355–357.

76.   S. T. Shulman, "Clemens von Pirquet: A Remarkable Life and Career," *Journal of the Pediatric Infectious Diseases Society,* 6(4) (2016) 376–9.

77.   R. Wagner, "Clemens von Pirquet, discoverer of the concept of allergy," *Bulletin of the New York Academy of Medicine* 40(3) (1964) 229–235.

78.   B. Schick, "Die Diphtherietoxin-hautreaktion des Menschen als Vorprobe der prophylaktischen Diphtherieheilseruminjektion," *Medizinische Wochenschrift (Munich),* November 25, 1913. p.1.

79.   C. Kereszturi, W.H. Park, B. Schick, "Parenteral BCG vaccination," *American Journal of Diseases of Children* 43(2) (1932) 273–283.

第 7 章   疫苗问世
抵御炭疽、霍乱、狂犬病和鼠疫

1.   J. Steinberg, *Bismarck: A life,* (Oxford, UK: Oxford University Press, 2012).

2.   W. A. Smith, "Napoleon III and the Spanish Revolution of 1868," *The Journal of Modern History* 25(3) (1953) 211–233.

3.   M. Howard, *The Franco-Prussian War: The German Invasion of France 1870–1871* (London: Routledge, 2005).

4.　F. Jellinek, *The Paris Commune of 1871*, (Redditch, UK: Read Books Ltd., 2013).

5.　S. Dronicz, L. Kawalec, "Dictatorship of the 'Proletariat,'" *Dialogue and Universalism* 21(3) (2011) 137–150.

6.　F. Jellinek, *The Paris Commune of 1871* (Redditch, UK: Read Books Ltd., 2013).

7.　A. Ullmann, "Pasteur-Koch: Distinctive ways of thinking about infectious diseases," *Microbe* 2(8) (2007) 383.

8.　S. M. Blevins, M. S. Bronze, "Robert Koch and the 'golden age'of bacteriology," *International Journal of Infectious Diseases* 14(9) (2010) e744–e751.

9.　T. D. Brock, *Robert Koch: A Life in Medicine and Bacteriology* (Washington D.C.: American Society for Microbiology, 1988).

10.　G. Richet. "From Bright's disease to modern nephrology: Pierre Rayer's innovative method of clinical investigation. *Kidney International* 39(4) (1991), 787–792.

11.　P. Debré, *Louis Pasteur* (Baltimore, MD: Johns Hopkins University Press, 2000).

12.　A. Ullmann, "Pasteur-Koch: Distinctive ways of thinking about infectious diseases," *Microbe* 2(8) (2007) 383.

13.　A. Mathijsen, E. Oldenkamp, "Jean Joseph Henry Toussaint (1847-1890): Predecessors: Veterinarians from Earlier Times, *Tijdschrift voor Diergeneeskunde* 126(4) (2001), 106–7.

14.　H. Bazin, *Vaccination: A History* (Paris: John Libbey Eurotext, 2011).

15.　M. Bucchi, "The public science of Louis Pasteur: The experiment on anthrax vaccine in the popular press of the time," *History and Philosophy of the Life Sciences* (1997) 181–209.

16.　Ibid.

17.　N. Chevallier-Jussiau, "Henry Toussaint and Louis Pasteur. Rivalry over a vaccine," *History of Science and Medicine* 44(1) (2010), 55–64.

18.　L. Pasteur, R. Chamberland, "Summary report of the experiments conducted at Pouilly-le-Fort, near Melun, on the anthrax vaccination, 1881," *The Yale Journal of Biology and Medicine* 75(1) (2002) 59.

19.　P. Debré, *Louis Pasteur* (Baltimore, MD: Johns Hopkins University Press, 2000).

20.　A. Loir, *A l'Ombre de Pasteur* (Paris: *Le Mouvement Sanitaire*, 1938).

21.　Ibid.

22.　A. Ullmann, "Pasteur-Koch: Distinctive ways of thinking about infectious diseases," *Microbe* 2(8) (2007) 383.

23.　K. C. Carter, "The Koch-Pasteur dispute on establishing the cause of anthrax," *Bulletin of the History of Medicine* 62(1) (1988) 42.

24.　A. Ullmann, "Pasteur-Koch: Distinctive ways of thinking about infectious diseases," *Microbe* 2(8) (2007) 383.

25.　Ibid.

26.　R. Koch, *Eine Entgegnung auf den von Pasteur in Genf gehaltenen Vortrag* (Kassel, Germany: Kassel, 1882).

27.　P. Debré, *Louis Pasteur* (Baltimore, MD: Johns Hopkins University Press, 2000).

28.　D. Lippi, E. Gotuzzo, "The greatest steps towards the discovery of *Vibrio cholerae*," *Clinical Microbiology and Infection* 20(3) (2014) 191–195.

29.　R. Koch, "An address on cholera and its bacillus," *British Medical Journal* 2(1236) (1884) 453.

30. D. Lippi, E. Gotuzzo, "The greatest steps towards the discovery of *Vibrio cholerae*," *Clinical Microbiology and Infection* 20(3) (2014) 191–195.

31. S. A. Waksman, *The Brilliant and Tragic life of WMW Haffkine, Bacteriologist*, (New Brunswick, NJ: Rutgers University Press, 1964).

32. B. J. Hawgood, "Waldemar Mordecai Haffkine, CIE (1860–1930): prophylactic vaccination against cholera and bubonic plague in British India," *Journal of Medical Biography* 15(1) (2007) 9–19.

33. W. M. Haffkine, "A Lecture on Vaccination Against Cholera: Delivered in the Examination Hall of the Conjoint Board of the Royal Colleges of Physicians of London and Surgeons of England, December 18th, 1895," *British Medical Journal* 2(1825) (1895) 1541.

34. W. Haffkine, "A Lecture on Anticholeraic Inoculation: Delivered, by Invitation, at the Laboratories of the Royal Colleges, Victoria Embankment," *British Medical Journal* 1(1676) (1893) 278.

35. B. J. Hawgood, "Waldemar Mordecai Haffkine, CIE (1860–1930): prophylactic vaccination against cholera and bubonic plague in British India," *Journal of Medical Biography* 15(1) (2007) 9–19.

36. E. Hankin, "Remarks on Haffkine's method of protective inoculation against cholera," *British Medical Journal* 2(1654) (1892) 569.

37. B. J. Hawgood, "Waldemar Mordecai Haffkine, CIE (1860–1930): prophylactic vaccination against cholera and bubonic plague in British India," *Journal of Medical Biography* 15(1) (2007) 9–19.

38. S. A. Waksman, *The brilliant and tragic life of WMW Haffkine, bacteriologist*, (New Brunswick, NJ: Rutgers University Press, 1964).

39. G. H. Bornside, "Waldemar Haffkine's cholera vaccines and the Ferran-Haffkine priority dispute," *Journal of the History of Medicine and Allied Sciences* 37(4) (1982) 399.

40. B. J. Hawgood, "Waldemar Mordecai Haffkine, CIE (1860–1930): prophylactic vaccination against cholera and bubonic plague in British India," *Journal of Medical Biography* 15(1) (2007) 9–19.

41. R. A. Baker, R. A. Bayliss, "William John Ritchie Simpson (1855–1931): Public health and tropical medicine," *Medical History,* 31(4) (1987), 450–465.

42. W. M. Haffkine, *Protective Inoculation Against Cholera, Protective Inoculation Against Cholera.* (Calcutta: Thacker, Spink & Co., 1913).

43. M. Lombard, P. Pastoret, A. Moulin, "A brief history of vaccines and vaccination," *Revue Scientifique et Technique-Office International des Epizooties* 26(1) (2007) 29–48.

44. J. Théodoridès, "Pasteur and rabies: the British connection," *Journal of the Royal Society of Medicine* 82(8) (1989) 488.

45. C. Mérieux, "1879–1979. It is now one hundred years since Victor Galtier, a professor of Veterinary School in Lyon, presented a paper on the prophylaxis of rabies to the Academy of Sciences," *Bulletin de l'Academie Nationale de Medecine* 163(2) (1979) 125.

46. T. M. Dolan, *The Nature and Treatment of Rabies Or Hydrophobia: Being the Report of the Special Commission Appointed by the Medical Press and Circular, with Valuable Additions*, (Paris: Baillière, Tindall, and Cox, 1878).

47. P. V. Galtier, "Physiologie Pathologique–Les injections de virus rabique dans le torrent cirulatoire ne provoquent pas l'éclosion de la rage et semblent conférer l'immunitée. La rage peut être transmise par l'ingestion de la matière rabique". Note

de Galtier présenté par M. Bouley," *Comptes Rendus de l'Academie des Sciences* 93 (1881) 284–285.

48. L. Pasteur, M. M. Chamberland, E. Roux, *Sur l'etiologie du charbon, Comptes Rendus de l'Academie des Sciences,* 91 (1880), 315.

49. P. Debré, *Louis Pasteur* (Baltimore, MD: Johns Hopkins University Press, 2000).

50. G. L. Geison, "Pasteur's work on rabies: reexamining the ethical issues," *Hastings Center Report* 8(2) (1978) 26–33.

51. G. L. Geison, "Pasteur, Roux, and Rabies: Scientific versus clinical mentalities," *Journal of the History of Medicine and Allied Sciences* 45(3) (1990) 341.

52. P. Berche, "Louis Pasteur, from crystals of life to vaccination," *Clinical Microbiology and Infection* 18 1–6.

53. H. D. Dufour, S. B. Carroll, "History: Great myths die hard," *Nature* 502(7469) (2013) 32–33.

54. A. Ullmann, "Pasteur-Koch: Distinctive ways of thinking about infectious diseases," *Microbe* 2(8) (2007) 383.

55. S. M. Blevins, M. S. Bronze, "Robert Koch and the 'golden age' of bacteriology," *International Journal of Infectious Diseases* 14(9) (2010) e744–e751.

56. H. Mollaret, "Contribution to the knowledge of relations between Koch and Pasteur," *NTM Schriftenr. Geschichte Naturwissenschaft,* 20(1) (1983), 57–65.

57. "Lives Saved," *ScienceHeroes.com, Lives Saved*. Web. February 15, 2018.

58. Ibid.

59. D. Butler, "Close but no Nobel: the scientists who never won," *Nature,* http://www.nature.com/news/close-but-no-nobel-the-scientists-who-never-won-1.20781, 2016. Web. February 15, 2018.

60. F. B. Rogers, R. J. Maloney, "Gaston Ramon: 1886–1963," *Archives of Environmental Health,* 7(6) (1963), 723–5.

61. "Our History" *Pasteur.fr/en*. Institut Pasteur. Web. February 15, 2018.

62. Ibid.

63. J. D. Bredin, *The Affair: The Case of Alfred Dreyfus* (London: Sidgwick & Jackson, 1986).

64. "Our History" *Pasteur.fr/en*. Institut Pasteur. Web. February 15, 2018.

65. "Biographical Sketch: Gaston Ramon (1886–1963)." *Pasteur.fr/en*. Institut Pasteur. Web. February 15, 2018.

66. P. Bonanni, J. I. Santos, "Vaccine evolution," *Perspectives in Vaccinology* 1(1) (2011) 1–24.

67. "Biographical Sketch: Gaston Ramon (1886–1963)." *Pasteur.fr/en*. Institut Pasteur. Web. February 15, 2018.

68. G. Ramon, "Sur la toxine et sur l'anatoxine diphtheriques," *Annals of the Institut Pasteur* 38(1) (1924) 13.

69. C. Oakley, "Alexander Thomas Glenny. 1882–1965," *Biographical Memoirs of Fellows of the Royal Society* 12 (1966) 163–180.

70. H. J. Parish, *A History of Immunization*, (San Diego, CA: Harcourt Brace, 1965).

71. M. M. Levine, R. Lagos, "Vaccines and vaccination in historical perspective," *New Generation Vaccines,* 2 (1990) 1–11.

72. J. M. Keith, *Bacterial Protein Toxins Used in Vaccines, Vaccine design: Innovative Approaches and Novel Strategies*. (Norfolk, UK: Caister Academic Press, 2011), 109–137.

73. D. Baxby. "The discovery of diphtheria toxoid and the primary and secondary immune response," *Epidemiology and Infection* 133(S1) (2005) S21–2.

74. H. J. Parish, *A History of Immunization*, (San Diego, CA: Harcourt Brace, 1965).

75. S. L. Plotkin, S. A. Plotkin, "A short history of vaccination," *Vaccines* 5 (2004) 1–16.

76. K. A. Ungermann, *The Race to Nome* (New York: Harper & Row, 1963).

77. G. L. Armstrong, L. A. Conn, R. W. Pinner, "Trends in infectious disease mortality in the United States during the 20th century," *Journal of the American Medical Association* 281(1) (1999) 61–66.

78. "Prevention," *Diphtheria, Centers for Disease Control and Prevention,* Web. February 15, 2018.

79. P. Descombey, "L'anatoxine tétanique," *Comptes Rendus de l'Academie des Sciences* 91 (1924) 239–241.

80. S. A. Waksman, S. A. Waksman, *The Brilliant and Tragic life of WMW Haffkine, Bacteriologist*, (New Brunswick, NJ: Rutgers University Press, 1964).

81. W. Rosen, *Justinian's Flea: Plague, Empire, and the Birth of Europe* (New York: Viking, 2007).

82. S. Schama, *A History of Britain*, (London: BBC Worldwide, 2000).

83. C. A. Benedict, *Bubonic Plague in Nineteenth-Century China* (Redwood City, CA: Stanford University Press, 1996).

84. D. G. Atwill, *The Chinese Sultanate: Islam, ethnicity, and the Panthay Rebellion in Southwest China, 1856–1873*, (Redwood City, CA: Stanford University Press, 2005).

85. G.-F. Treille, A. Yersin, "La peste bubonique à Hong Kong," *VIIIe Congrès international d'hygiène et de démographie*, 1894, 310–311.

86. N. Howard-Jones, "Was Shibasaburo Kitasato the co-discoverer of the plague bacillus?" *Perspectives in Biology and Medicine* 16(2) (1973) 292–307.

87. I. J. Catanach, *Plague and the tensions of empire: India, 1896–1918, Imperial Medicine and Indigenous Societies* (Manchester, UK: Manchester University Press, 1988).

88. S. A. Waksman, *The Brilliant and Tragic life of WMW Haffkine, Bacteriologist*, (New Brunswick, NJ: Rutgers University Press, 1964).

89. Ibid.

90. Ibid.

91. B. J. Hawgood, "Waldemar Mordecai Haffkine, CIE (1860–1930): prophylactic vaccination against cholera and bubonic plague in British India," *Journal of Medical Biography* 15(1) (2007) 9–19.

92. E. Hankin, "Remarks on Haffkine's Method of Protective Inoculation Against Cholera," *British Medical Journal* 2(1654) (1892) 569.

93. E. Chernin, "Ross defends Haffkine: the aftermath of the vaccine-associated Mulkowal Disaster of 1902," *Journal of the History of Medicine and Allied Sciences* 46(2) (1991) 201.

94. S. A. Waksman, *The Brilliant and Tragic life of WMW Haffkine, Bacteriologist*, (New Brunswick, NJ: Rutgers University Press, 1964).

95. R. Ross, "The Inoculation Accident at Mulkowal," *Nature* 75 (1907) 486–487.

96. E. Chernin, "Ross defends Haffkine: the aftermath of the vaccine-associated Mulkowal Disaster of 1902," *Journal of the History of Medicine and Allied Sciences* 46(2) (1991) 201.

97. B. J. Hawgood, "Waldemar Mordecai Haffkine, CIE (1860–1930): prophylactic vaccination against cholera and bubonic plague in British India," *Journal of Medical Biography* 15(1) (2007) 9–19.

98. S. A. Waksman, *The Brilliant and Tragic life of WMW Haffkine, Bacteriologist*, (New Brunswick, NJ: Rutgers University Press, 1964).

99. G. H. Bornside, "Waldemar Haffkine's cholera vaccines and the Ferran-Haffkine priority dispute," *Journal of the History of Medicine and Allied Sciences* 37(4) (1982) 399.

第 8 章　争议乍起
百日咳疫苗的荣耀与灾难

1. C. Oakley, "Jules Jean Baptiste Vincent Bordet. 1870–1961," *Biographical Memoirs of Fellows of the Royal Society* 8 (1962) 19–25.

2. N. Guiso, "*Bordetella pertussis* and pertussis vaccines." *Clinical Infectious Diseases,* 49(10) (2009), 1565–9.

3. *The Cambridge World History of Human Disease,* ed. K.F. Kiple (Cambridge, UK: Cambridge University Press, 1993).

4. A. Aslanabadi, K. Ghabili, K. Shad, M. Khalili, M. M. Sajadi, "Emergence of whooping cough: notes from three early epidemics in Persia," *The Lancet Infectious Diseases* 15(12) (2015) 1480–1484.

5. J. D. Cherry, "The present and future control of pertussis," *Clinical Infectious Diseases* 51(6) (2010) 663–667.

6. J. D. Cherry, "The History of Pertussis (Whooping Cough); 1906–2015: Facts, Myths, and Misconceptions," *Current Epidemiology Reports* 2(2) (2015) 120–130.

7. A. Aslanabadi, K. Ghabili, K. Shad, M. Khalili, M. M. Sajadi, "Emergence of whooping cough: notes from three early epidemics in Persia," *The Lancet Infectious Diseases* 15(12) (2015) 1480–1484.

8. N. Guiso, "*Bordetella pertussis* and pertussis vaccines," *Clinical Infectious Diseases* 49(10) (2009) 1565–1569.

9. Ibid.

10. J. Freeman, "Vaccine Therapy: its Treatment, Value, and Limitations," *Proceedings of the Royal Society of Medicine* (1910) 97–101.

11. J. Zahorsky, "Pertussis Vaccine," *Interstate Medical Journal* 19 (1909) 844.

12. L. W. Sauer, "Immunization with bacillus pertussis vaccine," *Journal of the American Medical Association* 101(19) (1933) 1449–1453.

13. J. D. Cherry, "The History of Pertussis (Whooping Cough); 1906–2015: Facts, Myths, and Misconceptions," *Current Epidemiology Reports* 2(2) (2015) 120–130.

14. C. G. Shapiro-Shapin, "'A whole community working together': Pearl Kendrick, Grace Eldering, and the Grand Rapids pertussi trials, 1932–1939," *The Michigan Historical Review* (2007) 59–85.

15. C. G. Shapiro-Shapin, "Pearl Kendrick, Grace Eldering, and the Pertussis Vaccine," *Emerging Infectious Diseases*, 16(8) (2010) 1273–8.

16. Ibid.

17. C. G. Shapiro-Shapin, "'A whole community working together': Pearl Kendrick, Grace Eldering, and the Grand Rapids pertussi trials, 1932–1939," *The Michigan Historical Review* (2007) 59–85.

18. C. G. Shapiro-Shapin, "Pearl Kendrick, Grace Eldering, and the Pertussis Vaccine," *Emerging Infectious Diseases*, 16(8) (2010) 1273–8.

19. C. G. Shapiro-Shapin, "'A whole community working together': Pearl Kendrick, Grace Eldering, and the Grand Rapids pertussi trials, 1932-1939," *The Michigan Historical Review* (2007) 59–85.

20. Ibid.

21. C. L. Oakley, "Alexander Thomas Glenny. 1882–1965," *Biographical Memoirs of Fellows of the Royal Society* 12 (1966) 163–180.

22. P. Marrack, A. S. McKee, M. W. Munks, "Towards an understanding of the adjuvant action of aluminium," *Nature Reviews Immunology* 9(4) (2009) 287–293.

23. P. L. Kendrick, "A field study of alum-precipitated combined pertussis vaccine and diphtheria toxoid for active immunization," *American Journal of Epidemiology* 38(2) (1943) 193–202.

24. M. Kulenkampff, J. Schwartzman, J. Wilson, "Neurological complications of pertussis inoculation," *Archives of Disease in Childhood* 49(1) (1974) 46–49.

25. J. Berg, "Neurological complications of pertussis immunization," *British Medical Journal* 2(5087) (1958) 24.

26. M. Kulenkampff, J. Schwartzman, J. Wilson, "Neurological complications of pertussis inoculation," *Archives of Disease in Childhood* 49(1) (1974) 46–49.

27. G. R. Noble, R. H. Bernier, E. C. Esber, M. C. Hardegree, A. R. Hinman, D. Klein, A. J. Saah, "Acellular and whole-cell pertussis vaccines in Japan: report of a visit by US scientists," *Journal of the American Medical Association,* 257(10) (1987) 1351–1356.

28. J. P. Baker, "The pertussis vaccine controversy in Great Britain, 1974–1986," *Vaccine* 21(25) (2003) 4003–4010.

29. "DPT: Vaccine Roulette", *WRC-TV*, Washington, D.C. ed. L. Thompson April 19, 1982. Television.

30. S. Mnookin, "The whole cell pertussis vaccine, media malpractice, and the long-term effects of avoiding difficult conversations." *The Panic Virus,* September 13, 2012. http://blogs.plos.org/thepanicvirus/2012/09/13/the-whole-cell-pertussis-vaccine-media-malpractice-and-the-long-term-effects-of-avoiding-difficult-conversations/

31. S. Mnookin, *The Panic Virus: A True Story of Medicine, Science, and Fear*, (New York: Simon and Schuster, 2011).

32. S. Mnookin, "The whole cell pertussis vaccine, media malpractice, and the long-term effects of avoiding difficult conversations." *The Panic Virus,* September 13, 2012. http://blogs.plos.org/thepanicvirus/2012/09/13/the-whole-cell-pertussis-vaccine-media-malpractice-and-the-long-term-effects-of-avoiding-difficult-conversations/

33. P. A. Offit, *Deadly Choices: How the Anti-Vaccine Movement Threatens Us All*, (New York: Basic Books, 2015).

34. S. Mnookin, *The Panic Virus: A True Story of Medicine, Science, and Fear*, (New York: Simon and Schuster, 2011).

35. H. L. Coulter, *Divided Legacy: the Conflict Between Homeopathy and the American Medical Association: Science and Ethics in American Medicine 1800–1910* (Berkeley, CA: North Atlantic Books, 1982).

36. S. Mnookin, *The Panic Virus: A True Story of Medicine, Science, and Fear* (New York: Simon and Schuster, 2011).

37. H. L. Coulter, B.L. Fisher, *DPT: A Shot in the Dark* (London: Penguin, 1985).

38. Centers for Disease Control and Prevention, "Control, Prevention, National Childhood Vaccine Injury Act: requirements for permanent vaccination records and for reporting of selected events after vaccination," *Morbidity and Mortality Weekly Report* 37(13) (1988) 197–200.

39. H. V. Fineberg, C. J. Howe, C. P. Howson, *Adverse Effects of Pertussis and Rubella Vaccines*, (Washington, D.C.: National Academies Press, 1991).

40. G. S. Golden, "Pertussis vaccine and injury to the brain," *Journal of Pediatrics* 116(6) (1990) 854–61.

41. J. D. Cherry, "'Pertussis vaccine encephalopathy': it is time to recognize it as the myth that it is," *Journal of the American Medical Association,* 263(12) (1990) 1679–1680.

42. D. L. Miller, R. Alderslade, E. M. Ross, "Whooping cough and whooping cough vaccine: the risks and benefits debate," *Epidemiology Reviews*, 4 (1982), 1–24.

43. H. V. Fineberg, C. J. Howe, C. P. Howson, *Adverse Effects of Pertussis and Rubella Vaccines*, (Washington, D.C.: National Academies Press, 1991).

44. N. Madge, J. Diamond, D. Miller, E. Ross, C. McManus, J. Wadsworth, W. Yule, The National Childhood Encephalopathy Study: A 10-year follow-up (London: Mac Keith Press, 1993).

45. H. V. Fineberg, C. J. Howe, C. P. Howson, *Adverse Effects of Pertussis and Rubella Vaccines*, (Washington, D.C.: National Academies Press, 1991).

46. G. Stewart, "Effect of penicillin on Bacillus proteus," *The Lancet* 246(6379) (1945) 705–707.

47 R. Bud, *Penicillin: Triumph and Tragedy*, (Oxford, UK: Oxford University Press, 2007).

48. G. T. Stewart, "Limitations of the germ theory," *The Lancet* 291(7551) (1968) 1077–1081.

49. E. Papadopulos-Eleopulos, V. F. Turner, J. M. Papadimitriou, G. Stewart, D. Causer, "HIV antibodies: Further questions and a plea for clarification," *Current Medical Research and Opinion* 13(10) (1997) 627–634.

50. G. T. Stewart, "The epidemiology and transmission of AIDS: a hypothesis linking behavioural and biological determinants to time, person and place," *Genetica* 95(1–3) (1995) 173–193.

51. J. Fenton, "Shame on the professional Aids doubters," *The Independent (London),* April 11, 1993. Web. February 16, 2018.

52. C. L. Decoteau, *Ancestors and antiretrovirals: the biopolitics of HIV/AIDS in post-apartheid South Africa* (Chicago: University of Chicago Press, 2013).

53. G. T. Stewart, "The Durban Declaration is not accepted by all," *Nature* 407(6802) (2000) 286–286.

54. P. Chigwedere, G. R. Seage, 3rd, S. Gruskin, T. H. Lee, M. Essex, "Estimating the lost benefits of antiretroviral drug use in South Africa," *Journal of Acquired Immune Deficiency Syndromes* (1999) 49(4) (2008) 410–5.

55. G. Stewart, "Toxicity of pertussis vaccine: frequency and probability of reactions," *Journal of Epidemiology and Community Health* 33(2) (1979) 150–156.

56. "DPT: Vaccine Roulette", *WRC-TV*, Washington, D.C. Ed. L. Thompson April 19, 1982. Television.

57. P. A. Offit, *Deadly Choices: How the Anti-Vaccine Movement Threatens Us All*, (New York: Basic Books, 2015).

58. Ibid.

59. Ibid.

60. G. T. Stewart, "The law tries to decide whether whooping cough vaccine causes brain damage: Professor Gordon Stewart gives evidence," *British Medical Journal*, 293(6540) (1986) 203.

61. P. A. Offit, *Deadly Choices: How the Anti-Vaccine Movement Threatens Us All*, (New York: Basic Books, 2015).

62. G. S. Golden, "Pertussis vaccine and injury to the brain," *Journal of Pediatrics* 116(6) (1990) 854–61.

63. P. A. Offit, *Deadly Choices: How the Anti-Vaccine Movement Threatens Us All*, (New York: Basic Books, 2015).

64. J. P. Baker, "The pertussis vaccine controversy in Great Britain, 1974–1986," *Vaccine* 21(25) (2003) 4003–4010.

65. P. A. Offit, *Deadly Choices: How the Anti-Vaccine Movement Threatens Us All*, (New York: Basic Books, 2015).

66. C. Dyer, "Judge "not satisfied" that whooping cough vaccine causes permanent brain damage," *British Medical Journal* 296(6630) (1988) 1189.

67. C. Bowie, "Lessons from the pertussis vaccine court trial," *The Lancet* 335(8686) (1990) 397–399.

68. P. A. Offit, *Deadly Choices: How the Anti-Vaccine Movement Threatens Us All*, (New York: Basic Books, 2015).

69. V. E. Schwartz, L. Mahshigian, "National Childhood Vaccine Injury Act of 1986: an ad hoc remedy or a window for the future," *Ohio State Law Journal*, 48 (1987) 387.

70. Y. Sato, K. Izumiya, H. Sato, J. Cowell, C. Manclark, "Role of antibody to leukocytosis-promoting factor hemagglutinin and to filamentous hemagglutinin in immunity to pertussis," *Infection and Immunity* 31(3) (1981) 1223–1231.

71. Y. Sato, M. Kimura, H. Fukumi, "Development of a pertussis component vaccine in Japan," *The Lancet* 323(8369) (1984) 122–126.

72. G. R. Noble, R. H. Bernier, E. C. Esber, M. C. Hardegree, A. R. Hinman, D. Klein, A. J. Saah, "Acellular and whole-cell pertussis vaccines in Japan: report of a visit by US scientists," *Journal of the American Medical Association*, 257(10) (1987) 1351–1356.

73. A. Schaffer, "Why Are Babies Dying of Old-Fashioned Whooping Cough?" *Slate*, September 5, 2012. Web. February 16, 2018.

74. M. Falco, "10 infants dead in California whooping cough outbreak." *CNN, October 20, 2010*. Web. February 16, 2018.

75. M. Chan, L. Ma, D. Sidelinger, L. Bethel, J. Yen, A. Inveiss, M. Sawyer, K. Waters-Montijo, J. Johnson, L. Hicks, "The California pertussis epidemic 2010: a review of 986 pediatric case reports from San Diego county," *Journal of the Pediatric Infectious Diseases Society* 1(1) (2012) 47–54.

76. M. McKenna, "Why Whooping Cough Vaccines Are Wearing Off." *Scientific American*, October 2, 2013. Web. February 16, 2018.

77. M. Park, "Where vaccine doubt persists." *CNN*, October 20, 2010. Web. February 16, 2018.
78. Ibid.

第 9 章　**致命恐慌**
　　　　麻腮风疫苗和一场大骗局

1. M. M. Zarshenas, A. Mehdizadeh, A. Zargaran, A. Mohagheghzadeh, "Rhazes (865–925 A.D.)," *Journal of Neurology* 259(5) (2012) 1001–1002.
2. M. Meyerhof, "Thirty-three clinical observations by Rhazes (circa 900 A.D.)," *Isis* 23(2) (1935) 321–372.
3. M. M. Zarshenas, A. Mehdizadeh, A. Zargaran, A. Mohagheghzadeh, "Rhazes (865–925 A.D.)," *Journal of Neurology* 259(5) (2012) 1001–1002.
4. Y. Furuse, A. Suzuki, H. Oshitani, "Origin of measles virus: divergence from rinderpest virus between the 11th and 12th centuries," *Virology Journal* 7(1) (2010) 52.
5. M. Thrusfield, *Veterinary Epidemiology*, (Hoboken, NJ: Blackwell, 2013).
6. M. Jacoby, "The fifth plague of Egypt," *Journal of the American Medical Association,* 249(20) (1983) 2779–2780.
7. M. Greger, "Their Bugs Are Worse than Their Bite: Emerging Infectious Disease and the Human-Animal Interface," *The State of Animals 2007* Ed. D. J. Salem, A. N. Rowan. (2007), p111–27. (Washington, D.C: Humane Society Press, 2007).
8. F. Fenner, D. Henderson, I. Arita, Z. Jezek, I. Ladnyi, *The history of smallpox and its spread around the world. OMS Suiza* (1988) 209–43.
9. N. D. Cook, *Born to Die: Disease and New World Conquest, 1492–1650* (Cambridge, UK: Cambridge University Press, 1998).
10. P. L. Panum, J. J. Petersen, *Observations Made During the Epidemic of Measles on the Faroe Islands in the Year 1816* (Washington, D.C.: American Public Health Association, 1940).
11. S. T. Shulman, D. L. Shulman, R. H. Sims, "The tragic 1824 journey of the Hawaiian King and queen to London: history of measles in Hawaii," *The Pediatric Infectious Disease Journal* 28(8) (2009) 728–733.
12. A. D. Cliff, P. Haggett, *The Spread of Measles in Fiji and the Pacific* (Canberra, Australia: Australian National University, 1985).
13. O. Steichen, S. Dautheville, "Koplik spots in early measles," *Canadian Medical Association Journal,* 180(5) (2009) 583.
14. H. Koplik, "The diagnosis of the invasion of measles from a study of the exanthema as it appears on the buccal mucous membrane," *Archives of Pediatrics* 79 (1962) 162.
15. F. C. Robbins, "John Franklin Enders: February 10, 1897–September 8, 1985, "*Proceedings of the American Philosophical Society,* 135(3) (1991), 453–7.
16. Ibid.
17. M. Wortman, *The Millionaires' Unit: The Aristocratic Flyboys who Fought the Great War and Invented American Air Power,* (New York: PublicAffairs, 2007).
18. F. C. Robbins, "John Franklin Enders: February 10, 1897–September 8, 1985, "*Proceedings of the American Philosophical Society,* 135(3) (1991), 453–7.
19. J. F. Enders, "John Franklin Enders papers" in *Yale University Manuscripts and Archives,* (New Haven, CT: Yale University Press, 1988).

20. F. Fenner, P. M. De Burgh, *Hugh Kingsley Ward (1887–1972), Bacteriologist* (Carlton, Australia: Australian Dictionary of Biography, 2002).

21. Ibid.

22. J. F. Enders, "John Franklin Enders papers" in *Yale University Manuscripts and Archives*, (New Haven, CT: Yale University Press, 1988).

23. A. E. Feller, J. F. Enders, T. H. Weller, "The prolonged existence of vaccinia virus in high titre and living cells in roller tube cultures of chick embryonic tissues." *The Journal of Experimental Medicine,* 72(4) (1940), 367–88.

24. J. F. Enders, "John Franklin Enders papers" in *Yale University Manuscripts and Archives*, (New Haven, CT: Yale University Press, 1988).

25. C. D. Johnson, E. W. Goodpasture, "An investigation of the etiology of mumps," *Journal of Experimental Medicine,* 59(1) (1934), 1–22.

26. K. Habel, "Cultivation of mumps virus in the developing chick embryo and its application to studies of immunity to mumps in man," *Public Health Reports,* 60(8), (1945), 201–12.

27. M. Wadman, *The Vaccine Race* (New York: Viking, 2017).

28. M. Vogel, *Gene Tierney: A Biography* (Jefferson, NC: McFarland, 2014).

29. A. Davidson, "Wakefield's Vaccine Follies." *The New Yorker,* May 26, 2010. Web. February 16, 2018.

30. A. Christie, R. Leach, *The Mirror Crack'd from Side to Side* (Glasgow, UK: Collins, 1962).

31. M. Wadman, *The Vaccine Race* (New York: Viking, 2017).

32. R. L. King, "This man's infected blood created the world's first measles vaccine." *The Toronto Star,* February 18, 2015. Web. February 16, 2018.

33. J. F. Enders, S. L. Katz, A. Holloway, "Development of Attenuated Measles Virus Vaccines: A Summary of Recent Investigation," *American Journal of Diseases of Children* 103(3) (1962) 335–340.

34. "Lives Saved," *ScienceHeroes.com, Lives Saved,* Web. February 15, 2018

35. "Miles City, Montana," *Wikipedia, last modified January 31, 2018,* https://en.wikipedia.org/wiki/Miles_City,_Montana.

36. M. Sandoz, *The Battle of the Little Bighorn,* (Lincoln, NE: University of Nebraska Press, 1978).

37. N. A. Miles, *Personal Recollections and Observations of General Nelson A. Miles* (New York: Werner Company, 1897).

38. "Anna Uelsmann Hillemann" FindAGrave.com. Web. February 16, 2018.

39. P. A. Offit, *Vaccinated: One Man's Quest to Defeat the World's Deadliest Diseases* (New York: Harper Collins, 2007).

40. Ibid.

41. Anonymous, "Maurice Hilleman," *The Telegraph (London)* April 14, 2005. Web. February 16, 2018.

42. S. Armstrong, *p53: The Gene that Cracked the Cancer Code* (London: Bloomsbury, 2014).

43. Anonymous, "Maurice Hilleman," *The Telegraph (London)* April 14, 2005. Web. February 16, 2018.

44. L. Newman, "Maurice Hilleman," *British Medical Journal,* 330(7498) (2005) 1028.

45. P. A. Offit, *Vaccinated: One Man's Quest to Defeat the World's Deadliest Diseases* (New York: Harper Collins, 2007).

46. R. Coniff, "A Forgotten Pioneer of Vaccines," *New York Times*, May 6, 2013. Web. February 16, 2018.

47. Anonymous, "Jeryl L. Hilleman Wed in California," *New York Times*, March 20, 1988. Web. February 16, 2018.

48. M. Wadman, *The Vaccine Race* (New York: Viking, 2017).

49. P. A. Offit, *Vaccinated: One Man's Quest to Defeat the World's Deadliest Diseases* (New York: Harper Collins, 2007).

50. S. S. Sprigge, *The Life and Times of Thomas Wakley* (Malabar, FL: Krieger Publishing Company, 1974).

51. "Profile: Dr Andrew Wakefield," *BBC News,* January 27, 2010. Web. February 16, 2018.

52. A. J. Wakefield, R. M. Pittilo, R. Sim, S. L. Cosby, J. R. Stephenson, A. P. Dhillon, R. E. Pounder, "Evidence of persistent measles virus infection in Crohn's disease," *Journal of Medical Virology* 39(4) (1993) 345–53.

53. S. Ghosh, E. Armitage, D. Wilson, P. Minor, M. Afzal, "Detection of persistent measles virus infection in Crohn's disease: current status of experimental work," *Gut* 48(6) (2001) 748–752.

54. A. J. Wakefield, S. H. Murch, A. Anthony, J. Linnell, D. M. Casson, M. Malik, M. Berelowitz, A. P. Dhillon, M. A. Thomson, P. Harvey, A. Valentine, S. E. Davies, J. A. Walker-Smith, "RETRACTED: Ileal-lymphoid-nodular hyperplasia, non-specific colitis, and pervasive development disorder in children. *The Lancet*, 351(9103) (1998), 637–41.

55. E. Bleuler. "Autistic thinking." In D. Rapaport, *Organization and Pathology of Thought: Selected Sources.* (New York: Columbia University Press, 1951), 399–437.

56. R. Kuhn, C. H. Cahn, "Eugen Bleuler's Concepts of Psychopathology," *History of Psychiatry* 15(3) (2004) 361–366.

57. "Autism," *Oxford English Dictionary*, Web. February 16, 2018.

58. C. J. Newschaffer, L. A. Croen, J. Daniels, E. Giarelli, J. K. Grether, S. E. Levy, D. S. Mandell, L. A. Miller, J. Pinto-Martin, J. Reaven, "The epidemiology of autism spectrum disorders," *Annual Reviews of Public Health* 28 (2007) 235–258.

59. S. Lundström, A. Reichenberg, H. Anckarsäter, P. Lichtenstein, C. Gillberg, "Autism phenotype versus registered diagnosis in Swedish children: prevalence trends over 10 years in general population samples," *British Medical Journal,* 350 (2015) h1961.

60. T. Hodgkin, *The History of England from the Earliest Times to the Norman Conquest* (London: Longmans, Green and Company, 1906).

61. B. Deer, "Re: Quick Question." Message to Michael S. Kinch. May 9, 2017. E-mail.

62. B. Deer, "Rights for gays in the face of NHS 'homophobia,'" *Health and Social Service Journal* 89(4643) (1979) 618.

63. M Briggs, M. Briggs, "Oral contraceptives and vitamin nutrition," *The Lancet* 303(7868) (1974) 1234–1235.

64. B. Deer, "The pill: professor's safety tests were faked," *The Sunday Times (London),* September 28, 1986. Web. February 16, 2018.

65. B. Deer, "Top-selling drug may have killed hundreds in Britain," *The Sunday Times (London),* February 27, 1994. Web. February 16, 2018.

66. B. Deer, "Hard Sell," *The Sunday Times (London),* March 6, 1994. Web. February 16, 2018.

67. B. Deer, "Re: Quick Question." Message to Michael S. Kinch. May 9, 2017. E-mail.
68. B. Deer, "When needs outweighs blame—After a 'vaccine-damage' court ruling last week, children will not get help. *The Sunday Times (London)*, April 3, 1988. Web. February 16, 2018.
69. B. Deer, "Re: Quick Question." Message to Michael S. Kinch. May 9, 2017. E-mail.
70. B. Deer, "The Vanishing Victims," *The Sunday Times (London)*, November 1, 1998. Web. February 16, 2018.
71. B. Deer, "AidsVax: the long shot," *The Sunday Times (London)*, October 3, 1999. Web. February 16, 2018.
72. B. Deer, "Re: Quick Question." Message to Michael S. Kinch. May 9, 2017. E-mail.
73. Ibid.
74. Ibid.
75. B. Deer, "Fresh doubts cast on MMR study data," *The Sunday Times (London)*, February 22, 2004. Web. February 16, 2018.
76. B. Deer, "MMR: the truth behind the crisis," *The Sunday Times (London)*, February 22, 2004. Web. February 16, 2018.
77. Ibid.
78. "MMR—what they didn't tell you," *Dispatches*. Channel 4 (United Kingdom), London. November 18, 2004. Television.
79. N. Banks-Smith, "Let them eat cake," *The Guardian (London)*, November 21, 2004. Web. February 16, 2018.
80. "Eady Judgement" *BrianDeer.com*, http://briandeer.com/wakefield/eady-judgment.htm. Web. February 16, 2018.
81. B. Deer, "Exposed: Andrew Wakefield and the MMR-autism fraud." *The Sunday Times (London)*, February 8, 2009. Web. February 16, 2018.
82. F. Godlee, J. Smith, H. Marcovitch, "Wakefield's article linking MMR vaccine and autism was fraudulent," *British Medical Journal*, 342, (2011), 7452.
83. Editors of The Lancet, "Retraction—Ileal-lymphoid-nodular hyperplasia, non-specific colitis, and pervasive developmental disorder in children," *The Lancet* 375(9713) (2010) 445.
84. S. Mnookin, "The problems with the BMJ's Wakefield-fraud story." *The Panic Virus*, The problems with the BMJ's Wakefield-fraud story. January 6, 2011. sethmnookin.com/2011/01/06/the-problems-with-the-bmjs-wakefield-fraud-story/
85. S. Mnookin, *The Panic Virus: A True Story of Medicine, Science, and Fear* (New York: Simon and Schuster, 2011).
86. S. Mnookin, "The problems with the BMJ's Wakefield-fraud story." *The Panic Virus*, The problems with the BMJ's Wakefield-fraud story. January 6, 2011. sethmnookin.com/2011/01/06/the-problems-with-the-bmjs-wakefield-fraud-story/
87. E. Kohn, "'Vaxxed: From Cover-Up to Catastrophe' is Designed to Trick You," *IndieWire*, April 1, 2016, Web. February 16, 2018.
88. P. Belluck, M. Ryzik, "Robert De Niro Defends Screening of Anti-Vaccine Film at Tribeca Festival," *New York Times*, March 25, 2016. Web. February 16, 2018.
89. S. Goodman, "Robert De Niro Pulls Anti-Vaccine Documentary From Tribeca Film Festival," *New York Times*, March 26, 2016. Web. February 16, 2018.
90. The Hollywood Reporter Staff, "Hollywood's Biggest Anti-Vaccine Proponents." *The Hollywood Reporter*. September 10, 2014. Web. February 16, 2018.

91. C. Ross, Andrew Wakefield appearance at Trump inaugural ball triggers social media backlash, *STAT News*, January 21, 2017. Web. February 16, 2018.

92. M. McKee, S. L. Greer, D. Stuckler, "What will Donald Trump's presidency mean for health? A scorecard," *The Lancet* 389(10070) (2017) 748–754.

93. L. Garratt, "Donald Trump and the Anti-Vaxxer Conspiracy Theorists," *Foreign Policy*, January 11, 2017. Web. February 16, 2018.

94. M. Lerner, "Anti-vaccine doctor meets with Somalis," *Star Trbune* (*Minneapolis*), March 24, 2011. Web. February 16, 2018.

95. K. Almond, "Somalis finding their place in Minnesota." *CNN*, February 1, 2017. Web. February 16, 2018.

96. E. R. Wolff, D. J. Madlon-Kay, "Childhood vaccine beliefs reported by Somali and non-Somali parents," *The Journal of the American Board of Family Medicine* 27(4) (2014) 458–464.

97. L. H. Sun, "Anti-vaccine activists spark a state's worst measles outbreak in decades," *Washington Post*, May 5, 2017. Web. February 16, 2018.

98. J. Howard, "Anti-vaccine groups blamed in Minnesota measles outbreak," *CNN*, May 8, 2017. Web. February 16, 2018.

99. M. J. Smith, S. S. Ellenberg, L. M. Bell, D. M. Rubin, "Media coverage of the measles-mumps-rubella vaccine and autism controversy and its relationship to MMR immunization rates in the United States," *Pediatrics* 121(4) (2008) e836–e843.

100. Y. T. Yang, P. L. Delamater, T. F. Leslie, M. M. Mello, "Sociodemographic predictors of vaccination exemptions on the basis of personal belief in California," *American Journal of Public Health,* 106(1) (2016) 172–177.

101. H. Abbey, "An examination of the Reed-Frost theory of epidemics," *Human Biology* 24(3) (1952) 201.

102. A. W. Hedrich, "Monthly estimates of the child population "susceptible" to measles, 1900–1931, Baltimore, MD." *American Journal of Epidemiology,* 17(3) (1933) 613–36.

103. A. Hedrich, "The 'normal' for epidemic diseases," *American Journal of Public Health* 17(7) (1927) 691–698

104. P. E. Fine, "Herd immunity: history, theory, practice," *Epidemiologic Reviews* 15(2) (1993) 265–302.

105. D. Adams, R. Jajosky, U. Ajani, J. Kriseman, P. Sharp, D. Onwen, A. Schley, W. Anderson, A. Grigoryan, A. Aranas, Summary of notifiable diseases—United States, 2012, *Morbidity and mortality weekly Report,* 61(53) (2014) 1–121.

106. J. Bixler, G. Botelho, "361 cases of mumps in central Ohio," *CNN*, May 16, 2014. Web. February 16, 2018.

107. A. Stapleton, D. Goldschmidt, "60 reported cases of mumps at University of Illinois since April," *CNN*, July 31, 2015. Web. February 16, 2018.

108. The Associated Press, "University of Missouri mumps outbreak passes 200-cases mark." *St Lois Post-Dispatch*, December 16, 2016. Web. February 16, 2018.

第 10 章　冲击与机遇
卷土重来的宿敌和抗生素耐药性

1. S. David, *Operation Thunderbolt: Flight 139 and the Raid on Entebbe Airport, the Most Audacious Hostage Rescue Mission in History* (New York: Little, Brown and Company, 2015).

2. A. Rice, *The Teeth May Smile but the Heart Does Not Forget: Murder and Memory in Uganda* (London: Macmillan, 2009).

3. S. David, *Operation Thunderbolt: Flight 139 and the Raid on Entebbe Airport, the Most Audacious Hostage Rescue Mission in History* (New York: Little, Brown and Company, 2015).

4. Anonymous, "Climate: Entebbe." *Climate-Data.Org,* en.climate-data.org/location/765748/.

5. M. R. Holbrook, "Historical Perspectives on Flavivirus Research," *Viruses* 9(5) (2017).

6. G. Dick, S. Kitchen, A. Haddow, "Zika virus (I). Isolations and serological specificity," *Transactions of the Royal Society of Tropical Medicine and Hygiene* 46(5) (1952) 509–520.

7. D. Gatherer, A. Kohl, "Zika virus: a previously slow pandemic spreads rapidly through the Americas," *Journal of General Virology* 97(2) (2016) 269–273.

8. H. F. Dobyns, "Disease transfer at contact," *Annual Review of Anthropology* 22(1) (1993) 273–291.

9. M. A. Smith, "Andrew Brown's 'Earnest Endeavor': The Federal Gazette's Role in Philadelphia's Yellow Fever Epidemic of 1793," *The Pennsylvania Magazine of History and Biography* 120(4) (1996) 321–342.

10. G. Symcox, "Louis XIV and the Outbreak of the Nine Years War" in *Louis XIV and Europe* (New York: Springer, 1976), 179–212.

11. M. S. Pernick, "Politics, parties and pestilence: epidemic yellow fever in Philadelphia and the rise of the first party system. *The William and Mary Quarterly,* 29(4) (1972), 559–86.

12. K. R. Foster, M. F. Jenkins, A. C. Toogood, "The Philadelphia yellow fever epidemic of 1793," *Scientific American* 279(2) (1998) 88.

13. J. H. Powell, *Bring out Your Dead: The Great Plague of Yellow Fever in Philadelphia in 1793* (Philadelphia: University of Pennsylvania Press, 1993).

14. J. A. Del Regato, "Carlos Juan Finlay (1833–1915)," *Journal of Public Health Policy* 22(1) (2001) 98–104.

15. E. Chaves-Carballo, "Carlos Finlay and yellow fever: triumph over adversity," *Military Medicine* 170(10) (2005).

16. D. P. Pentón, "Celebridades médicas y acontecimientos políticos, una mirada desde la historia de Francia," *Panorama Cuba y Salud* 9(1) (2014) 20–28.

17. A. Reyes-Santos, *Our Caribbean Kin: Race and Nation in the Neoliberal Antilles* (New Brunswick, NJ: Rutgers University Press, 2015).

18. C. Finlay, "Carlos Finlay and Yellow Fever," *The Journal of Parasitology* 28(2) (1942) 172–174.

19. W. B. Bean, *Walter Reed: A Biography,* (Charlottesville, VA: University Press of Virginia, 1982).

20. H. A. Kelly, *Walter Reed and Yellow Fever* (New York: McClure, Phillips, 1907).

21. W. B. Bean, *Walter Reed: A Biography,* (Charlottesville, VA: University Press of Virginia, 1982).

22. W. Reed, J. Carroll, A. Agramonte, J. W. Lazear, "The etiology of yellow fever—a preliminary note," *Public Health Papers and Reports* 26 (1900) 37.

23. W. Reed, *Propagation of Yellow Fever: Observations Based on Recent Researches* (New York: William Wood & Company, 1901).

24. C. Finlay, "Carlos Finlay and Yellow Fever," *The Journal of Parasitology* 28(2) (1942) 172–174.

25. J. G. Frierson, "The yellow fever vaccine: a history," *Yale Journal of Biology and Medicine* 83(2) (2010) 77–85.

26. H. Noguchi, "Yellow fever research, 1918–1924: A summary," *Journal of Tropical Medicine and Hygiene* 28(10) (1925).

27. T. P. Monath, "Yellow fever vaccine," *Expert Review of Vaccines* 4(4) (2005) 553–574.

28. M. Theiler, H. H. Smith, "The use of yellow fever virus modified by in vitro cultivation for human immunization," *The Journal of Experimental Medicine* 65(6) (1937) 787.

29. E. Norrby, "Yellow fever and Max Theiler: the only Nobel Prize for a virus vaccine," *Journal of Experimental Medicine* 204(12) (2007) 2779–2784.

30. S. B. Halstead, "Dengue virus–mosquito interactions," *Annu. Rev. Entomol.* 53 (2008) 273–291.

31. J. G. Rigau-Pérez, "The early use of break-bone fever (Quebranta huesos, 1771) and dengue (1801)," *The American Journal of Tropical Medicine and Hygiene* 59(2) (1998) 272–274.

32. B. Rush, *An Account of the Bilious Remitting Fever as it Appeared in Philadelphia, Medical Inquiries and Observations* (Philadelphia: Prichard and Hall, 1789), 104–107.

33. W. R. Smart, "On dengue or dandy fever," *British Medical Journal* 1(848) (1877) 382.

34. R. Preston, *The Hot Zone—A Terrifying New Story* (New York: Random House, 1994).

35. M. K. Bhattacharya, S. Maitra, A. Ganguly, A. Bhattacharya, A. Sinha, "Dengue: a growing menace—a snapshot of recent facts, figures & remedies," *International Journal of Biomedical Science,* 9(2) (2013) 61–7.

36. B. Rush, *An Account of the Bilious Remitting Fever as it Appeared in Philadelphia, Medical Inquiries and Observations* (Philadelphia: Prichard and Hall, 1789), 104–107.

37. J. G. Rigau-Pérez, "The early use of break-bone fever (Quebranta huesos, 1771) and dengue (1801)," *The American Journal of Tropical Medicine and Hygiene* 59(2) (1998) 272–274.

38. D. J. Gubler, "Dengue and dengue hemorrhagic fever," *Clinical Microbiology Reviews* 11(3) (1998) 480–496.

39. P. K. Lumsden, "William Hepburn Russell Lumsden," *British Medical Journal* 324(7352) (2002) 1527.

40. W. Lumsden, "An epidemic of virus disease in Southern Province, Tanganyika territory, in 1952–1953 II. General description and epidemiology," *Transactions of the Royal Society of Tropical Medicine and Hygiene* 49(1) (1955) 33–57.

41. M. C. Robinson, "An epidemic of virus disease in Southern Province, Tanganyika territory, in 1952–1953," *Transactions of the Royal Society of Tropical Medicine and Hygiene* 49(1) (1955) 28–32.

42. F. Ludwig, *Church and State in Tanzania: Aspects of a Changing Relationship, 1961–1994,* (Leiden: Brill, 1999).

43. Ibid.

44. G. Kuno, "A re-examination of the history of etiologic confusion between dengue and chikungunya," *PLoS Neglected Tropical Diseases* 9(11) (2015).

45. M. S. Kinch, *A Prescription For Change: The Looming Crisis in Drug Discovery* (Chapel Hill, NC: University of North Carolina Press, 2016).

46. K. F. Smith, M. Goldberg, S. Rosenthal, L. Carlson, J. Chen, C. Chen, S. Ram-achandran, "Global rise in human infectious disease outbreaks," *Journal of The Royal Society Interface* 11(101) (2014).

47. A. Mack, E. R. Choffnes, M. A. Hamburg, D. A. Relman, *Microbial Evolution and Co-Adaptation: A Tribute to the Life and Scientific Legacies of Joshua Leder-berg: Workshop Summary*, (Washington D.C.: National Academies Press, 2009).

48. M. E. Woolhouse, R. Howey, E. Gaunt, L. Reilly, M. Chase-Topping, N. Savill, "Temporal trends in the discovery of human viruses," *Proceedings of the Royal Society of London,* 275(1647) (2008) 2111–2115.

49. T. Daniel, "Leon Charles Albert Calmette and BCG vaccine," *The International Journal of Tuberculosis and Lung Disease* 9(9) (2005) 944–945.

50. A. Calmette, C. Guérin, A. Boquet, L. Nègre, "La vaccination préventive contre la tuberculose par le BCG," *American Journal of Public Health*, 18(8) (1928), 1075.

51. B. Lange, "Die Calmettesche Schutzimpfung und die Säuglingserkrankungen in Lübeck," *Deutsche Medizinische Wochenschrift* 56(22) (1930) 927–929.

52. M. Kwa, C. S. Plottel, M. J. Blaser, S. Adams, "The Intestinal Microbiome and Estrogen Receptor-Positive Female Breast Cancer," *Journal of the National Cancer Institute* 108(8) (2016).

53. M. Blaser, *Missing Microbes: How the Overuse of Antibiotics Is Fueling Our Modern Plagues*, (New York: Henry Holt and Co., 2014).

54. Ibid.

55. J. O'Neill, *Tackling Drug-Resistant Infections Globally: Final Report and Recommen-dations* (London: Review on Antimicrobial Resistance, 2016).

56. Anonymous, "HHS Secretary Tom Price Says States Should Decide on Vaccines." *The Daily Beast*, March 7, 2017. Web. February 17, 2018.

57. M. S. Kinch, J. Merkel, S. Umlauf, "Trends in pharmaceutical targeting of clinical indications: 1930–2013," *Drug Discovery Today* 19(11) (2014) 1682–5.

58. R. Horesh, " Technical aspects of trade negotiations." *New Zealand Branch, Aus-tralian Agricultural Economics Society Conference*, Lincoln College, Canterbury, New Zealand, July 1988.

59. A. Travis, "Will social impact bonds solve society's most intractable problems?" *The Guardian (London)*, October 6, 2010. Web. February 17, 2018.

60. Anonymous, Private backers fund scheme to cut prisoner reoffending, *BBC News*, September 10, 2010. Web. February 17, 2018.

61. K. Alibeck, S. Handelman, *Biohazard: The Chilling True Story of the Largest Covert Biological Weapons Program in the World*, (New York: Dell Publishing, 1999).

62. T. P. Monath, J. R. Caldwell, W. Mundt, J. Fusco, C. S. Johnson, M. Buller, J. Liu, B. Gardner, G. Downing, P. S. Blum, "ACAM2000 clonal Vero cell culture vaccinia virus (New York City Board of Health strain)–a second-generation smallpox vaccine for biological defense," *International Journal of Infectious Diseases* 8 (2004) 31–44.